Anna Trökes | Dr. med. Detlef Grunert

Das Yoga Gesundheitsbuch

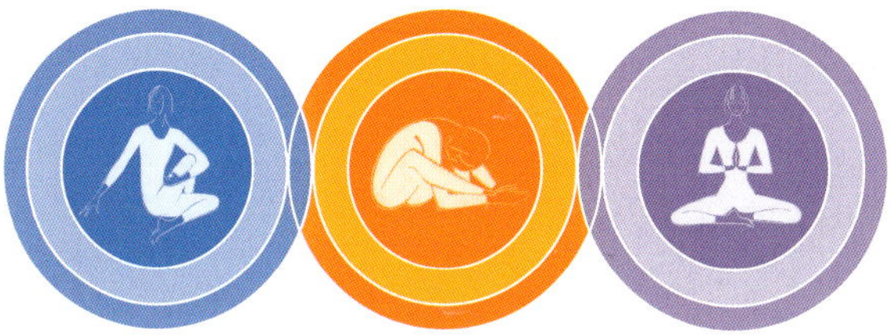

Inhalt

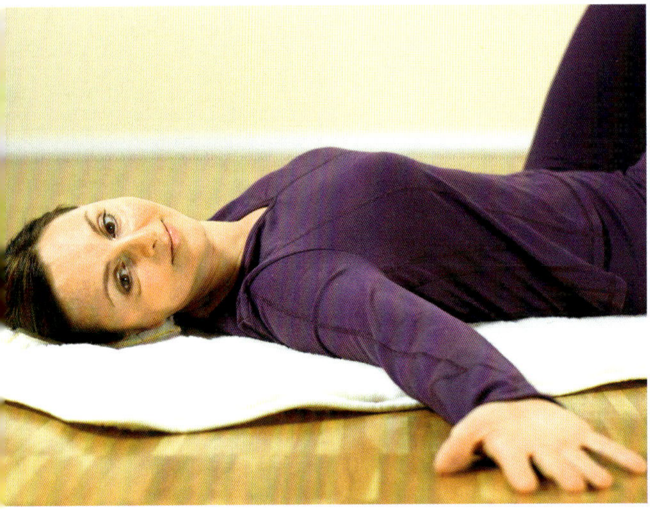

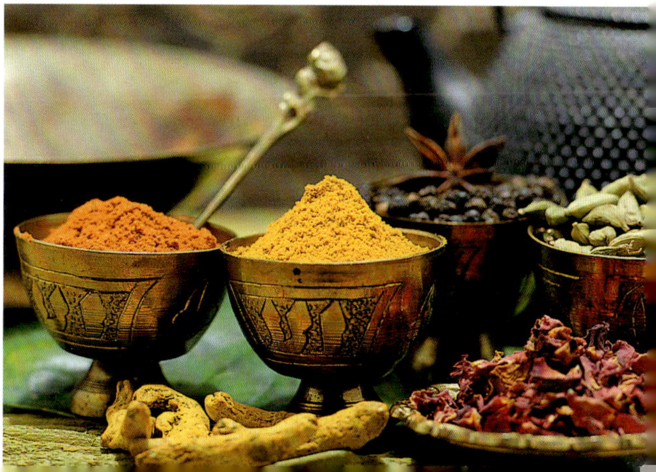

Ein Wort zuvor

Alte Weisheit für unser Wohlbefinden

Die meisten Menschen, die in den Yogaunterricht kommen, suchen vor allem Heilung von Beschwerden. Sie kommen wegen Rückenschmerzen, Kopfschmerzen, Schlafproblemen oder auch, weil sich ihr Gedankenkarussell ohne Unterlass dreht. Diejenigen, die regelmäßig über längere Zeit üben, erfahren zumeist, dass ihre Beschwerden mit den Methoden des Yoga zuverlässig und nachhaltig gelindert und oft sogar geheilt werden können.

HEILERFOLGE DURCH SYNERGIE

Manche Gesundheitsstörungen brauchen aber zusätzlich eine versierte Diagnose und eine Therapie mit Anwendungen, Kräutern oder Medikamenten. Hier gewinnt neben der Schulmedizin und der Traditionellen Chinesischen Medizin (TCM) in letzter Zeit der Ayurveda an Bedeutung. Es gibt immer mehr gut ausgebildete Ayurvedatherapeut(inn)en, denn zunehmend absolvieren Heilpraktiker und vor allem Ärzte noch einmal eine umfassende, sechs Jahre dauernde Ausbildung in der altindischen Medizinlehre. Es liegt nahe, dass Yoga und Ayurveda enger zusammenarbeiten, denn sie speisen sich aus denselben Wurzeln und denken in dieselbe Richtung, sodass oft beeindruckende – auf Synergie beruhende – Heilerfolge möglich werden.
Vor einigen Jahren bereits entstand unser Projekt, diese beiden »Wissenschaften vom Leben« wieder zusammenzuführen. Wir sind nicht die Ersten, die sich auf die gemeinsamen Wurzeln besinnen, und es gibt inzwischen einige Veröffentlichungen zu diesem Thema. Aber die Erfahrungen in der Zusammenarbeit mit Yoga und Ayurveda vertiefen und verfeinern sich fortwährend – unser Buch soll deshalb sowohl ein Standardwerk sein, als auch eine neue, erweiterte Darstellung bieten.

YOGA UND AYURVEDA – GEMEINSAM EIN STARKES TEAM

Yoga und Ayurveda entstanden vor etwa 3000 Jahren in Indien. Beide sind Übungs- und Heilungswege, die auf Beobachtung und Erfahrung beruhen. Das bedeutet, dass die grundlegenden Theorien immer aus der Praxis und der vertieften Erprobung entwickelt wurden und sich an ihr auch immer wieder überprüfen lassen müssen. Die alten Texte, in denen diese Beobachtungen und Schlussfolgerungen gesammelt wurden, sind praktische Ratgebertexte, die erstaunlicherweise bis heute ihre Gültigkeit bewahrt haben.
So macht es Sinn zu schauen, wie sich die Praxis dieses uralten Erfahrungswissens für uns moderne Menschen kombinieren und nutzen lässt. Eigentlich sind der Yoga und der Ayurveda wie zwei kluge, starke und erfahrene Pferde: Mit ihnen als Gespann können wir den Wagen unseres Körpers, der sich im Schlamm einer Erkrankung festgefahren hat, wieder herausziehen.
Über mehrere Jahrtausende hinweg regelten die Lehren des Yoga und des Ayurveda das körperliche und mentale Wohlbefinden der Menschen auf dem indischen Subkontinent. Weil ihre Konzepte in vieler Hinsicht übereinstimmten, ergänz-

ten und befruchteten sich beide Systeme gegenseitig über lange Zeit intensiv.
Ziel war es in erster Linie, gesund zu bleiben. Deshalb legen beide Wege größten Wert auf eine bewusste, äußerst achtsame und ethische Lebensführung, auf eine intensive Geistesschulung und einen achtsamen Umgang mit dem eigenen Körper und dem Atem. Je nachdem, aus welchem Blickwinkel man die Lebensführung und Gesundheitsvorsorge betrachtete, gingen die Menschen zuerst zu einem Ayurvedaarzt oder zu einem Yogalehrer.
Es war normal, vom Ayurvedaarzt an einen Yogalehrer verwiesen zu werden, um bestimmte Körperhaltungen oder Atemübungen zu lernen, die die Gesundung und das Wohlbefinden begünstigten. In fast allen alten Übungsbeschreibungen des Hatha-Yoga finden sich Hinweise darauf, wie sie bei bestimmten Erkrankungen oder Beschwerden wirken.
Andererseits war es normal, dass Yogalehrer ihre Schüler bei manchen Beschwerden zu einem Ayurvedaarzt überwiesen, damit er mit seiner Diagnostik, den Kräutern, Massagen und Diätanweisungen die Yogapraxis unterstützen konnte.
Eine große Rolle spielt dabei die Konstitutionslehre: Der Ayurveda geht davon aus, dass jeder Mensch mit speziellen Anlagen geboren wird, die sich in seinem Körperbau, Stoffwechsel und Verhalten zeigen, in seinen Bedürfnissen und Beschwerden. Entsprechend individuell wird der Patient behandelt. Auch der Hatha-Yoga richtet seine Übungen traditionell nach der Konstitution des Übenden aus. Dieser individuelle Ansatz ist entscheidend für den therapeutischen Erfolg.

EIN ZUSTAND INNEREN GLÜCKS

Gesundheit ist im Yoga und im Ayurveda nicht als Abwesenheit von Krankheit definiert. Wirklich gesund sind wir – so ein alter Ayurvedatext –, »wenn sich die Körperfunktionen, Gewebe, Stoffwechsel, Verdauung und Ausscheidung im Gleichgewicht und Seele, Sinne und Geist im dauerhaften Zustand inneren Glückes befinden«. (Sushruta, 750 v. Chr.)
Yoga und Ayurveda setzen darauf, dass wir selbst die Verantwortung für unser Wohlbefinden tragen. Das bedeutet, dass Gesundheit und Vorsorge nicht an irgendjemand anderen abzugeben oder zu übertragen sind – auch nicht an einen Arzt. Jeder Arzt, jeder Therapeut, auch jede Behandlung und jedes Medikament kann ja schließlich nur ausgleichen, was unsere eigene Natur (jetzt gerade) nicht bietet. Nicht nur im Ayurveda oder Yoga wird das so gesehen. Tenzin Gyatso, der XIV. Dalai Lama, sagt: »Jeder ist der Meister seines Schicksals; es ist an uns, die Ursachen des Glücks zu schaffen. Das liegt in unserer eigenen Verantwortung und nicht in der irgendeines anderen.«
Wir möchten Ihnen mit Übungen, Erklärungen und Therapiehinweisen helfen, die Meisterung Ihres Schicksals tatkräftig anzugehen. Vielleicht werden Sie dadurch noch nicht sofort glücklich, aber ganz sicher zufriedener, denn Sie hören auf, nur das Opfer all der Unwägbarkeiten zu sein, die uns das Leben beschert. Wir zeigen Ihnen, was Sie tun können und wie Sie es tun können, um Ihre Gesundheit zu unterstützen und zu stabilisieren.

Anna Trökes & Dr. med. Detlef Grunert

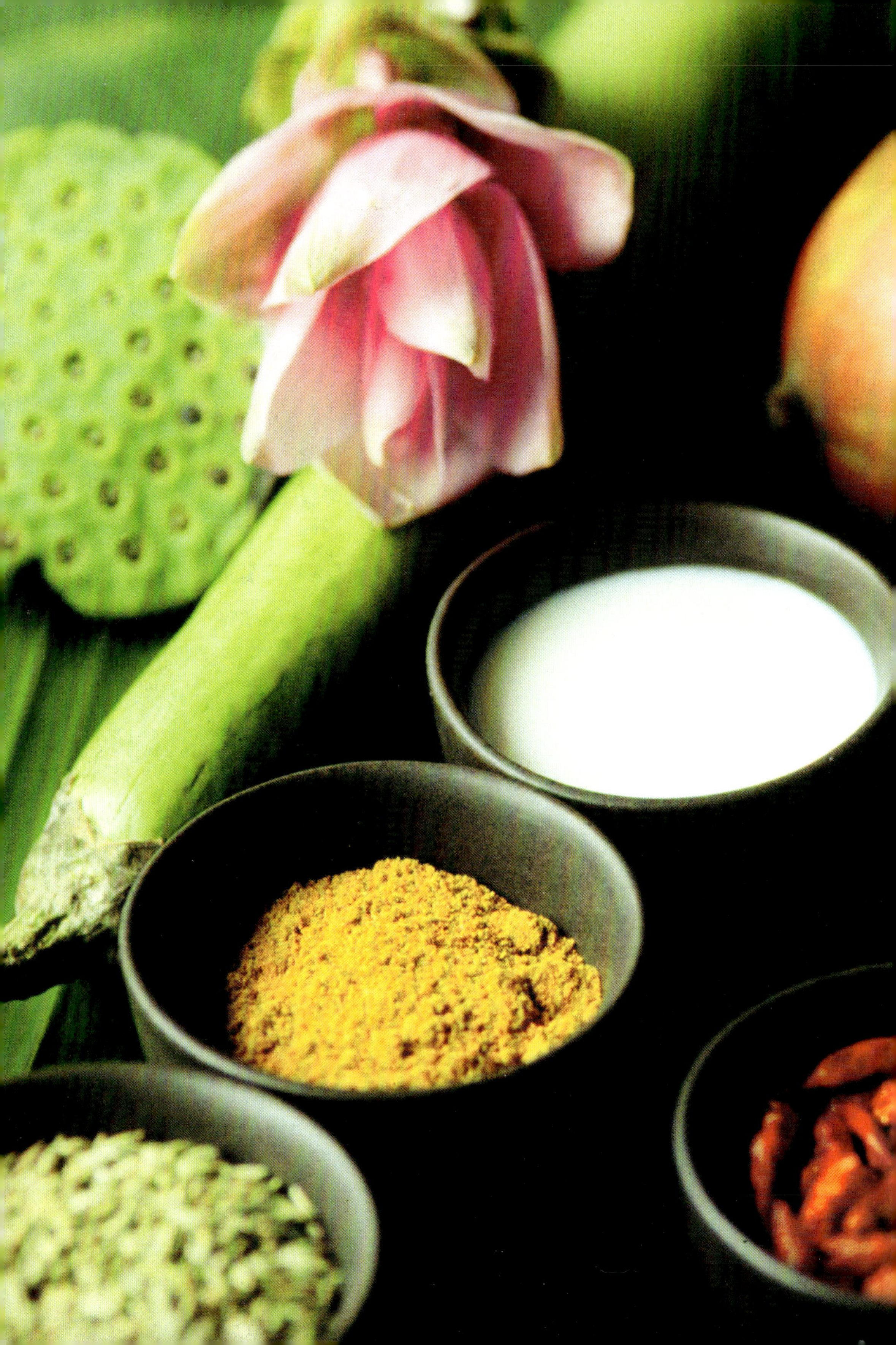

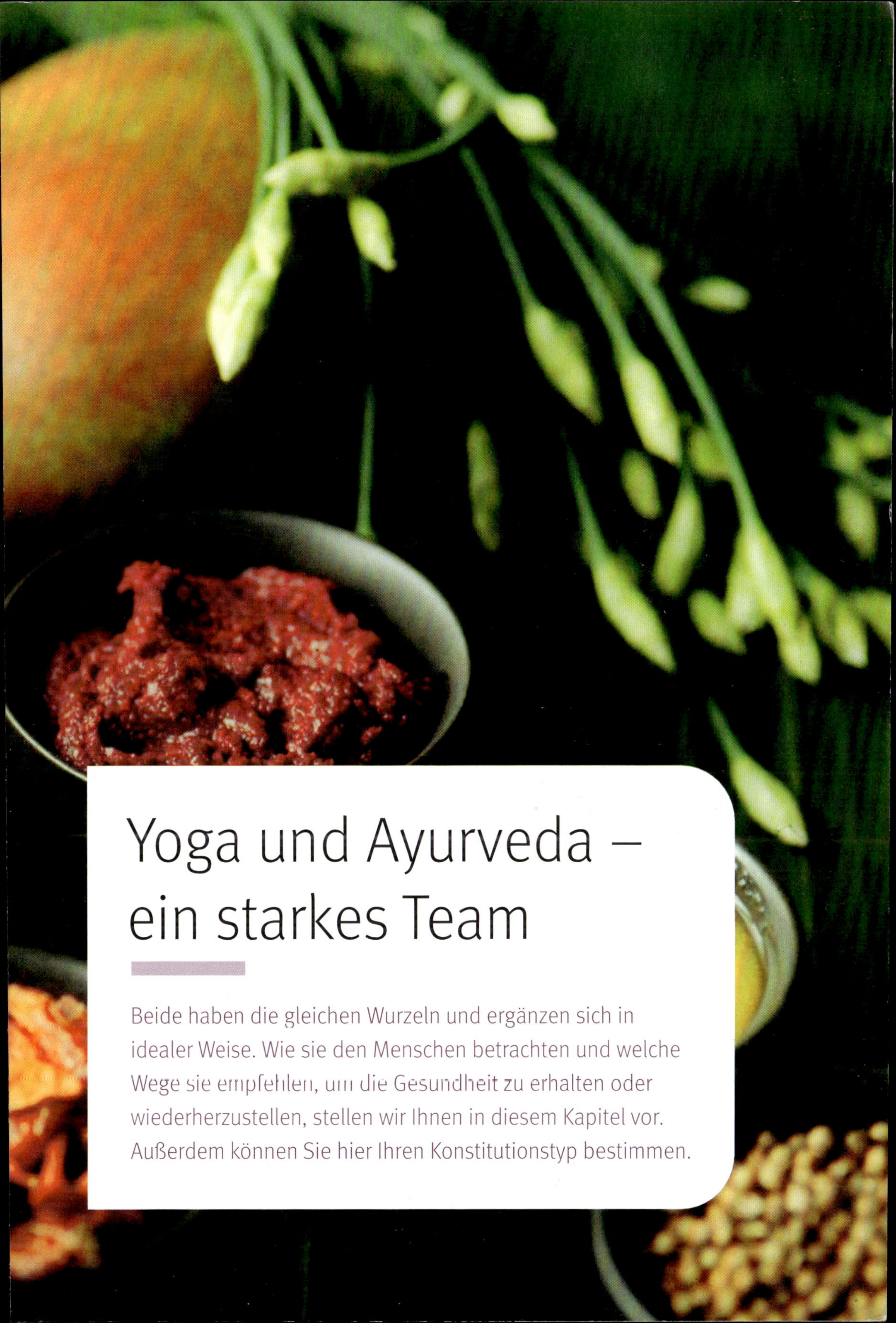

Yoga und Ayurveda – ein starkes Team

Beide haben die gleichen Wurzeln und ergänzen sich in idealer Weise. Wie sie den Menschen betrachten und welche Wege sie empfehlen, um die Gesundheit zu erhalten oder wiederherzustellen, stellen wir Ihnen in diesem Kapitel vor. Außerdem können Sie hier Ihren Konstitutionstyp bestimmen.

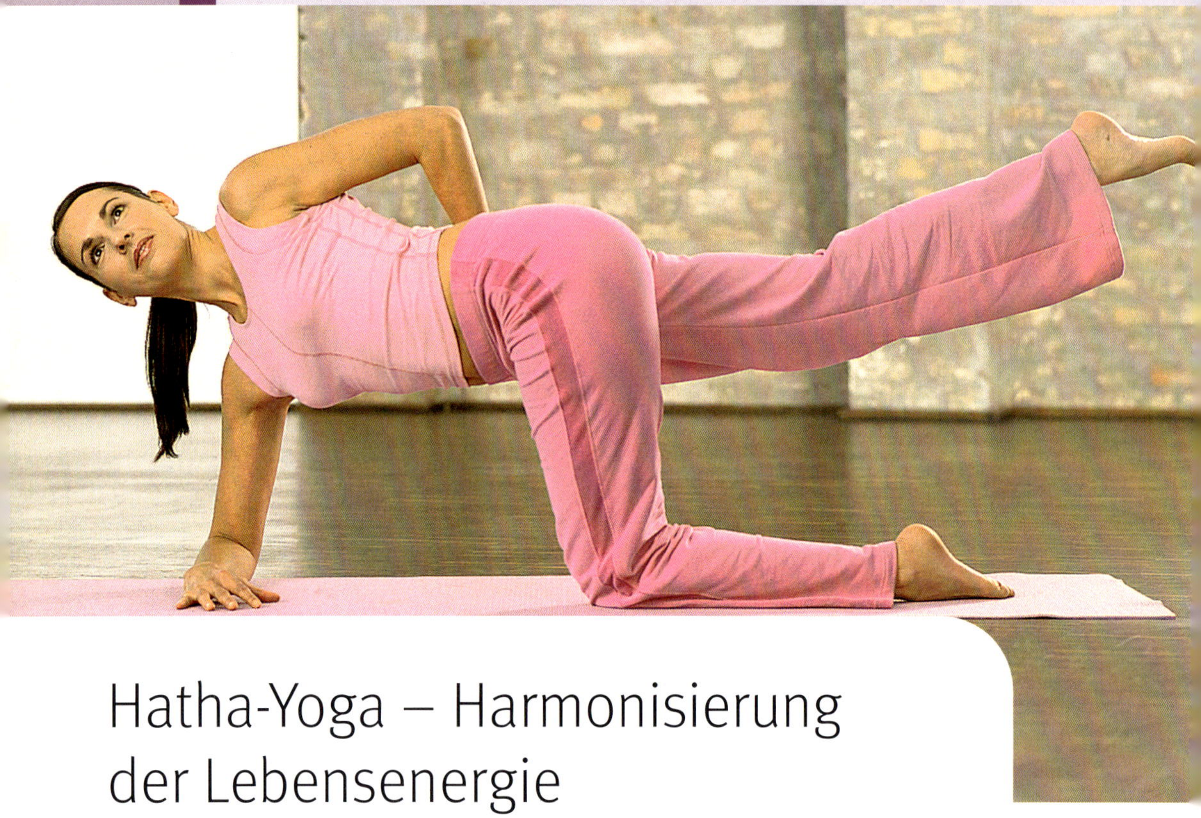

Hatha-Yoga – Harmonisierung der Lebensenergie

Im Hatha-Yoga wird der Körper als Ausdruck unserer geistigen und seelischen Verfassung verstanden. Um zu messen, ob ein Körper gesund ist, betrachteten die alten Yogameister, wie lebendig und durchströmt unser Leib ist, also in welchem Maße die Lebensenergie – im Yoga Prana genannt – in uns pulsiert.
Ist dieser freie Fluss der Lebensenergie durch geistige – und in der Folge körperliche – Verspannungen und Blockierungen behindert, dann plagen uns Schmerzen, oder wir fühlen uns erschöpft und energielos.

Um das Strömen der Energie zu ermöglichen, hat der Hatha-Yoga unzählige Techniken wie Körperhaltungen, Bewegungsabläufe und Atemübungen entwickelt und immer weiter verfeinert. Dabei geht es nicht um eine vordergründige Dehnbarkeit und Gelenkigkeit. Wirklich wichtig ist, dass wir uns in allen unseren Gelenken frei bewegen können.
Ist diese Beweglichkeit eingeschränkt oder gar unmöglich, dann werden die inneren feinen Kanäle blockiert, in denen unsere Lebensenergie – der Prana – zirkulieren kann. Dieses Modell ist gleichermaßen im

Hatha-Yoga wie im Ayurveda entwickelt worden, und in beiden Systemen herrscht die Ansicht vor, dass durch solche Blockierungen ein wesentlicher Teil unseres Stoffwechsels nur eingeschränkt oder gar nicht stattfinden kann. Durch Körper- und Atemübungen lässt sich diese Beweglichkeit und Durchlässigkeit wieder herstellen. Doch nicht nur deshalb ist der Yoga ein wichtiger Pfeiler der Gesundheitsvorsorge und Therapie. Einzigartig ist, dass seine Methoden der Geistesschulung es uns ermöglichen, die Ursachen vieler Beschwerden und Erkrankungen zu erkennen und nachhaltig zu beheben, wodurch eine »innere Gesundung« eingeleitet werden kann.

Gesundheitsvorsorge und begleitende Therapie

Der Yoga ermächtigt uns, eigenständig und ohne großen Aufwand für unsere Gesundheit zu sorgen. Jeder Mensch kann das mit etwas Schulung lernen. Wenn wir täglich nur 15 bis 20 Minuten üben, werden wir bei vielen Befindlichkeitsstörungen und sogar bei Erkrankungen schnell nachhaltige Wirkungen spüren. In manchen Fällen – wie bei den meisten Kreislauferkrankungen – werden wir Heilung erfahren, bei schweren Erkrankungen – zum Beispiel in der Nachsorge von Schlaganfällen oder Herzinfarkten – auf jeden Fall Unterstützung.

Als Einweisung in die Übungspraxis reichen in der Regel einige Einzelstunden oder die wöchentliche Gruppenstunde.

Im Gegensatz zu vielen Medikamenten zeigen Yogaprogramme auch keine schädlichen Nebenwirkungen, zumindest dann, wenn sie für den Übenden und seine Befindlichkeit angemessen ausgearbeitet worden sind. Besonders wirksam werden sie, wenn sie die ganze Bandbreite des Yoga mit einbeziehen, also neben der Körperarbeit und den Atemübungen auch den geistigen Aspekt: Reflexionen über die Art, wie wir unsere Gedanken ausrichten und unser Leben führen.

YOGAÜBENDE LERNEN VOR ALLEM SELBSTVERANTWORTUNG

Wenn wir Yoga üben, übernehmen wir wieder einen Teil der Verantwortung für unser Wohlbefinden. Dadurch wächst unser Gefühl, etwas tun zu können und einer gesundheitlichen Störung oder einer Krankheit nicht so ausgeliefert zu sein. Dazu kommt, dass wir jedes Mal, wenn wir geübt haben, mit uns zufrieden sind, weil wir geschafft haben, was wir uns vorgenommen hatten. Daraus wächst im Laufe der Zeit ein positiveres Selbstbild, was sich fördernd auf unseren Gesundheitszustand auswirkt.

WAS HEISST »YOGA MACHEN«?

Hatha-Yoga machen heißt, einen Übungsweg zu gehen. Dieser Übungsweg beinhaltet Körperübungen – Asanas genannt – und Bewegungsabläufe, außerdem Atemübungen (Pranayamas), Reinigungsübungen (Kriyas), Konzentrationsübungen (Dharanas), Meditation (Dhyana) und vor allem eine ständige Selbsterforschung (Svadhyaya).

Es bedarf keiner besonderen körperlichen Fähigkeiten, um »Yoga zu machen«. Jeder kann den Yogaweg wählen, egal ob jung oder alt, gesund oder krank, beweglich oder steif. Jeder macht das, was er kann, und zwar so gut, wie es jetzt eben geht. Selbst wenn wir körperlich beeinträchtigt sind, können wir dennoch »Yoga machen«, indem wir Atemübungen ausführen oder unsere Aufmerksamkeit auf heilsame innere Bilder (Bhavanas) fokussieren und damit dem Prozess der Gesundung unterstützen.

DIE SYMPTOMATISCHE WIRKUNG

Man muss keine große Ahnung davon haben, wie der Körper aufgebaut ist und funktioniert, um die körperlichen Wirkungen der Yogaübungen (Asanas) zu verstehen: dass kraftvolle und dynamische Bewegungsabläufe wie der Sonnengruß gut für den Kreislauf und die Beweglichkeit sind, dass Drehungen bei Verstopfungen helfen und dass eine Übung wie die Heuschrecke, bei der man auf dem Bauch liegt und die Beine hebt, die Rückenmuskeln kräftigen wird. Diese Wirkungen sind unmittelbar während des Übens oder gleich danach spürbar. Das ist gut, denn so muss man niemandem lange erklären, warum eine Asana-Übungspraxis sinnvoll bei bestimmten Beschwerden ist.
Man sollte sich jedoch davor hüten, von der Ausübung eines Asanas automatisch eine bestimmte Wirkung zu erwarten, denn vieles von dem, was wir in unserem Körper als Symptom wahrnehmen – eine Verspannung, ein Schmerz, ein Mangel an Energie und/oder Kraft –, ist aus einer Vielzahl von Ursachen entstanden. Denken wir nur daran, wie viele Menschen verspannte Schultern haben, weil sie tatsächlich »zu viel Last auf den Schultern tragen«, also total überlastet sind. Wenn diese Ursachen nicht mit berücksichtigt werden, wirken die Asanas nur auf die Symptome, das heißt kurzfristig und oberflächlich.

JEDER MENSCH BRAUCHT SEIN PERSÖNLICHES ASANA-PROGRAMM

Wie schon erwähnt, kommt jeder Mensch mit einer bestimmten Konstitution auf die Welt, die er durch seine Lebensführung und Ernährung unterstützt oder ins Ungleichgewicht bringt. Einige Menschen sind – auch ohne jedes Training – beweglicher als andere, einige bauen leichter Muskulatur und Kraft auf als andere, die stattdessen sehr viel ausdauernder sind.
Welche Übungen ein Mensch gerade braucht, um seine Beschwerden zu lindern oder sein Potenzial zu entfalten, hängt von seiner Konstitution ab, aber auch von den momentanen Bedürfnissen und Umständen. So braucht ein junger Mensch ein anderes Programm als ein älterer, im Sommer übt man anders als im Winter, nach einer Erkrankung wählt man zur Regeneration andere Übungen als bei Arbeitsüberlastung und innerer Unruhe.
Wie ein Programm aussehen soll, das genau Ihren Bedürfnissen entspricht, wird Ihnen idealerweise Ihr/e Yogalehrer/in sagen können. Wenn Sie jedoch schon sehr lange üben und ein feines und sicheres Gespür für die Situation und die Bedürfnisse Ihres Körpers entwickelt haben, dann werden Sie sich Ihre Übungen auch selbst zusammenstellen können.
Natürlich kann es ein normaler Gruppenunterricht kaum leisten, jedem Teilnehmer genau das zu geben, was sie oder er

braucht. Wenn Ihr Lehrer/Ihre Lehrerin – und später auch Sie selbst – darin geschult sind, sich genau zu beobachten und zu erforschen, dann werden Sie beide in der Lage sein, die Übungen so auszuwählen und abzuändern, dass es für Sie im »Hier und Jetzt« stimmig ist.
Seien Sie grundsätzlich achtsam, wenn Ihnen jemand erklärt, dass bei der Beschwerde XY die Übung XYZ hilft. Das ist ein – in der Regel – unzulässiges Heilversprechen! Und so eins zu eins funktioniert es eben meistens nicht, weil sowohl wir selbst als auch unsere Beschwerden viel zu komplex sind. Vermeiden Sie aus diesem Grund auch Schnell- oder Ferndiagnosen! Eine gut angeleitete Yogapraxis ist eine, die sich genau und differenziert mit den Menschen und ihren Beschwerden beschäftigt und einfache, schnelle Lösungen mit Vorsicht betrachtet.

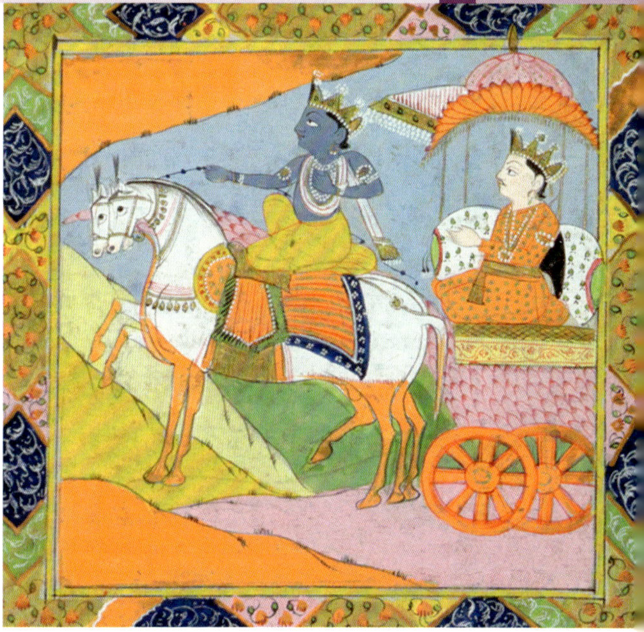

Schon in den uralten indischen Mythen tauchen Methoden des Yoga auf. So gelingt es Arjuna (rechts, mit Krishna), dem Helden des Epos »Bhagavadgita«, Verstörung und Depression zu überwinden und wieder handlungsfähig zu werden – durch Atemberuhigung, Reflexion und Meditation.

Ein uralter Weisheitsweg

Ursprünglich hatten sich die Lehren des Yogawegs entwickelt, um Menschen darin zu unterstützen, zu ihrem innersten Wesenskern – ihrem Selbst – zu finden. Deshalb wurde in diesem frühen Yoga, der sich schon lange vor dem Hatha-Yoga entwickelte, vor allem unser Geist betrachtet, und das Thema Gesundheit war weitgehend bedeutungslos. Man erkannte aber bald, dass es eine der wesentlichen Grundlagen unseres Wohlergehens ist, den Geist zu schulen – auch weil er hilft, den Sinn des eigenen Lebens zu entdecken. Über die Jahrhunderte hinweg entstand eine Einsicht in die Wirkzusammenhänge von Körper und Geist, die heute von den Forschungsergebnissen der Psychoneuroimmunologie in allen Aspekten eindrucksvoll bestätigt werden.
Yoga als Heilkunde für Psyche, Nervensystem und den Körper im Allgemeinen ist also eine frühe Vorwegnahme vieler Erkenntnisse, welche die medizinische Forschung in den letzten Jahren gewonnen hat – vor allem bezüglich der geistigen Muster, die unsere Gesundheit unterstützen oder ihr schaden. So wurden bereits etwa 800 v. Chr. Methoden des Yoga – nämlich Atemberuhigung, Reflexion und Meditation – beschrieben, die einem Menschen den Weg aus der Verwirrung und Depression weisen, in die widrige Lebens-

umstände ihn zu stürzen vermögen, sodass er wieder handlungsfähig und lebensfroh werden kann.

DEN GEIST KLÄREN UND SCHULEN

Yoga als Mittel der Geistesschulung wurde insbesondere von dem Weisen Patañjali in seinem »Leitfaden des Yoga« (Yoga-Sutra) ausgearbeitet, der vor etwa 2000 Jahren entstand. Der darin beschriebene »Achtgliedrige Yogaweg« bietet uns bis heute eine Vielzahl von Methoden, um unsere eigenen geistigen Strukturen einer tief greifenden Bestandsaufnahme zu unterziehen. Der Text sagt uns vor allem, wie wir lernen können, Wesentliches von Unwesentlichem zu trennen, förderliche Prioritäten zu setzen und damit neues Verhalten einzuüben und im Gehirn als Muster zu festigen.
Das Yoga-Sutra macht deutlich, dass sich die mentalen Probleme der Menschen in den letzten zweitausend Jahren offensichtlich kaum verändert haben. Deshalb ist es wohl auch bis heute der Grundlagentext für alle Yogatraditionen. In seiner bestechenden Klarheit ist das Yoga-Sutra bahnbrechend für das ganzheitliche Anliegen des Yoga, nämlich auf den Geist, den Atem und den Körper des Menschen gleichermaßen Einfluss zu nehmen.

Der Weg des Handelns: Kriya-Yoga – oder auf yogische Weise aktiv werden

Der Yogameister Patañjali hinterließ uns eine sehr genaue Beschreibung der Funktionsweise unseres Geistes und all der Hindernisse, die unsere volle Entfaltung behindern können. Daneben enthält dieser »Leitfaden des Yoga« eine Vielzahl von Vorschlägen und Anleitungen, wie wir handeln sollten, um unsere Gesundheit auf allen Ebenen zu unterstützen (Büchertipp Seite 238).

FÖRDERND IST BEHARRLICHKEIT

Patañjali beschreibt, dass sich eine positive innere Einstellung zu Gesundheit und Wohlbefinden nur dann tief in uns verwurzeln lässt, wenn wir uns immer wieder – unbeirrbar – daran ausrichten, dass wir uns grundsätzlich als gesund und kraftvoll sehen, und davon ausgehen, dass wir die Probleme des Lebens bewältigen werden. Wir müssen zwar akzeptieren, dass die Ereignisse des Lebens dieser Perspektive auch mal zuwiderlaufen können oder dass wir, wenn die Wellen hoch schlagen, sie sogar aus dem Auge verlieren werden. Ist die positive Grundeinstellung aber in uns verankert, dann wird sie sich immer wieder durchsetzen und unsere Weltsicht und unser Handeln bestimmen.
Wie kann das praktisch aussehen? Nehmen wir an, Sie haben Rückenschmerzen und möchten diese lindern und am liebsten loswerden, indem Sie täglich ein Yogaprogramm absolvieren. Das mag viele Tage klappen, aber dann plötzlich stehen Termine an, Reisen oder andere zwingende Verpflichtungen, die Sie davon abhalten, regelmäßig zu üben. An dieser Hürde scheitern meistens die guten Vorsätze. Viel zu schnell geben wir dann das Üben insgesamt auf.
In einem solchen Fall schlägt Patañjali vor, einfach bei nächster sich bietender Gelegenheit das Üben wieder aufzunehmen – so, als wäre nichts gewesen. Ohne Schuldgefühle, ohne große Überlegungen – ein-

fach weitermachen! Das ist eine gute Einstellung. Sie schützt uns davor, den Mut zu verlieren, wenn wir verhindert sind, schützt uns aber auch vor Fanatismus, der sich darin äußert, dass wir meinen, unter allen Umständen üben zu müssen. Im Yoga gilt das als ein eher schädliches, weil zwanghaftes Handlungsmuster.
Sehr schön beschreibt Patañjali im Yoga-Sutra, wie wir sinnvoll üben:
»Üben bedeutet, dass wir eine passende Anstrengung auf uns nehmen mit dem Ziel, uns dem Zustand des Yoga anzunähern, ihn zu erreichen und aufrechtzuerhalten. Eine Übungspraxis wird nur dann Erfolge zeigen, wenn wir sie über einen langen Zeitraum ohne Unterbrechung beibehalten, wenn sie von Vertrauen in den Weg und von einem Interesse, das aus unserem Inneren erwächst, getragen ist.« (YS 1,13–14, zitiert nach Desikachar)

DIE KRAFT DER BEGEISTERUNG

Ein Handeln, das von einem echten, tiefen Interesse getragen wird, erscheint uns erstrebenswert und mühelos. Wenn wir wirklich daran interessiert sind, gesünder, kraftvoller und ausgeglichener zu werden, dann werden wir etwas tun, um diesen Zustand zu erreichen und aufrechtzuerhalten. Wenn wir ihn erfahren haben und gemerkt haben, wie viel Wohlbefinden wir uns durch ein solches Handeln erschaffen können, dann werden wir nach und nach ein »brennendes« Interesse daran verspüren, unsere Übungspraxis fortzusetzen und zu vertiefen. Patañjali nennt diese Triebkraft »Hitze« (Tapas) und meint damit unser inneres Feuer: dass wir begeistert und »heiß darauf« sind.

Damit sich Begeisterung einstellt, braucht es im Vorfeld eine Übungspraxis, mit der wir uns wirklich wohlfühlen. Deshalb funktioniert es nicht lange, wenn Sie sich nur dem Üben unterziehen, weil Ihre Vernunft oder ein Arzt Ihnen das sagt.

DIE SELBSTERFORSCHUNG

Schon Buddha empfahl seinen Schülern in einer seiner Lehrreden, dass sie nicht einfach das glauben sollten, was er ihnen sage, was die Gesellschaft sage oder andere wichtige Gurus. Alles, was er ihnen vorschlage, sollten sie ausprobieren und dann nur das auch wirklich glauben und in die Praxis umsetzen, womit sie eine eigene förderliche und unterstützende Erfahrung gemacht hätten.
Weder der Yoga noch der Ayurveda sind Methoden, in denen Sie irgendetwas glauben sollen, sondern beides sind Erfahrungswege. Wichtig ist, dass Sie einüben, sich selbst zu beobachten und zu erforschen, um zu lernen, was für Sie hier und jetzt das Geeignete ist.
Wenn Sie das Gefühl haben, das gefunden zu haben, was für Sie stimmt, werden Sie merken, dass das Umsetzen in die Praxis ganz einfach wird. Sie werden sich dann in keiner Weise überzeugen oder gar zwingen müssen, sich mehr oder weniger zu bewegen, Ihre Ernährung oder Ihren Lebensstil umzustellen, sondern Sie werden mit Freude und Begeisterung ans Werk gehen.

VERTRAUEN IN DEN GEWÄHLTEN WEG

Wenn wir voller Elan und Enthusiasmus aufbrechen, um unser Leben zu verändern, machen wir viele angenehme, aber auch manche unangenehme Erfahrungen.

Wenn Ihr Rücken zum Beispiel viele Jahre lang steif und in seiner Muskulatur verkrampft war, dann wird er nicht in jedem Fall begeistert sein, wenn Sie Übungen machen, um die Muskeln zu entkrampfen. Der Körper arrangiert sich ja immer mit dem, was er vorfindet. Nun soll dieses Arrangement verändert werden: die kleinen Wirbelgelenke werden anders belastet, die Energie wird wieder in Fluss gebracht, die Lebendigkeit soll zurückkehren. Als Zeichen der Irritation reagiert ein in dieser Weise »aufgeschreckter« Rücken oft erst mal mit Schmerzen. Deswegen weist uns Patañjali darauf hin, wie wichtig es ist, dem gewählten Weg zu vertrauen. In dieser Zeit ist der Kontakt mit einem Yogalehrer und/oder Ayurvedatherapeuten hilfreich, der Ihnen sagen wird, dass eine solche Reaktion normal ist und auch wieder vergehen wird, wenn Sie weiterüben und Ihrem Rücken Zeit geben, sich daran zu gewöhnen, dass er fortan sinnvoller und angemessener »gebraucht« wird. Ohne Vertrauen werden Sie Ihre Begeisterung sonst schnell verlieren und dann bald wieder auf die alten Gleise zurückkehren. Achten Sie also darauf, den Kontakt zu Menschen zu suchen, die Ihnen helfen können, in solchen kritischen Momenten dranzubleiben und darauf zu vertrauen, dass eine solche Erstverschlimmerung vorbeigehen wird.

Genauso wichtig ist es jedoch, sich bewusst zu machen, dass Ihr Körper über enorme Selbstheilungskräfte verfügt, die sich ihren Weg zu bahnen wissen, und zwar besonders dann, wenn Sie sie mit Ihrem Vertrauen unterstützen. Beachten Sie: Vertrauen stärkt, Zweifeln schwächt!

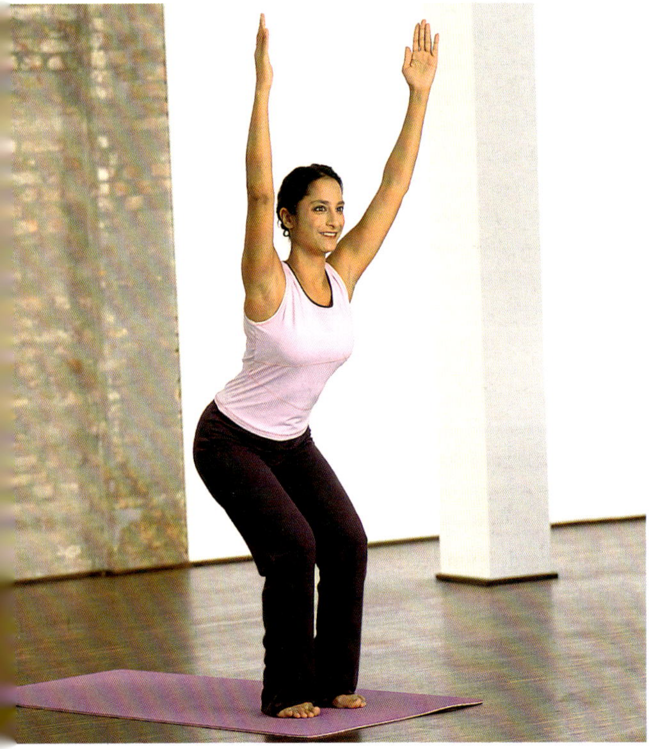

Ein wichtiger Aspekt des Übens: sich auch in der Anstrengung noch entspannen zu können. Das ist im Yoga ebenso hilfreich wie im Alltag.

Die große Kraft des Atems

Auch wenn im frühen Yoga der Geist im Vordergrund stand, konnte ein so überragender Yogameister wie Patañjali nicht darüber hinweggehen, dass unser Körper ein Ort der Erfahrung und der Wahrheit ist, in dem sich unsere geistige Befindlichkeit fortwährend widerspiegelt.

Das Yoga-Sutra geht nicht auf spezielle Körperübungen ein – so wie der später aufkommende Hatha-Yoga mit seinen

Asanas –, aber es macht deutlich, wie und aus welchem Grund es sinnvoll ist, auch eine Körper-Übungspraxis zu entwickeln.

DIE »PASSENDE ANSTRENGUNG«

Patañjali beschreibt die Qualität von Asana als stabil und leicht (sthirasukha). Die Stabilität einer Haltung entsteht durch eine »passende Anstrengung«; wobei das, was gerade passend ist, jedes Mal neu definiert werden muss, denn es variiert je nach Tagesform. Damit die Anstrengung passend ist, sollen wir auftretende Anspannung reduzieren lernen. Daraus entsteht Leichtigkeit, eine fordernde wie fördernde Leichtigkeit – ein achtsamer, fein unterschiedener Grenzgang zwischen zu viel und zu wenig.

Gradmesser, ob diese Gratwanderung gelingt, ist unser Atem. Kann er weiterströmen – unentwegt, ohne Anfang und Ende – oder, besser gesagt, kann er uns durchströmen, dann haben wir das richtige Maß für uns entdeckt, und zwar hier und jetzt. Diese Erfahrung des richtigen Maßes können und sollen wir bei jedem Üben aufs Neue machen. Wenn es uns zunehmend besser gelingt, mit diesem Spannungsfeld von Anstrengung und Leichtigkeit umzugehen, dann, so schreibt Patañjali, werden wir auch den extremen Anforderungen des Lebens besser gewachsen sein.

Wir üben also auf der Yogamatte ein, was uns den Spannungsausgleich im vegetativen Nervensystem im Alltag ermöglichen wird. In diesem Sinne, so könnte man sagen, sieht Patañjali unseren Alltag als Prüfstein unserer Asana-Praxis an. Können wir ihn achtsamer und bewusster meistern, dann war die Übungspraxis hilfreich und unterstützend. Macht sie uns nervös, schlapp oder bringt uns anderweitig aus dem Gleichgewicht, dann muss sie verändert werden.

STRESSMANAGEMENT UND ATEM

Schon seit Jahren beobachte ich bei meinen Teilnehmer(inne)n , dass ihnen das Tempo und der Druck der täglichen Anforderungen oft regelrecht den Atem verschlägt. Kein Wunder angesichts des ganz normalen »Multitasking«, der Berge des Unerledigten und des Nie-Begonnenen, mit denen wir ständig leben.

Wenn wir das aber nicht bemerken und uns nicht immer mal wieder daran erinnern, »tief durchzuatmen«, dann verspannt sich allmählich die gesamte Atemmuskulatur. Das sind die kleinen Muskeln, die die Atemwege ringförmig umgeben und ihren Durchmesser regeln. Wenn sie sich nicht mehr entspannen können, dann bleiben die Atemwege eng gestellt, was besonders die Ausatmung behindert, sodass sie flacher und uneffektiver wird.

Tiefes Ausatmen bedeutet immer auch: Entschlackung von luftlöslichen Stoffwechselschlacken, Entlastung von geistiger Anspannung und innerem Druck.

Tiefes Ausatmen ist Teil des Aufatmens. Wenn wir nicht mehr richtig aufatmen können, werden wir weder die Schlacken noch die Anspannung noch den inneren Druck los. Das macht deutlich, wie wichtig der Atem für ein gutes Stressmanagement ist.

Patañjali beschreibt im Yoga-Sutra, dass unser Atem normalerweise unregelmäßig und rau ist, da er dem unruhigen Geist aufs Engste verbunden ist. Die Qualität

unseres Atems sollte aber fein und fließend sein. Erst wenn er auf diese Weise strömt, können in uns innere Ruhe und Klarheit entstehen – ein Zustand von Gelassenheit, der uns unterstützt, schwierige Alltagssituationen zu bewältigen.
Der Weg zu diesem ruhigen Atem führt über Asana, die Körperpraxis. Dort fordern wir uns in vielfacher Hinsicht und üben ein, so ruhig und tief wie nur möglich weiterzuatmen, bis eines Tages der Atem – wie abgekoppelt von den Anstrengungen, den Gedanken und Gefühlen – ganz ruhig und ganz bei sich bleibt. Das ist die »große Kraft des Atems«. Wenn wir sie uns verfügbar machen können, dann haben wir einen wesentlichen Schlüssel zum Wohlbefinden in der Hand!

Das innere Licht finden

Im achtsamen Üben der Asanas und in der selbstversunkenen Atembeobachtung wird ein Prozess in Gang gesetzt, der uns darin unterstützt, (wieder) Wohlbefinden zu erlangen: das Zurückziehen der Sinne von der Außenwelt und ihre Ausrichtung auf die Innenwelt.

DIE EIGENE MITTE FINDEN, KLARHEIT GEWINNEN DURCH KONZENTRATION

Patañjali beschreibt, dass unsere Sinne in der Außenwelt ständig umherschweifen, da sie – ihrer Natur gemäß – die Angewohnheit haben, sich mit jedem Objekt, das sie umgibt, verbinden zu wollen. Wenn wir aber durch die Körperarbeit lernen, in uns hineinzuhören, dann sind die Sinne nicht zerstreut, sondern fokussiert. Nach innen lauschend – »ganz Ohr« in mir –, mich mit meinem inneren Auge betrachtend, mich erfühlend und erforschend, bin ich ganz dem gegenwärtigen Moment verbunden. Und in dieser – meiner – Präsenz ruht eine unglaubliche Kraft: meine Kraft!
Wenn ich sie kennenlerne und lerne, wie ich mich schnell und gewiss mit ihr verbinden kann, dann kann ich sie nutzen, um mich zu unterstützen. Nehmen wir zum Beispiel an, dass ich Kopfschmerzen habe, dass es dem Rest meines Körpers aber gut geht. Der Kopfschmerz versucht nun, alle Aufmerksamkeit auf sich zu ziehen, sodass sich alles auf diesen Schmerz konzentriert. Dadurch erlaube ich ihm, mein Verhalten, mein Denken und mein Empfinden zu bestimmen! Ich kann mich aber auch entschließen, mich auf all die Bereiche meines Körpers zu konzentrieren, denen es gut geht, und mich so umfassend wie möglich mit diesem Wohlbefinden zu verbinden. Egal, wie gut das klappt: Die absolute Macht, die der Schmerz vorher über mich hatte, indem er alle meine Aufmerksamkeit und Energie »fesselte« (!), ist dadurch gebrochen!
Neben der Überlegung, dass Menschen in der Regel bestimmen können, wohin sie ihre Aufmerksamkeit lenken, berücksichtigt der Yoga auch die Tatsache, dass wir uns positive Bilder erschaffen können, die der Heilung dienen. So kann ich mir zum Beispiel – im Fall der Kopfschmerzen – klarmachen, dass sie das letzte Mal ja auch irgendwann vorbeigegangen sind, und kann mir dann vorstellen, wie sie verschwinden und was ich, wieder schmerzfrei, alles unternehmen werde.

Oder ich kann das positive Bild entwickeln, dass die Schmerzen mich lehren wollen, achtsamer mit mir umzugehen, was ich ohne diesen nachdrücklichen Hinweis nicht so schnell in die Tat umgesetzt hätte. Ich kann mir klarmachen, wie mich mein Leidensdruck nun unterstützt, endlich das zu tun, was ich mir schon lange vorgenommen hatte: mich mehr zu bewegen, mehr für meine Haltung zu tun, bei stundenlangen »Sitzungen« vor dem Computer immer wieder Pausen einzulegen und so weiter.

Nichts und niemand außer meinem eigenen Verstand mit seinen lästigen Zweifeln kann mich daran hindern, mir von jedweder Situation ein positives, hilfreiches und meinen Heilungsprozess unterstützendes Bild zu machen – erkenne ich diese Tatsache an, wird mir das zu einem achtungsvollen und wertschätzenden Umgang mit mir selbst verhelfen.

Ich kann bestimmen, welcher Empfindung ich meine Aufmerksamkeit schenke; ich kann bestimmen, wie ich das, was ich empfinde, deute! Und damit kann ich den Prozess der Heilung mitbestimmen.

ZU SICH KOMMEN, ZUR RUHE FINDEN: VERSENKUNGEN – MEDITATIONEN

Dass unser Leben oft so hektisch ist und wir immer wieder viele Aufgaben gleichzeitig bedenken und den vielfältigsten Anforderungen gerecht werden müssen, lässt sich kaum verhindern. Es ist anzunehmen, dass all diese Stressoren gar nicht so neu sind, sondern dass sie sich nur inhaltlich verändert haben. Es macht wenig Sinn, ständig über unsere moderne Zeit zu klagen oder einer »guten alten Zeit« nachzutrauern. Wir können nur die Zeit, in der wir jetzt leben, so annehmen, wie sie nun einmal ist – mit ihren angenehmen und mit ihren lästigen Aspekten.

Patañjali schlägt vor, uns mental so zu »coachen«, dass wir dem Alltag in Ruhe und mit einer gewissen Gelassenheit begegnen können und dass wir vor allem immer wieder Möglichkeiten finden, uns zu regenerieren.

Das Mittel dazu ist im Yoga die meditative Versenkung, aus der manchmal der Zustand der Meditation entsteht: ein völliges Losgelöstsein und größte Klarheit.

Schon wenn es uns gelingt, uns wirklich auf die Empfindungen im Körper oder auf das Kommen und Gehen unseres Atems zu konzentrieren, kommen wir in eine solche meditative Versenkung. Das Denken, das unseren Geist zerstreut und ihn ständig zwischen den Ereignissen der Vergangenheit und der Ahnung der Zukunft hin und her zerrt, kommt zur Ruhe, da es von der Wahrnehmung der Empfindungen überdeckt wird. Jede Wahrnehmung dieser ganz konkreten Empfindungen – wie sich zum Beispiel der Körper weitet, um den Atem zu empfangen – führt uns ins Hier und Jetzt. So reiht sich dann ein Moment im »Jetzt« an den anderen, sodass wir in dieser »Geistes-Gegenwärtigkeit« ganz zu uns kommen und lernen können, mehr und mehr in uns zu ruhen.

Genau dieser Zustand der Einkehr und des Angekommenseins wird im Yoga als heilsam erachtet, denn er unterstützt die Regeneration des Geistes, des Nervensystems und damit auch des Körpers.

Je öfter wir uns bewusst auf den Weg der Selbstversenkung machen, desto vertrau-

ter und sicherer wird uns diese innere Zuflucht und desto schneller können wir in die Geistes-Gegenwart zurückfinden.
Hilfreich, um sich in sich zurückzuziehen, ist der Atem: Ein tiefes Ausatmen oder Durchatmen reicht oft schon, um unsere Sinne zur Einkehr einzuladen. Außerdem hilft es, sich die Hände auf den Bauch zu legen und/oder einfach nur kurz die Augen zu schließen.
Wenn Sie etwas experimentieren, werden Sie schnell herausfinden, auf welche Weise Sie sich schnell und ohne große Umstände in sich sammeln können, um dort Ihren inneren Ruheraum zu finden.
Achtung: Die meditative Versenkung wird oft mit Träumerei oder Schläfrigkeit verwechselt. Dabei geht der Geist jedoch seine eigenen Wege, denn in beiden Zuständen fühlt er sich ganz ohne Kontrolle, sodass er in Ruhe herumvagabundieren kann. In der Versenkung dagegen ist man ganz klar und wach und hält seinen Geist bewusst gesammelt und ausgerichtet!

SICH BESINNEN AUF DAS EIGENE INNERE LICHT

Der Yoga versteht sich als ein »Heils-Weg«, das heißt als ein Übungsweg, der uns Mittel anbietet, heil zu werden. Wenn ich heil bin, habe ich das Gefühl, dass mir nichts fehlt. Auch ist der Yoga ein spiritueller Weg, in dem Sinne, dass er uns zu unseren eigenen inneren Quellen zurückführt und uns Möglichkeiten vermittelt zu erfahren, dass diese Quellen mit der großen, unerschöpflichen Quelle des Lebens und des Bewusstseins verbunden sind.
Ein Zugang zu diesen Quellen ist die mentale Ausrichtung auf unser inneres Licht. Es ist das Licht unseres Bewusstseins, unserer Lebendigkeit und Kreativität, das Licht, das uns »erleuchtet« und uns unseren Weg weist.
Es ist das Licht, das wir mit unserer Liebe, unserer Güte, unserem Mitgefühl und unserer Freundlichkeit aus uns heraus in die Welt strahlen lassen und das die anderen Menschen als unsere Ausstrahlung wahrnehmen.
Wenn wir beginnen, uns auf diese Vorstellung unseres inneren Lichts einzulassen, dann werden wir merken, wie unglaublich nährend und unterstützend sie ist. Dieses zutiefst spirituelle Bild wird uns inspirieren und nähren, vor allem in dunklen Zeiten! Haben wir es einmal wirklich tief in uns verwurzelt, kann es durch keinen Zweifel mehr ausgelöscht werden. Wir bleiben in einer inneren Verbindung mit unserem Licht und sind auch in der Lage, das Licht in anderen Menschen aufzuspüren und sie darin zu bestärken, es zum Leuchten zu bringen.
Die Erfahrung und daraus erwachsende Gewissheit, dass das Leben und die Bewusstheit Licht – lichtvoll – sind, kann so zum Grundbaustein unserer Gesundheit, unseren Vertrauens und damit unserer inneren Widerstandfähigkeit gegenüber störenden oder negativen Einflüssen werden. Das sagt uns auch der gesunde Menschenverstand, und die Psychoneuroimmunologie gibt ihm recht.
Holen Sie also endlich Ihr Licht ganz unter dem Scheffel hervor, lassen Sie es leuchten und strahlen! Dieser Quelle verbunden, werden Sie immer wieder Heilung finden und die Täler des Lebens durchschreiten können.

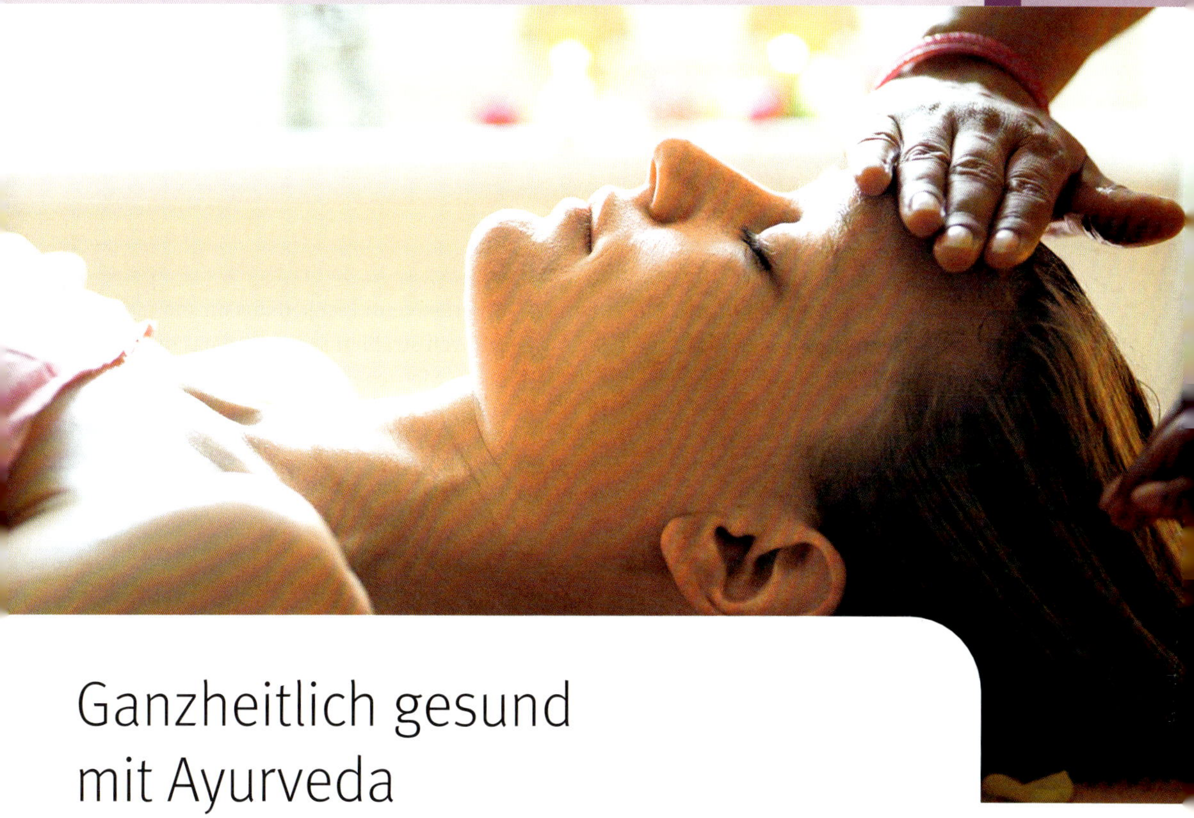

Ganzheitlich gesund mit Ayurveda

Wenden wir uns nun dem Ayurveda zu – der ältesten bekannten Wissenschaft von den Zusammenhängen des Lebens und dem ältesten Medizinsystem der Welt. Das Wissen ist teilweise über 5000 Jahre alt und immer noch aktuell. Unsere Medizin wurde nicht unwesentlich durch die ayurvedische Medizin geprägt. So behandelte beispielsweise auch Hippokrates in Anlehnung an das ayurvedische Wissen.
Das Wort Ayurveda setzt sich zusammen aus Ayus(r) = Leben und Veda = Wissen, bedeutet also übersetzt »Wissen vom Leben«. Ayurveda umfasst die gesamte Wissenschaft einschließlich der Naturwissenschaft. Seine Schwerpunkte sind die Gesundheitsvorsorge (Prävention) und die Therapie von Erkrankungen.

INDIVIDUELL UND GANZHEITLICH

Die Sichtweise von Ayurveda ist ganzheitlich und die Therapie ist individuell. Ganzheitliches Denken und individuelle Behandlung sind auch in der modernen Medizin zunehmend gefragt. Behandeln nach ayurvedischen Richtlinien ist aus diesem Blickwinkel höchst modern und fortschrittlich.

Die ayurvedische Gesundheitsvorsorge und Therapie jeder Erkrankung steht auf vier Säulen:

- eine gesunde, vollwertige und konstitutionsangepasste Ernährung
- Yoga-Asanas und Atemübungen
- eine gesundheitsorientierte, ebenfalls konstitutionsangepasste Form der Bewegung
- eine insgesamt gesunde Lebensweise.

Beschwerden werden zusätzlich mit körperlichen Anwendungen, Kräutern und Medikamenten behandelt.

Grundlage der Gesundheitsvorsorge und Therapie im Ayurveda ist die Bestimmung der individuellen Konstitution (Prakriti) und eventuell vorhandener Störungen (Vikriti). Denn jeder Mensch ist hinsichtlich seiner Konstitution, der Doshas (Seite 21) und damit seiner Eigenschaften (Gunas) sowie hinsichtlich seiner Lebensumstände einzigartig. Wer seine individuellen Eigenschaften und seine Konstitution kennt, weiß damit, wo seine Stärken und Schwächen liegen, was ihm nützt oder schaden könnte – und was die passenden Vorsorge- und Therapiemaßnahmen sind (mehr dazu ab Seite 41).

Ayurveda lehrt die Kunst des Lebens und zeigt die Möglichkeiten auf, gesund, fit, leistungsfähig und zufrieden zu sein – und zu bleiben. Ayurveda beschreibt, wie Leiden und Krankheiten vermieden werden können und wie Körper, Geist und Seele im Gleichgewicht gehalten werden. Er bietet außerdem Methoden und Rezepturen an, um ein Ungleichgewicht auszugleichen, noch bevor eine Erkrankung eintritt, und um Erkrankungen zu lindern und zu heilen.

Von Elementen, Doshas und der Konstitution

DIE GUNAS – DIE WELT BESTEHT AUS EIGENSCHAFTEN

Wie alle Naturwissenschaftler und Philosophen der Welt beobachteten auch die ayurvedischen Gelehrten die Natur, beschrieben Eigenschaften, Gemeinsamkeiten und Unterschiede. Sie erkannten, dass alle Lebewesen und damit auch alle Menschen bestimmte Eigenschaften besitzen, allerdings in unterschiedlicher Menge und Ausprägung. So beschrieben sie zum Beispiel leichte, bewegliche Menschen, Menschen mit hoher Energie oder stabile, schwere, etwas unbewegliche Typen.

Kennen Sie Ihre persönlichen Eigenschaften (Gunas), so kennen Sie auch Ihre individuelle Konstitution (Prakriti). Umgekehrt hängen Ihre Eigenschaften von Ihrer Konstitution ab. Ihre Eigenschaften sind es tatsächlich, die Ihre Stärken und Schwächen bestimmen.

Durch die Kenntnis der Gunas wird auch die ayurvedische Denkweise speziell in der Gesundheitsvorsorge und Therapie und auch bei der Einordnung der Yoga-Asanas und Atemübungen verständlicher.

20 Gunas (Tabelle Seite 23) sind besonders wichtig. Mit ihnen lassen sich die Doshas, die Konstitution, die Nahrungsmittel, die Medikamente und die Therapien ebenso beschreiben wie die Yogaübungen. In der Gesundheitsvorsorge und Therapie spielen die Eigenschaften eine entscheidende Rolle. Das Ziel ist immer, die individuellen Eigenschaften im Gleichgewicht zu halten.

DIE »ELEMENTE« SYMBOLISIEREN BESTIMMTE EIGENSCHAFTEN

In den sogenannten »großen Elementen« **Raum, Wind, Feuer, Wasser** und **Erde** werden die vielen unterschiedlichen Eigenschaften zusammengefasst und anschaulich gemacht (siehe Tabelle). Diese Elemente des Ayurveda entsprechen also nicht den uns bekannten chemischen Elementen, sondern symbolisieren jeweils bestimmte Qualitäten in der Natur.

Die Eigenschaften der großen Elemente finden Sie in den Doshas wieder, den drei Körper- oder Bioenergien Vata, Pitta und Kapha. Vata setzt sich aus Raum und Wind zusammen, Pitta aus Feuer mit etwas Wasser und Kapha aus Wasser und Erde.

Auch in jedem Menschen finden sich die Eigenschaften der großen Elemente – in unterschiedlicher Zusammensetzung. Mit dem System der Elemente und der Doshas lassen sich die vielen Individuen in sieben Konstitutionstypen einteilen (Seite 24).

DIE FÜNF ELEMENTE

Element	Eigenschaften (Gunas)
Raum	leicht, fein, glatt, klar, durchlässig
Wind	beweglich, leicht, kalt, trocken, rau, durchdringend
Feuer	heiß, leicht, beweglich, durchdringend
Wasser	flüssig, kalt, weich, schwer
Erde	schwer, stabil, dicht, hart, unbeweglich

DIE DREI DOSHAS

Die ayurvedischen Wissenschaftler versuchten, die komplizierten Vorgänge in der Natur anschaulich und möglichst einfach zu erklären – dies ist mit der Tridosha-Theorie hervorragend gelungen. Die drei Doshas sind demnach für alle Vorgänge in der Natur und beim Menschen zuständig. Ihre Grundfunktionen sind Schöpfung/Aufbau, Umwandlung und Zerstörung/Abbau.

› **VATA-DOSHA** wird als bewegende Kraft beschrieben und steuert Abbau und Zerstörung. Es hat die Eigenschaften der Elemente Raum und Wind, ist also leicht, beweglich, kalt, trocken, rau, durchdringend.

› **PITTA-DOSHA** ist die wärmeerzeugende Kraft und für Umwandlungsprozesse zuständig. Es vereinigt die Eigenschaften von Feuer und etwas Wasser. Pitta ist heiß, flüssig, leicht ölig, scharf, durchdringend.

› **KAPHA-DOSHA** ist die zusammenhaltende, stabilisierende Kraft und verantwortlich für Aufbau und Stabilität in der Natur. Es beinhaltet die Eigenschaften von Wasser und Erde, ist dementsprechend schwer, stabil, kalt, feucht, schleimig, unbeweglich, aber auch mild und weich.

… und was sie im Körper steuern

Jedes Dosha ist aufgrund seiner Eigenschaften für bestimmte Funktionen im Körper zuständig:

› **VATA-DOSHA** entspricht in seiner Funktion unserem gesamten Nervensystem. Vata steuert alle Bewegungen, kontrolliert die Ein- und Ausatmung, kontrolliert den Blutkreislauf, die Ausscheidung und alle Sinnesorgane. Außerdem steuert und kontrolliert Vata unser Bewusstsein.

DIE EIGENSCHAFTEN DER DOSHAS

Dosha	Haupt-elemente	Wichtige Eigenschaften (Gunas)	Fehlende oder gering ausgeprägte Eigenschaften
VATA	Raum + Wind	leicht, beweglich, kalt, trocken, rau, durchdringend	schwer, stabil, heiß, feucht, flüssig, schleimig, mild, weich
PITTA	Feuer + etwas Wasser	heiß, flüssig, leicht ölig, scharf, durchdringend	kalt, schwer, stabil, mild, schleimig, weich
KAPHA	Wasser + Erde	schwer, stabil, kalt, feucht, schleimig, unbeweglich, mild, weich	leicht, beweglich, trocken, rau, scharf, durchdringend

› PITTA-DOSHA entspricht in seiner Funktion unserem gesamten Stoffwechsel – von der Verdauung bis zum Stoffwechsel in den verschiedenen Organen und Geweben. Pitta steuert damit auch die Körpertemperatur, regelt die Bildung und den Abbau von Körpergeweben und steuert unser Hunger- und Durstgefühl. Pitta ist zuständig für Intelligenz, Mut und Ausstrahlung, die Verarbeitung von Wissen und für die Kontrolle der Emotionen.

› KAPHA-DOSHA sorgt für »Struktur und Schmierung«. Kapha ist zuständig für den Zusammenhalt und die Stabilität der Gewebe, Organe und des ganzen Körpers. Kapha sorgt für Kraft und Ausdauer, für Ruhe und Geduld, für Abwehrkraft und Lebensfreude. Unser Langzeitgedächtnis und die Fortpflanzungsfähigkeit sind ebenfalls abhängig von Kapha-Dosha.

Organsysteme und Doshas

Für die Organsysteme sind oft zwei oder drei Doshas zuständig. Die Kenntnis dieser Zuordnung ist wichtig, um die Therapie bestimmter Beschwerden zu verstehen.

› Das **Gehirn- und Nervensystem** wird grundsätzlich Vata-Dosha zugeordnet. Für die Stabilisierung ist Kapha zuständig.

› Das **Herz-Kreislauf-System** wird Vata und Pitta zugeordnet. Für die Stabilisierung ist auch hier Kapha verantwortlich.

› Das **Atmungssystem** wird Vata zugeordnet. Stabilisierend wirkt Kapha.

› Der **Bewegungsapparat** mit Knochen, Muskeln, Gelenken, Sehnen und Bändern wird vorwiegend Kapha zugeordnet.

› Das **Hormonsystem** ist vor allem abhängig von Vata und Pitta.

› Der gesamte **Stoffwechsel** wird Pitta zugeordnet. Auch die normale Funktion der Leber als wichtigem Stoffwechselorgan ist abhängig von Pitta-Dosha.

STÖRUNGEN DER DOSHAS

Für die normale Funktion aller Organsysteme ist eine Balance der Doshas notwendig. Eine Störung des individuellen Gleichgewichts kann letztlich zu Störungen der Organfunktionen und zu Erkrankungen führen. Unter Störung (Vikriti) wird im Ayurveda in der Regel die Erhö-

DIE WIRKUNG DER GUNAS AUF DIE DOSHAS

Jede Eigenschaft (Guna) wirkt auf die Doshas. In der Tabelle sind die 20 wichtigsten Gunas und ihre Wirkungen zusammengestellt. Sie treten immer als Gegensatzpaare auf, zum Beispiel leicht und schwer. Dieses Prinzip kennen Sie aus dem täglichen Leben. Wenn es kalte Getränke gibt, gibt es auch heiße, oder wenn es schwere Gegenstände gibt, existieren auch leichte. Die gegensätzlichen Eigenschaften stehen in der Tabelle nebeneinander in einer Zeile.

Eigenschaft (Guna)	Wirkung auf die Doshas	Eigenschaft (Guna)	Wirkung auf die Doshas
Leicht (laghu)	erhöht Vata reduziert Kapha	Schwer (guru)	reduziert Vata erhöht Kapha
Kalt (sita)	erhöht Vata reduziert Pitta erhöht Kapha	Heiß (ushna)	reduziert Vata erhöht Pitta reduziert Kapha
Trocken, rau (ruksha)	erhöht Vata reduziert Kapha	Ölend, salbend (snigdha)	reduziert Vata erhöht Kapha
Mild, inaktiv (manda)	reduziert Vata reduziert Pitta erhöht Kapha	Scharf, intensiv (tikshna)	erhöht Pitta reduziert Kapha
Beweglich (sara)	erhöht Vata reduziert Kapha	Stabil, unbeweglich (sthira)	reduziert Vata erhöht Kapha
Hart (kathina)	erhöht Vata	Weich (mridu)	erhöht Kapha
Klar (visada)	erhöht Vata reduziert Kapha	Trüb, schleimig (picchil)	erhöht Kapha
Rau (khara)	erhöht Vata	Glatt (slakshna)	reduziert Pitta
Fein (sukshma)	erhöht Vata reduziert Kapha	Grob (sthula)	reduziert Vata erhöht Kapha
Dicht, konzentriert (sandra)	reduziert Vata erhöht Pitta	Flüssig (drava)	reduziert Vata erhöht Kapha

hung eines Doshas verstanden. Ist nur ein Dosha gestört, betrifft diese Störung anfangs nur bestimmte Körperbereiche und ist leichter zu behandeln als eine Störung mehrerer Doshas. Hier zwei Beispiele:

› Bei Beschwerden, die mit dem Gehirn oder Nervensystem zusammenhängen, handelt es sich immer um eine Vata-Störung. Dies gilt beispielsweise für Depressionen oder für Schmerzen (die Signale werden über das Nervensystem geleitet).

› Übergewicht entspricht einer Kapha-Störung, das heißt einer Erhöhung von Kapha-Dosha. Die Therapie kann zwar

anstrengend sein, die Kapha-Störung ist jedoch durchaus in den Griff zu bekommen. Kommen nun Folgeerkrankungen hinzu wie eine Kniegelenksarthrose (Zerstörung des Gelenkknorpels des Kniegelenks) und ein Diabetes mellitus (Zuckerkrankheit), sind mehrere Doshas gestört – in diesem Fall Vata- und Kapha-Dosha. Eine Therapie ist sehr viel schwieriger.
Wichtig: Störungen im Gleichgewicht der Doshas sollten so früh wie möglich ausgeglichen werden, noch bevor eine manifeste Krankheit sichtbar wird! Am besten bleibt das Gleichgewicht immer erhalten.

VON DEN EIGENSCHAFTEN ZUR KONSTITUTION (PRAKRITI)

In jedem Lebewesen und jedem Menschen finden sich, wie Sie bereits wissen, die Eigenschaften aller drei Doshas, allerdings in sehr unterschiedlichen Anteilen. Die Hauptanteile kennzeichnen und prägen jeden einzelnen Menschen. Überwiegen die Eigenschaften eines Doshas deutlich, so spricht man vom Vata-Typ, Pitta-Typ oder Kapha-Typ. Diese reinen Typen sind gar nicht so häufig. Häufiger sind sogenannte Mischtypen zu beobachten. Diese sind geprägt durch die Eigenschaften von zwei oder allen drei Doshas. Die entsprechenden Konstitutionstypen sind daher Vata-Pitta, Vata-Kapha oder Pitta-Kapha und der extrem seltene, völlig ausgeglichene Vata-Pitta-Kapha-Typ (Tridosha-Konstitution). Mit dieser Einteilung sind also sieben Konstitutionstypen möglich.

Wie die Konstitution entsteht

Die individuelle Konstitution nach Ayurveda entspricht der Summe aller angeborenen, also im Wesentlichen vererbten Eigenschaften plus der Summe aller frühkindlichen Einflüsse. Bei der Ausprägung der Konstitution spielen mütterliche und väterliche Eigenschaften, Umwelteinflüsse und die Ernährung der Mutter während der Schwangerschaft, der Zustand der Gebärmutter, Umwelteinflüsse in der frühen Kindheit, die Qualität der Erziehung und Ähnliches eine Rolle.
Alle körperlichen Eigenschaften werden durch die Konstitution bestimmt, und außerdem ist sie die Grundlage der psychischen Eigenschaften jedes Menschen.

Welchen Nutzen hat die individuelle Einteilung in die Konstitutionstypen?

Wenn Sie Ihre eigene Konstitution und damit Ihre individuellen Eigenschaften kennen, kennen Sie auch Ihre Stärken und Schwächen, Ihre Fähigkeiten und Möglichkeiten. Sie verstehen Ihre Vorlieben und häufig auch Ihr Verhalten in bestimmten Situationen. Sie können sich erklären, warum Sie bestimmte Nahrungsmittel oder Geschmacksrichtungen bevorzugen, warum Ihnen bestimmte Yoga-Asanas leichtfallen und warum Ihnen eine bestimmte Witterung oder Temperatur angenehm oder unangenehm ist.
Die Doshas und die Einordnung als Konstitutionstyp sind die Grundlage für eine individuelle Auswahl der Ernährung, der richtigen Bewegung (Sport), auch der besten Yoga-Asanas und Atemübungen und bei Bedarf der optimalen individuellen Therapie im Ayurveda. Durch die Einordnung können wir auch Fähigkeiten und Stärken individuell fördern und Schwachstellen verbessern.

Vikriti – Störungen der Konstitution

Das ursprüngliche, individuelle Gleichgewicht der Doshas kann durch vielerlei Einflüsse gestört werden: vor allem durch falsche oder schlechte Ernährung, falsche oder fehlende Bewegung, durch ungünstige Gewohnheiten, durch Stress, durch Einflüsse des Klimas und der Jahreszeit, durch Umwelteinflüsse, durch Arbeit und Beruf, durch die Einnahme von Medikamenten und so weiter.
Jede Störung führt zur Veränderung im lebenswichtigen Gleichgewicht der Doshas und verändert damit die individuellen Eigenschaften. Das führt zum Beispiel zu Leistungsabfall, gestörter Beweglichkeit, gestörter Kraft und Stabilität. Dies wiederum kann zu ernsten Gesundheitsproblemen und im schlimmsten Fall zu schweren Erkrankungen führen.
Richtige Ernährung, richtige Bewegung, insbesondere Yoga, und richtig ausgeübter Sport, richtige Lebensführung sowie genügend Entspannung und Ruhe sind im Ayurveda wesentliche Bestandteile der Gesundheitsvorsorge und die Grundlage jeder Therapie bei Erkrankungen! Dieser starken Wirkung der Ernährung sowie von Yoga, Bewegung und Sport müssen wir uns immer bewusst sein.

Eine Frage des Gleichgewichts

Stellen Sie sich Vata-Dosha (Steuerung und Bewegung) und Kapha-Dosha (Stabilität und Schmierung) als zwei Seiten einer Waage vor. Ist Vata und damit die Beweglichkeit erhöht, ist gleichzeitig Kapha und damit die Stabilität vermindert. Ist umgekehrt die Stabilität zu hoch, fehlt es an Beweglichkeit. Zwischen Vata und Kapha liegt Pitta (Stoffwechsel und Energie). Sowohl eine überschießende Energie als auch ein verminderter Stoffwechsel sind unerwünscht. Nur bei perfektem Zusammenspiel aller Faktoren und wenn das individuelle Gleichgewicht erhalten ist, sind Wohlbefinden, Gesundheit und hohe Leistungsfähigkeit möglich.

SO GERÄT EIN DOSHA INS UNGLEICHGEWICHT

Nehmen wir an, ein Mensch ist stabil und kräftig gebaut, seine Beweglichkeit ist nicht sehr hoch, sein Stoffwechsel ist eher niedrig, seine Aktivität eher gering. Die Haut ist weich. Die Haupteigenschaften sind ruhig (mild), kräftig (schwer), stabil, kalt und weich. Dies entspricht den Eigenschaften von Kapha-Dosha. Die Konstitution dieses Menschen ist damit von diesem Dosha geprägt.
Stellen wir uns als Erstes die Fragen, wie ernähren sich Menschen mit diesen Eigenschaften häufig, wie treiben sie Sport, wie üben sie gerne Yoga?
Menschen mit den Eigenschaften von Kapha-Dosha können genießen und essen gerne und ausführlich. Sie bevorzugen Sportarten, bei denen Kraft und Stabilität von Vorteil sind, zum Beispiel Kugelstoßen oder Gewichtheben. Im Yoga fallen ihnen Übungen (Asanas) leicht, bei denen Kraft gefragt ist. Asanas hingegen, die Beweglichkeit erfordern, fallen schwer und werden nicht so gerne geübt.
Das Ergebnis dieser Vorlieben: Das Gewicht nimmt zu, die Beweglichkeit nimmt weiter ab, und der Stoffwechsel wird sich

verschlechtern. Die individuellen Eigenschaften geraten aus dem Gleichgewicht.

Doshas haben die Tendenz, sich zu verstärken

Wenn wir immer nur das tun, was wir schon immer getan haben, was uns leichtfällt und was wir besonders gerne tun, verstärken sich unsere Haupteigenschaften. Dieses Ungleichgewicht wird im Ayurveda als Störung bezeichnet und ist die Vorstufe von Erkrankungen.
Daher gilt folgender Satz im Ayurveda: Die Doshas und die Eigenschaften (Gunas) haben die Tendenz, sich selbst zu verstärken! Das heißt, schwer wird noch schwerer, leicht wird noch leichter, beweglich wird noch beweglicher, heiß wird noch heißer – wenn wir nicht ständig darum bemüht sind, unser individuelles Gleichgewicht zu erhalten.

Tridosha, die drei Doshas, repräsentieren Elemente und Eigenschaften der Natur: Vata: Raum und Wind, Pitta: Feuer und etwas Wasser, Kapha: Wasser und Erde.

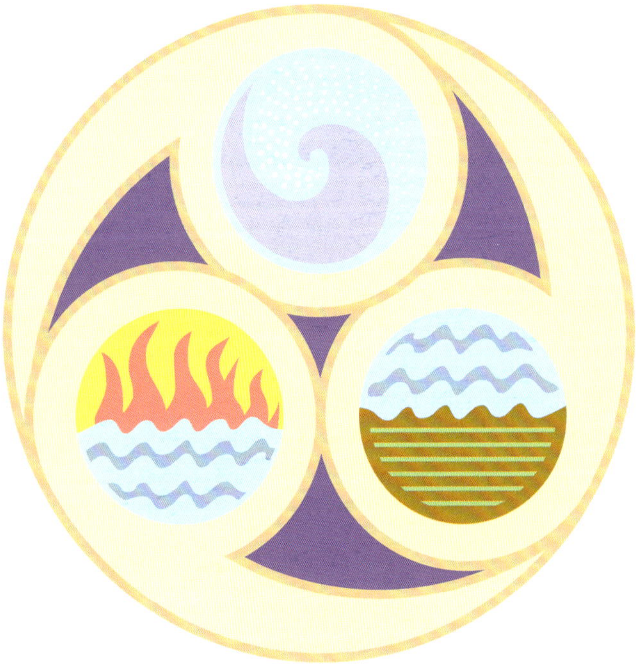

Ausgleichen und Übermaß reduzieren

Wie sollte sich nun der Mensch mit Kapha-Konstitution in unserem Beispiel ernähren, welchen Ausgleichssport sollte er ausüben, welche Yoga-Asanas sind günstig, und wie sollte er üben?
Die Ernährung soll leicht, möglichst warm, kräftig gewürzt (auch scharf), gut verdaulich und frei von unnötigen Fetten sein. Im Sport sind Anstrengung und Bewegung gefragt, etwa beim Bergwandern oder Walking. Yoga-Asanas sollen die Beweglichkeit sowie den Stoffwechsel verbessern und intensiv geübt werden.
Das heißt, wir müssen immer bemüht sein, diejenigen Eigenschaften zu vermehren, die aufgrund unserer Konstitution fehlen oder zu gering ausgeprägt sind (siehe Tabelle Seite 22).

TYPISCHE SYMPTOME UND ERKRANKUNGEN BEI DOSHA-STÖRUNGEN

Sind einzelne oder in schweren Fällen sogar mehrere Doshas erhöht, führt dies zu typischen Beschwerden und Erkrankungen:

› Bei **Vata-Störung (Vata-Erhöhung)** ist die Beweglichkeit zwar erhöht, dafür aber die Stabilität und Schmierung vermindert. Gehirn- und Nervensystem werden unstabil und empfindlich. Gewebe können abgebaut werden, die Gewebestruktur kann sich verschlechtern. Der Stoffwechsel wird

zunehmend unstabil und schlechter. Insgesamt ist der Abbau erhöht und der Aufbau guter Gewebe vermindert. Dadurch kann es zum Beispiel zu Gewichtsabnahme, allgemeinem Leistungsabfall, Stresssymptomen, Schlafstörungen, Nervosität, Angst, Gelenk- und Knochenproblemen, Schmerzen, frühzeitigem Altern, Verdauungsstörungen oder trockener Haut kommen.
Typische Erkrankungen sind Anorexie (Magersucht), psychovegetative Erschöpfung, Depressionen, Schlafstörungen, Arthrose (Gelenkverschleiß), Osteoporose, Schmerzsyndrome wie Migräne, Schulter-Arm-Syndrom und prämenstruelles Syndrom (PMS), Erkrankungen wie Fibromyalgie, Neurodermitis, Verstopfung (Obstipation) sowie psychosomatische Erkrankungen mit beispielsweise häufigen Bauchschmerzen oder Kopfschmerzen.

› Bei **Pitta-Störung (Pitta-Erhöhung)** ist der Stoffwechsel stark gesteigert und gestört. Dies führt zu einem Ungleichgewicht zwischen dem Energiestoffwechsel und dem Aufbau und Abbau der verschiedenen Gewebe und Organe. Körper und Gehirn sind »überhitzt« und reagieren überschießend. Dadurch können vermehrter Gewebeabbau (auch Muskelabbau), frühzeitiges Altern, Reizbarkeit, Entzündungen, Fieber, Störungen der Leberfunktion oder extreme Hitzeempfindlichkeit auftreten.
Typische Erkrankungen sind Allergien, akute Entzündungen (wie Nasennebenhöhlenentzündung, Hautinfektionen, Lungenentzündung), Erkrankungen mit hohem Fieber, chronische Entzündungen (zum Beispiel chronisch entzündliche Darmerkrankungen wie Morbus Crohn und Colitis ulcerosa, bestimmte Formen der rheumatischen Erkrankungen), Menstruationsstörungen, Störungen der Leberfunktion, Folgekrankheiten von Stress wie Bluthochdruck sowie Herz- und Gefäßerkrankungen, Schlaganfall (Apoplex), Herzinfarkt, psychische Erkrankungen mit erhöhter Reizbarkeit und Aggressivität.

› Bei **Kapha-Störung (Kapha-Erhöhung)** ist die Stabilität und »Schmierung« und damit das Gewicht und der Flüssigkeitsgehalt des Körpers gesteigert. Der Stoffwechsel ist verlangsamt. Die Folge sind zum Beispiel Abnahme der Beweglichkeit und Energie, Gewichtszunahme durch Ansammlung schlechter Gewebe (Depotfett), Ansammlung und Ablagerung von Stoffwechselschlacken (Ama, Seite 33), Gelenkschwellungen, Trägheit, Verschleimungen und frühzeitiges Altern.
Typische Erkrankungen sind Adipositas (Fettsucht), Diabetes mellitus Typ 2, Bronchitis, chronische Nebenhöhlenentzündung (Sinusitis), Asthma bronchiale, Erhöhung der Blutfette (Triglyceride und Cholesterin), Herz- und Gefäßerkrankungen mit Arteriosklerose (Gefäßverkalkungen), Durchblutungsstörungen, Herzinfarkt, Schwellungen der Gelenke, Ödeme (Wassereinlagerungen).

Alle Störungen der Doshas führen zu einer Abnahme des Wohlbefindens und der Lebensqualität und in der Summe zu frühzeitigem Altern.
Wenn wir lange (»ewig«) jung, gesund und leistungsfähig sein wollen, müssen wir unser ganzes Leben lang für eine individuelle Balance unserer Doshas sorgen.

Von Sattva und der mentalen Konstitution

Während die Doshas vor allem für die körperlichen Eigenschaften, Abläufe und Funktionen zuständig sind, werden mit den drei Gunas **Sattva, Rajas** und **Tamas** die psychischen Eigenschaften und die psychische Konstitution beschrieben. Die körperlichen und psychischen Eigenschaften sind voneinander abhängig und beeinflussen sich gegenseitig. Dies wird besonders deutlich bei psychosomatischen Erkrankungen, etwa bei Schmerzsyndromen oder vielen Herz-Kreislauf-Erkrankungen. Das Verhältnis der drei Gunas beim einzelnen Menschen ist zum Zeitpunkt der Geburt festgelegt. Im Gegensatz zu den Doshas sind die Gunas als psychische Eigenschaften jedoch leichter und relativ schnell durch das Verhalten, die Ernährung, durch Lernen und die gesamte Lebensweise veränderbar.

Die ayurvedische Wissenschaft unterscheidet dabei den Einfluss der psychischen Faktoren bei der Entstehung und Entwicklung eines Lebewesens und deren Wirkung nach der Geburt! Aus den ursprünglich gleichwertigen immateriellen Faktoren Sattva, Rajas und Tamas entwickeln sich bei der Entstehung von Leben das wertende Bewusstsein (Manas) beziehungsweise die psychische Persönlichkeit, aber auch die Sinnesorgane, die handelnden Organe (wie Arme und Beine), die großen Elemente und letztlich auch die Doshas.

- **Sattva** prägt Bewusstsein, Gleichgewicht und klares Wissen, beeinflusst alle drei Doshas, insbesondere Pitta-Dosha.
- **Rajas** bestimmt Bewegung, Veränderung und Handlung, beeinflusst Vata- und Pitta-Dosha, insbesondere Vata-Dosha.
- **Tamas** ist zuständig für Stabilisierung, Ruhe und widerstehende Trägheit und beeinflusst vor allem Kapha-Dosha.

(Nach Prof. Subhash Ranade, Arzt und Präsident der Internationalen Ayurveda-Akademie in Puna, Indien.)

POSITIVE EIGENSCHAFTEN NÄHREN

Nach der Geburt ist der ausgleichende, harmonisierende Einfluss von Sattva wichtig. Sattva beschreibt jetzt alle positiven psychischen Eigenschaften und ist der gesund erhaltende psychische Faktor. Haben Rajas oder Tamas einen längeren oder stärkeren Einfluss beziehungweise überwiegen sie, ist das jetzt negativ zu sehen – sie sind mitverantwortlich für viele psychische und auch körperliche Erkrankungen unserer modernen Welt.

Steigern und verbessern Sie also Ihre positiven psychischen Eigenschaften! Durch die richtige Ernährung und die richtige Art, Sport oder Yoga zu üben, können Sie Ihre psychische Verfassung steuern und verbessern. Insbesondere die falschen Nahrungsmittel, aber auch falsches Verhalten, schlechtes Umfeld, falsche oder unzureichende Bewegung/Sport und auch die falschen oder falsch ausgeführte Yoga-Asanas fördern hingegen die unerwünschten Eigenschaften (siehe Tabelle).

Wichtig: Wenn wir einmal oder selten rajasisch oder tamasisch essen oder uns selten ungünstig bewegen oder ungünstige Yoga-Asanas üben, wird sich unsere Psyche noch nicht zum Ungünstigen verändern. Anders ist dies allerdings, wenn wir

DIE MENTALE KONSTITUTION

	Sattva	Rajas	Tamas
Eigenschaften	ausgeglichen innerlich ruhig maßvoll zielstrebig voll positiver Energie aktiv stabil	instabil überehrgeizig gestresst überaktiv grausam intolerant unberechenbar	faul, träge ziellos ohne Energie unbeweglich feige passiv maßlos, gierig
Nahrungsmittel, welche die Eigenschaft vermehren, sind ...	frisch saftig süß (Kohlenhydrate) voll Lebensenergie nahrhaft	sehr fettig zu scharf zu salzig blutig zu viel Koffein zu viel Alkohol	alt, trocken, konserviert verkocht ohne Lebensenergie sehr fett und schlechte Fette (z. B. Schweinefett) hochprozentiger Alkohol
Beispiele für Nahrungsmittel	Weizen, Dinkel, Reis, Milch, Gemüse, Früchte, Mandeln, Nüsse, Rohzucker, Honig, Ghee, frische Kräuter	zu viel scharfe Gewürze viel rotes Fleisch (v. a. roh) zu viel Alkohol zu viel Kaffee	Konserven, Wurst, Geräuchertes, Schweinefleisch, hochprozentiger Alkohol
Art der Ausübung von Sport und Bewegung, welche die Eigenschaft vermehrt	zielstrebig aktiv ausgleichend voll positiver Energie fair zu sich selbst fair zu anderen maßvoll	überehrgeizig einseitig hohe »negative« Energie (z. B. durch Doping) unfair zu sich selbst unfair zu anderen gestresst übertrainiert	bequem ohne Energie ziellos ohne Antrieb
Art der Ausübung von Yoga, welche die Eigenschaft vermehrt	ausgleichend im richtigen Maß voll positiver Energie fair zu sich selbst	unausgeglichen über das richtige Maß hinaus überaktiv einseitig unfair zu sich selbst gestresst	bequem ohne Energie ziellos unbeweglich

rajasische oder tamasische Nahrung bevorzugen oder uns zum Beispiel prinzipiell überaktiv, überehrgeizig oder auch zu bequem verhalten.

Zwei Beispiele

› Stellen Sie sich vor, Sie sind Langstreckenläufer und wollen am nächsten Tag einen Wettkampf absolvieren. Zum Abendessen können Sie wählen zwischen Bratkartoffeln und Schweineschnitzel oder Nudeln mit Gemüsesoße. Was würden Sie spontan bevorzugen? Ideal wäre eine leicht verdauliche, energiereiche Mahlzeit wie Nudeln mit Gemüsesoße. Dies sorgt für guten Schlaf, psychische Ausgeglichenheit und körperliche Leistungsfähigkeit.
› Ein Yogaübender mit Pittakonstitution übt täglich eine Stunde Kundalini-Yoga mit intensiver, stoffwechselsteigernder Atmung. Er ist sehr ehrgeizig, arbeitet sehr viel und ist erfolgreich im Beruf. Er trinkt sehr viel Kaffee und isst am liebsten scharf gewürzt. In letzter Zeit ist er häufig gereizt und schläft schlecht. Die gewählten Yogaübungen und die Ernährung steigern in diesem Fall Rajas, erhöhen den Stoffwechsel und die Aktivität weiter und verstärken das psychische Ungleichgewicht.

RICHTIG (SATTVISCH) YOGA ÜBEN

Aus gesundheitlicher und ayurvedischer Sicht ist es nicht egal, welche Asanas und Atemübungen geübt und wie sie geübt werden. Die wichtigsten Richtlinien:
› Üben Sie sattvisch, also ausgleichend, maßvoll, voll positiver Energie und fair zu Ihrem Körper und Ihrem Geist!
› Yoga-Asanas dürfen aus ayurvedischer Sicht kein Gesundheitsrisiko beinhalten! Akrobatik und unnötige Verrenkungen sind nicht gefragt.
› Das Ziel ist nicht, ein besonders schwieriges Asana auszuführen, eventuell sogar mit zusätzlichem Druck oder Zwang.
› Das Ziel ist auch nicht Perfektion bis hin zum Perfektionismus. Yoga ist nicht Hochleistungssport. Der Weg ist das Ziel!
› Das Ziel ist nicht, durch übermäßig langes Halten der Asanas die eigene Leistungsfähigkeit zu beweisen.
› Das Ziel ist ausschließlich Wohlbefinden und Gesundheit bei kompletter Harmonie von Körper und Geist.
› Yoga aus ayurvedischer Sicht muss individuell sein. Es sollen vor allem Asanas und Atemübungen geübt werden, welche die fehlenden oder gering ausgeprägten Eigenschaften stärken und verbessern.

Ungünstige Asanas: Asanas, die Sie nur mit Überehrgeiz oder Gewalt, also mit einem Übermaß an Rajas ausführen können. So sind die meisten Menschen körperlich nicht in der Lage, den Kopfstand (Shirshasana), das Rad (Urdhva Dhanurasana) oder den Pflug (Halasana) auszuführen. Hier gibt es andere Asanas, die dieselbe Idee aufgreifen und dieselbe Wirkung haben ohne gesundheitliches Risiko.

Ungünstige Ausführung: Menschen mit hohen Vata- oder Pitta-Anteilen und mit Vata- oder Pitta-Störung sollen keine längeren Kundalini-Übungen mit Bewegung und Feueratem ausführen. Diese steigern Vata und Pitta. Sehr gut geeignet sind sie hingegen für Menschen mit hohem Kapha-Anteil oder bei Kapha-Störung. Kurz dauernde und weniger intensive Kundalini-Übungen können dagegen auch für Vata und Pitta nützlich sein.

Der Körper aus ayurvedischer Sicht

Natürlich kennt ein Ayurvedaarzt heute die moderne Anatomie und Physiologie (Aufbau und Funktionen des Körpers), zusätzlich aber auch die traditionelle ayurvedische Betrachtungsweise. Die ayurvedische Medizin beschäftigt sich vorwiegend mit den wichtigen, lebensnotwendigen und gesund erhaltenden Bestandteilen des Körpers. Manches scheint auf den ersten Blick fremdartig. Auf den zweiten Blick ist das ayurvedische Konzept jedoch sinnvoll und leicht verständlich. Es führt zu einer wirklich ganzheitlichen Vorstellung von den Systemen und Funktionen des Körpers. Außerdem lenkt es unser Augenmerk wieder auf Dinge, die sehr wichtig sind für unsere Gesundheit, die aber in unserem modernen Medizinsystem oft unbeachtet bleiben – wie Ernährung, Verdauung und Ausscheidung. Wenn Sie die Funktion von Agni, Ojas, Ama & Co. kennen, werden Sie die Zusammenhänge aller Körperbestandteile und -funktionen noch besser verstehen.

AGNI – DAS VERDAUUNGSFEUER

Fast scheint es, dass in unserer modernen Welt die lebenswichtige Verdauung in Vergessenheit geraten ist. Noch zu Zeiten Mozarts wurde bei Tisch laut über eine gute Verdauung diskutiert. In Mitteleuropa nehmen Verdauungsstörungen wie Verstopfung oder Blähungen und Folgekrankheiten wie chronische Darmentzündungen, Nahrungsmittelunverträglichkeiten, Fehl- oder Mangelversorgung des Körpers bis hin zu Dickdarmtumoren permanent zu. Nur, gesprochen wird kaum darüber, und auch notwendige Konsequenzen im Sinne einer Verbesserung der Verdauung werden nicht gezogen. Dabei ist eine gut funktionierende Verdauung für die Versorgung des Körpers genauso wichtig wie die Nährstoffe an sich. Die Stabilität und die Funktion aller Gewebe und Strukturen des Körpers sind letztlich davon abhängig.
Die Funktion von Agni, dem ayurvedischen »Verdauungsfeuer«, entspricht den Enzymen (Stoffwechselbeschleunigern) in der modernen Medizin. Bei gut funktionierendem Agni entstehen weniger Stoffwechselschlacken und Toxine (Ama, Seite 33). Außerdem werden diese Schlacken und Toxine besser ausgeschieden.
Die Funktion von Agni ist direkt abhängig von der Nahrung. Ideal ist konstitutionsangepasste Ernährung (Seite 37).
Wir können Agni steuern und verbessern durch:

- eine gesunde, konstitutionsangepasste Ernährung
- die richtige Atmung und Atemübungen
- passende Yoga-Asanas
- Bewegung und Sport
- eine gesunde und konstitutionsangepasste Lebensweise
- spezielle Kräuter und Medikamente wie Guggulu, Triphala und Trikatu (Seite 230).

DHATUS – DIE GEWEBE DES KÖRPERS

Im Ayurveda kennt man sieben wichtige Gewebe. Diese entsprechen zwar nicht exakt unserer modernen Vorstellung von Körpergeweben, machen aber den Aufbau und die Funktion eines gesunden Körpers verständlich. Ayurveda kennt folgende Gewebe, die aufeinander aufbauen:

1. Plasma (Rasa)
2. Blut (Rakta)
3. Muskelgewebe (Mamsa)
4. Fettgewebe (Medas)
5. Knochengewebe (Asthi)
6. Nerven und Knochenmark (Majja)
7. Fortpflanzungsgewebe (Shukra)

Jedes Gewebe entsteht aus seinem Vorgängergewebe. Ein gesundes Gewebe kann nur gebildet und erhalten werden, wenn alle Vorgängergewebe gesund sind und wenn Agni optimal arbeitet.

Das erste Gewebe ist Plasma (Rasa), welches durch die Aufnahme und Verdauung der Nahrung entsteht. Plasma ist daher abhängig von einer guten Ernährung und einem guten Verdauungsfeuer (Agni). Die weiteren Gewebe können nur gesund sein, wenn Plasma in optimaler Qualität vorhanden ist.

Zum Beispiel: Osteoporosebehandlung

Bei einer Osteoporose ist das Knochengewebe vermindert und schlecht aufgebaut. Eine Therapie nach Ayurveda ist nur möglich durch gute, vollwertige Ernährung, ein gut funktionierendes Verdauungsfeuer und wenn die Vorgängergewebe gesund sind. Dementsprechend sind der Aufbau eines guten Muskelgewebes durch Yoga, Bewegung und Sport sowie der Abbau schlechten Fettgewebes durch einen verbesserten Stoffwechsel essenzielle Bestandteile einer erfolgreichen Therapie. Der alleinige Einsatz von Hormonen aus dem Fortpflanzungsgewebe bei Frauen (Östrogenen) zur Verbesserung des Knochenaufbaus macht nach Ayurveda dagegen keinen Sinn. Man würde damit quasi versuchen, das Pferd von hinten aufzuzäumen.

OJAS – LEBENSENERGIE UND ABWEHRKRÄFTE

Der Ayurveda beschreibt Ojas als Extrakt gesunder Gewebe. Ojas ist der Überbegriff für Immunität und Lebensenergie. Nach Ayurveda kann positive Lebensenergie nur entstehen, wenn alle Bedingungen für den Aufbau gesunder Gewebe bis hin zum Fortpflanzungsgewebe (siehe links) erfüllt sind. Im Einzelnen sind dies:

- eine gesunde, konstitutionsangepasste Ernährung
- eine gute Verdauung und ein guter Stoffwechsel
- eine gute Ausscheidung der Abfallprodukte und Stoffwechselschlacken
- genügend Bewegung und Sport
- die richtigen Yoga-Asanas und Atemübungen
- regenerierende und aufbauende Ayurvedatherapien
- aufbauende ayurvedische Heilpflanzen und Medikamente (Seite 230 ff.) und andere Rasayana.

Rasayana

Rasayana sind im Ayurveda alle Dinge, die Körper und Geist jung, gesund und leistungsfähig erhalten, die also lebensverlängernd und vitalisierend wirken. Wichtige Rasayana sind:

- edle Nahrungsmittel wie Datteln, Mandeln, Kokosnüsse oder Bananen
- Amla-Mus (Cyavanprash), die ayurvedische Nahrungsergänzung (Seite 231)
- bestimmte Heilpflanzen wie Brahmi für das Gehirn, Ashwagandha vor allem für

Männer oder Shatavari vor allem für Frauen (Seite 231 ff.).

› In den ayurvedischen Schriften wird als wichtiges Rasayana für Männer auch eine begehrenswerte Frau und für Frauen ein begehrenswerter Mann erwähnt.

AMA – STOFFWECHSELSCHLACKEN UND GIFTE

Unter Ama versteht man im Ayurveda alle Gifte (Toxine), die von außen zugeführt werden (Exotoxine) und die im Körper entstehen (Endotoxine), außerdem Stoffwechselschlacken und »schlechte« Stoffwechselprodukte, die Gewebe (Dhatus) schädigen oder Kanäle (Srotas, siehe rechts) quasi verstopfen können. Ama verschlechtert das Verdauungsfeuer und den Stoffwechsel. Dies erhöht wiederum den Anfall von Stoffwechselschlacken (Ama) und verschlechtert den Stoffwechsel immer weiter – ein regelrechter Teufelskreis. Ein Beispiel für ein von außen zugeführtes Toxin ist Nikotin. Ein Beispiel für Toxine, welche im Körper entstehen, sind freie Radikale, die bei Stress, Überbelastung des Körpers oder Rauchen vermehrt auftreten.

Zu den Stoffwechselschlacken gehört beispielsweise die Milchsäure (Laktat), welche bei sehr hoher sportlicher Belastung vermehrt im Körper gebildet wird. Ein »schlechtes« Stoffwechselprodukt ist beispielsweise das LDL-Cholesterin, welches Blutgefäße schädigen kann und bei hoher Konzentration im Blut zu Arteriosklerose (Arterienverkalkung) führt.

Ama entsteht auch durch schlechte, konservierte und tamasische Nahrungsmittel, zum Beispiel durch größere Mengen fettes Schweinefleisch, Geräuchertes oder durch größere Mengen Alkohol (Seite 29).

Bei vielen schweren Erkrankungen und praktisch allen Zivilisationskrankheiten spielen Ama und der beschriebene Ablauf eine wesentliche Rolle. Beispiele sind hier Diabetes mellitus Typ 2, Adipositas (Fettsucht), Fettstoffwechselstörungen, rheumatische Erkrankungen oder bestimmte Formen des Asthma bronchiale. Auch bei der Entstehung von Tumoren wird Ama eine wesentliche Rolle zugeschrieben.

In vielen Fällen ist gleichzeitig Ama erhöht und Kapha-Dosha gestört.

Ama kann vermindert oder beseitigt werden durch:

› eine gesunde, konstitutionsangepasste und in der Regel Kapha-reduzierende Ernährung

› erhitzende und stoffwechselaktivierende Atemübungen

› erhitzende und stoffwechselaktivierende Yoga-Asanas

› intensive, anstrengende, stoffwechselaktivierende Bewegung und Sport

› eine gesunde Lebensweise (Verzicht auf Nikotin und größere Mengen Alkohol)

› ayurvedische Heilpflanzen und Medikamente wie Balsambirne, Trikatu und Guggulu (Seite 230 ff.)

› entschlackende Ayurvedatherapien

› ayurvedische Entschlackungskuren (Panchakarma-Kuren).

SROTAS – DIE KANÄLE DES KÖRPERS

Im Ayurveda werden unterschiedliche Kanäle beschrieben, die der Versorgung des ganzen Körpers, der Gewebe und Organe sowie dem Abtransport der Ausscheidungsprodukte und Schlacken die-

nen. Funktionsfähige Srotas sind wichtig für einen gesunden Körper. Wir wollen ja auch nicht in einem Haus leben, in dem die Wasserleitungen und Abflussrohre verstopft sind.
Die Funktion der Körperkanäle kann verbessert werden durch:

- Yoga
- Atemübungen
- Bewegung und Sport
- entschlackende Ayurvedatherapien
- Entschlackungsmaßnahmen im Rahmen einer Panchakarma-Kur
- ayurvedische Heilpflanzen und Medikamente wie schwarzer Pfeffer und Trikatu (Seite 233 f.).

DER GANZHEITLICHE ANSATZ

Die ayurvedische Sichtweise in der Gesundheitsvorsorge und in der Therapie von Störungen und Erkrankungen ist wirklich ganzheitlich. Mittel der ersten Wahl bei der Behandlung von Beschwerden sind daher die Punkte 1 bis 5 in der Übersicht (unten). Ayurvedische Heilpflanzen und Therapien werden erst dann eingesetzt, wenn die »natürlichen« Mittel nicht ausreichend sind.
Fühlen Sie sich zum Beispiel ausgelaugt und schlapp, sollen Sie zuerst Ihre Ernährung optimieren, passende Yoga-Asanas üben, richtig atmen, geeigneten Sport betreiben und entsprechend Ihrer Konstitution leben.
Das ist vielleicht anfangs unbequem und aufwendiger als in dem meist üblichen »westlichen« Verfahren, Medikamente, Kügelchen oder Ähnliches »einzuwerfen«. Für andauernde Gesundheit und Leistungsfähigkeit und für ein langes Leben ist dies jedoch die effektivste, ja vielleicht die einzig sinnvolle Methode!

WICHTIGE FAKTOREN FÜR DIE GESUNDHEIT

Für Gesundheit und Wohlbefinden sind notwendig:

- ein gutes Verdauungsfeuer im Darm und in den Geweben (Agni)
- eine gute Ausscheidung der Abfallprodukte und Stoffwechselschlacken (Ama)
- gute Körpergewebe (Dhatus)
- Immunität und Lebensenergie (Ojas)
- gute Versorgungs- und Ausscheidungskanäle (Srotas)
- das individuelle Gleichgewicht der Doshas Vata, Pitta und Kapha
- eine ausgeglichene psychische Verfassung (genügend Sattva)
- eine Harmonie von Körper und Geist

Diese Faktoren können vor allem beeinflusst und verbessert werden durch:

1. eine gesunde, konstitutionsangepasste Ernährung
2. konstitutionsangepasste Yoga-Asanas
3. die richtige Atmung und Atemübungen
4. konstitutionsangepasste Bewegung und Sport
5. eine gesunde und konstitutionsangepasste Lebensweise
6. ayurvedische Heilpflanzen und Medikamente
7. Ayurvedatherapien und Panchakarma-Kuren

Die Bedeutung der gesunden Ernährung

»Die ganze Welt sucht nach Nahrung. Sie ist die Lebensquelle aller Wesen. Klarheit, Langlebigkeit, Glück, Zufriedenheit, Stärke und Wissen – all das gründet sich auf Nahrung«, schrieb um 750 v. Chr. der ayurvedische Gelehrte Caraka, Autor eines der wichtigsten Grundlagenwerke. Die Wirkung der Nahrung wird verständlich, wenn Sie sich klarmachen, dass Ihr Körper nicht konstant ist, sondern ein System im Fluss. Dies war im Ayurveda schon vor einigen Tausend Jahren bekannt und ist heute wissenschaftlich bestätigt. Etwa 98 Prozent aller Atome Ihres Körpers werden in sieben Jahren ausgetauscht! Sie können sich in dieser Zeit gesund und fit oder krank essen. Alle Baustoffe, Vitamine, Mineralien und Spurenelemente müssen in optimaler Zusammensetzung für die Erneuerung und die Aufgaben der Gewebe und Organe verfügbar sein. Und wie Sie ja bereits wissen: Die Nahrung wirkt auch auf Ihre Psyche.

PRINZIPIELLE AYURVEDISCHE REGELN ZUR GESUNDEN ERNÄHRUNG

- Lassen Sie sich Zeit zum Essen, und essen Sie in Ruhe.
- Bevorzugen Sie frische und frisch zubereitete Nahrung! Verwenden Sie viel Obst und Gemüse sowie täglich Milch oder Milchprodukte. Auch Eier sind wichtig.
- Wenn Sie Fleisch essen, übertreiben Sie es nicht – zweimal in der Woche ist genug. Fisch sollte regelmäßig auf dem Speiseplan stehen.
- Ungünstig sind zu viel saure Speisen, zu viel Salz, zu viele Süßigkeiten, konservierte Nahrungsmittel (Konserven, Fertiggerichte, Geräuchertes, Wurst), unnötige und vor allem schlechte Fette (Wurst, fettes Fleisch). Diese sind tamasisch oder rajasisch (Seite 28) und beeinflussen Ihre Psyche und Ihre Gesundheit negativ.
- Die Nahrung muss aufbauende Eigenschaften haben und soll ausgewogen sein. Auf eine ausreichende Zufuhr an hochwertigem Eiweiß, komplexen Kohlenhydraten und hochwertigen (!) Fetten mit ungesättigten Fettsäuren muss geachtet werden. Außerdem müssen alle notwendigen Mineralien, Spurenelemente und Vitamine zugeführt werden. Letzteres ist wegen des hohen Bedarfs (hohe körperliche und geistige Belastung, Stress) häufig über die Nahrung allein nicht möglich!
- Die Nahrung sollte daher im Zweifelsfall ergänzt werden. Die ideale Nahrungsergänzung im Ayurveda ist Amla-Mus (Cyavanprash, Seite 231). Sie können auch moderne Nahrungsergänzungsmittel wählen. Wichtig ist, dass alle notwendigen Vitamine, Spurenelemente, Mineralien und bei Bedarf auch Omega-3-Fettsäuren enthalten sind. Es gibt komplexe Mittel (in Apotheke oder Reformhaus), die diese Stoffe in einem ausgewogenen, der idealen Ernährung entsprechenden Verhältnis enthalten.
- Auch vegetarische Ernährung ist möglich, aber nicht ohne Milchprodukte und Ei. Vegane Ernährung dagegen ist nach ayurvedischen Richtlinien unvollständig und muss daher zu Störungen der Doshas, Schwächung und fehlerhaftem Aufbau der Gewebe und letztlich zu schweren Krankheiten führen.

DER GESCHMACK DER NAHRUNG

Der Geschmack der Nahrung hat einen direkten Einfluss auf die Doshas, auf Körpergewebe und Stoffwechsel. In dieser Tabelle sind die wesentlichen Wirkungen zusammengefasst.

Geschmack (Rasa)	Typische Lebensmittel	Wirkung auf die Doshas	Sonstige Wirkungen
Süß	Milch, Getreide, Hülsenfrüchte, Nüsse, Fette, Süßmittel, süße Früchte, Wurzelgemüse, Fleisch, Fisch	Vata-senkend Pitta-senkend stark Kapha-steigernd	wirkt stark gewebeaufbauend (anabol), erhöht Vitalität, erhöht die Lebenserwartung, verbessert die Funktion der Sinnesorgane
Sauer	Sauermilchprodukte, Käse, Kiwis, Zitrusfrüchte, Rhabarber, sauer eingelegte Gemüse und Früchte, Essig	Vata-senkend stark Pitta-steigernd Kapha-steigernd	stimuliert das Verdauungsfeuer Agni, erhöht den Speichelfluss, verbessert die Abwehr, wirkt gewebeaufbauend, stabilisiert die Sinnesorgane
Salzig	Salz, Algen, manche Meeresfische und Meeresfrüchte, gesalzene Butter, Sojasauce	Vata-senkend Pitta-steigernd Kapha-steigernd	fördert die Verdauung, verbessert die Sekretion der Drüsen, verbessert die Diffusion im Darm und in den Geweben, macht Gelenke weich und Gliedmaßen beweglich
Scharf	scharfe Gewürze, Radieschen, Rettich, Meerrettich, Zwiebeln, Sprossen, alter Hartkäse	Vata-steigernd stark Pitta-steigernd Kapha-senkend	stimuliert das Verdauungsfeuer (Agni), öffnet die Körperkanäle (Srotas), hilft Ausscheidungsprodukte zu beseitigen, senkt Stoffwechselschlacken (Ama), wirkt gewebeabbauend (katabol), v. a. bei Fettgewebe
Bitter	Blattgemüse und -salate, Auberginen, Chicorée, Löwenzahn, Heilkräuter, Gewürze, Kakao	stark Vata-steigernd Pitta-senkend stark Kapha-senkend	wirkt stark gewebeabbauend (katabol), reduziert Wasser, wirkt fiebersenkend, senkt Stoffwechselschlacken (Ama), verbessert den Appetit
Herb, zusammenziehend	Heilkräuter, Gewürze, Mate, Rhabarber, unreife Früchte, Granatäpfel, Schlehen, Kohl	Vata-steigernd Pitta-senkend Kapha-senkend	wirkt beruhigend, blutstillend, austrocknend und fördert die Heilung von Geweben

KONSTITUTIONSGERECHT ESSEN

Aus ayurvedischer Sicht gibt es nicht *eine* gesunde Ernährung, für alle gleich. Ernährung ist vielmehr individuell und abhängig von der Konstitution! Nahrung, die für den einen optimal und gesundheitsfördernd ist, kann für den anderen geradezu schädlich sein. (Weiterführendes zur Ernährung siehe Büchertipps Seite 238).

... bei Vata-Konstitution oder -Störung

- Die Nahrung soll wärmend, nahrhaft und befeuchtend sein (genügend trinken!). Kaltes und Trockenes ist ungünstig.
- Bei den Geschmacksrichtungen sollen süß (Kohlenhydrate), sauer und salzig bevorzugt werden. Viel bittere, herbe oder scharf gewürzte Nahrung ist ungünstig.
- Bei Ghee (Butterfett), Butter oder guten Ölen braucht nicht gespart zu werden.
- Gut sind Getreideprodukte, Milch und Milchprodukte.
- Gut sind süßes, reifes Obst und Fruchtsäfte. Salate und rohe Gemüse sind ungünstig. Gut ist gekochtes Gemüse, aber Vorsicht bei blähenden Gemüsesorten!
- Gut sind Eier sowie bei Nichtvegetariern Fisch und Fleisch von »bewegten« Tieren (die in natürlicher Umgebung aufwachsen und nicht von Natur aus träge sind).

... bei Pitta-Konstitution oder -Störung

- »Kühlende« Speisen und Getränke sind zu bevorzugen. Heiße und trockene Nahrung sollte gemieden werden. Schwere und fette Mahlzeiten sind ungünstig.
- Bei den Geschmacksrichtungen sollen süß (Kohlenhydrate), bitter und herb bevorzugt werden. Sehr scharfe, saure oder salzige Nahrung ist ungünstig.
- Bei den Fetten ist Ghee (Butterfett) am besten. Auch Olivenöl darf in Maßen verwendet werden. Andere, vor allem tierische Fette sind ungünstig.
- Gut sind Getreideprodukte außer Buchweizen, Gerste und Roggen sowie in Maßen Milch und Milchprodukte.
- Gut sind süßes, reifes Obst und Fruchtsäfte, auch gekochtes Gemüse. Salate und rohe Gemüse sind zur »Kühlung« günstig.
- Gut sind Eier in Maßen sowie bei Nichtvegetariern Fisch und Fleisch von »bewegten« Tieren (die in einer natürlichen Umgebung aufwachsen und nicht von Natur aus träge sind).

... bei Kapha-Konstitution oder -Störung

- Die Nahrung soll leicht und wärmend sein. Heiße Getränke sind zu bevorzugen. Kalte Nahrung, zu viel Flüssigkeit und kalte Getränke sind ungünstig.
- Bei den Geschmacksrichtungen sollen herb, bitter und scharf bevorzugt werden. Es soll kräftig gewürzt werden. Viel süße, salzige oder saure Nahrung ist ungünstig.
- Bei Fetten soll prinzipiell gespart werden. Ghee (Butterfett) oder gute Öle (wie Olivenöl) sind noch am besten. Tierische Fette sollen ansonsten gemieden werden.
- Getreideprodukte, Milch und Milchprodukte sind wichtig, sollen aber im richtigen Maß zu sich genommen werden.
- Gut ist viel gekochtes Gemüse. Salate und rohe Gemüse sind ungünstig. Gut sind frisches, nicht zu süßes Obst, herbe Obstsorten und Trockenfrüchte.
- Gut sind Eier in Maßen sowie bei Nichtvegetariern Fisch und Fleisch von »bewegten« Tieren (in natürlicher Umgebung aufgewachsen und nicht von Natur aus träge).

Therapeutische Anwendungen und Heilmittel

Sie haben Ayurveda im Westen bekannt gemacht: die wohltuenden Ölmassagen und die Entschlackungskuren. Massagen, Ölgüsse, Wickel, Einläufe & Co. sind wichtig und sehr wirkungsvoll zur Gesundheitsvorsorge und Therapie. Sie harmonisieren unter anderem die Doshas, fördern den Aufbau der Gewebe, entschlacken, stimulieren die Abwehr und unterstützen das Nervensystem. (Mehr zu den Wirkungen und Anwendungen ab Seite 228.)

WICHTIGE THERAPIEFORMEN

› **Abhyanga** (Ölmassage mit geringem bis mittlerem Druck) zur Regeneration, bei Schlafstörungen, Stress, Burn-out.
› **Mardana** oder **Thalodal** (Ölmassage mit hohem Druck) zur Stimulierung des Stoffwechsels, bei Stress, Burn-out, als Sportmassage.
› **Jambira Pinda Sweda** (Zitronenwickel) zur Aktivierung des Stoffwechsels.
› **Kayaseka** (warmer Ölguss) bei Vata-Störung, Stress, Burn-out, Schlafstörungen.
› **Shiroabhyanga** und **Shiromardana** (Kopfmassage mit geringem oder höherem Druck) zur Stärkung der Abwehr, bei Schlafstörungen, Stress, Burn-out.
› **Shirodhara** (Stirnölguss) bei Vata- oder Pitta-Störungen, bei Stresssymptomen, Burn-out, Schlaflosigkeit, schlechter Entspannungsfähigkeit, Erkrankungen des Nervensystems.
› **Swedana** (Schwitzbad), am besten mit Dampf oder Kräuterdampf, ist in der Kombination zum Beispiel mit Abhyanga eine ideale Regenerations- und Entschlackungsmaßnahme.
› **Vasti** (Öl- und Kräutereinläufe) bei Vata-Störungen, Verdauungsproblemen und Kopfschmerzen.
› **Panchakarma-Kur** (verschiedene Reinigungs- und Entschlackungsmaßnahmen) zur Gesundheitsvorsorge und zur Therapie bei Erkrankungen.

DIE SELBSTBEHANDLUNG

Es gibt einige Behandlungsformen, die Sie auch selbst zu Hause durchführen können. Sie unterstützen damit aktiv Ihr Wohlbefinden, den Ausgleich der Doshas und damit Ihre Gesundheit.
› Ölmassagen: Shiroabhyanga und Mukhabhyanga (Kopf- und Gesichtsmassage) sowie Abhyanga (Ganzkörper-Ölmassage mit geringem bis mittleren Druck).
› Zungenreinigung und Gandusha (Ölziehen) zur täglichen Mundhygiene und um die (Ausscheidungs-)Funktion der Mundschleimhaut zu unterstützen.
Diese Anwendungen sind in der hinteren Umschlagklappe beschrieben.

DIE AYURVEDISCHEN ÖLE

Ayurveda ohne Ölbehandlungen ist für viele wie ein Handballspiel ohne Handball. Die richtigen Öle spielen dabei eine entscheidende Rolle.
Gute Ayurvedaöle sind hochwirksame Therapeutika. Sie enthalten die Inhaltsstoffe von 1 bis 5 Kilogramm Kräutern in jedem Liter! Erfahrene Ayurvedaärzte und -wissenschaftler wie Prof. Dr. Subhash Ranade sind der Ansicht, dass mindestens 70 % der Wirkung von Ayurvedatherapien auf der Wirkkraft passender

Öle beruhen. Ein sehr guter Therapeut erreicht höchstens 30 % der Wirkung, ein schlechter weniger.

Wichtig: echte Ayurvedaöle

Nur durch die Anwendung der Ayurvedatherapieöle wird eine Massage zur Ayurvedamassage und eine Therapie zur Ayurvedatherapie! Normale Körperöle, Pflanzenöle, unbehandeltes Sesamöl, auch mit ätherischen Ölen gemischt – all das sind keine ayurvedischen Therapieöle. Ihre Wirkung entspricht nicht den ayurvedischen Prinzipien.

Um ein Ayurvedatherapieöl herzustellen, wird zuerst die entsprechende Kräutermischung mehrere Stunden lang gekocht. Dieses Dekokt wird filtriert und je nach Rezeptur mit Öl von schwarzem (!) Sesam oder Kokosöl in einem Gefäß aus einer speziellen Kupferlegierung gemischt. Es werden eventuell weitere Zutaten wie Ghee (Butterfett), Milch oder Kräutersäfte zugesetzt. Das Gemisch wird dann viele Stunden bis mehrere Tage lang gekocht und anschließend filtriert. So entsteht ein hochwirksames mediziniertes Öl, das vom Körper besonders leicht aufgenommen und verstoffwechselt werden kann.

Die Rezepturen der Ayurvedatherapieöle sind teilweise sehr alt (Sahacaradi Thailam beispielsweise über 2000 Jahre). Es gibt einfachere, moderne Rezepturen wie Mitra- oder Shariraöl, die günstiger, aber durchaus wirkungsvoll sind.

Zur Selbstbehandlung verwenden Sie die intensiven Therapieöle am besten nach Rücksprache mit einem Ayurvedatherapeuten. Erhältlich sind auch speziell für Wellness und Gesundheitsvorsorge gedachte Ayurvedaöle, die sanfter wirken als die konzentrierten Therapieöle (Bezugsquellen auf Seite 238).

Die Beschreibung und Wirkung der verschiedenen Ayurvedaöle finden Sie auf Seite 230 (Büchertipps Seite 238).

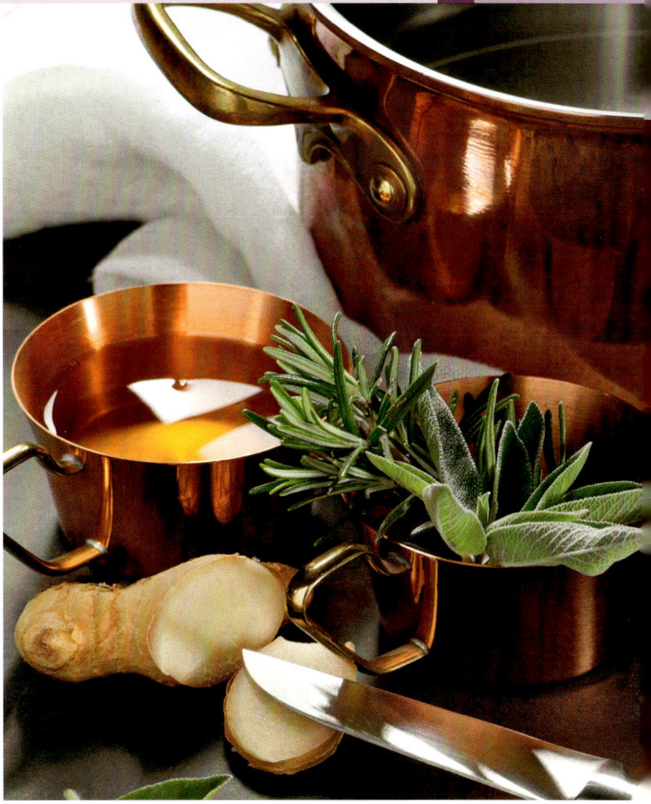

Sesam- und Kokosöl, Kräuter und Gewürze sind die Grundlage für ayurvedische Heilmittel und therapeutische Massageöle.

DIE HEILKRÄUTER UND GEWÜRZE

»Nahrung ist Medikament und Medikament ist Nahrung.« Dieser Satz findet sich in den alten Schriften des Ayurveda. Einerseits bedeutet das: Nahrung und Kräuter/Medikamente haben in der Gesundheitsvorsorge und Therapie einen hohen Wert. Andererseits wird klar, dass

es große Überschneidungen zwischen Nahrungsmitteln, Gewürzen, Kräutern und Medikamenten gibt (wie bei Asafoetida oder Kardamom). Selbstverständlich gilt das auch für »westliche« Kräuter und Gewürze. Denken Sie an die Wirkung von Dill, Thymian oder Salbei.
Manche »ayurvedischen« und »europäischen« Hausmittel sind sogar identisch (etwa Zwiebel oder Knoblauch).
Wir beschreiben in diesem Buch (ab Seite 230) ausgewählte Ayurvedakräuter und -medikamente, die sowohl zur Gesundheitsprophylaxe im Sinne von Rasayana (Seite 32) dienen können als auch zur Therapie von Beschwerden.
Alle beschriebenen Kräuter und Medikamente sind in Mitteleuropa erhältlich. Trotz hoher Wirksamkeit sind sie als spezielle Nahrungsergänzung anzusehen.

Die Anwendung

Ayurvedische Einzelpräparate sind als Pulver, Presslinge und Kapseln im Handel. Daneben stehen Mischungen in Form von Kräuterweinen, Tees und Guggulus (Mischpräparate mit Guggulu als Trägersubstanz) zur Verfügung.
Bei leichten Gesundheitsstörungen und vorbeugend zur Gesunderhaltung können Sie die meisten Kräuter eigenverantwortlich einsetzen. Bei der Behandlung von schwerwiegenden Störungen und Erkrankungen sollten Sie auch ayurvedische Medikamente nur nach Beratung und Auswahl durch einen medizinisch versierten Ayurvedaspezialisten verwenden.
Eine Therapie mit ayurvedischen Kräutern oder Medikamenten wird, wenn möglich, mit einem Mittel begonnen. Gibt es besonders wirksame Kräuter oder Medikamente für bestimmte Beschwerden oder Erkrankungen, wird auf diese im Beschwerdenkapitel extra hingewiesen. Beobachten Sie einige Zeit, ob Sie das gewählte Mittel gut vertragen und ob Sie bereits eine positive Wirkung spüren. Wenn ja, setzen Sie die Therapie fort. Wenn nein, versuchen Sie es eventuell mit einem anderen Mittel oder befragen einen Ayurvedaspezialisten.
Bei bestimmten Kräutern ist während der Schwangerschaft Vorsicht geboten. Entsprechende Hinweise finden Sie bei den Steckbriefen.

Richtig dosieren

Wichtig: In der Regel gilt nicht »Viel hilft viel«! Das richtige Kraut in der richtigen Dosierung bringt den optimalen Nutzen. Die üblichen Dosierungen für die Selbsttherapie sind bei den Steckbriefen angegeben. Bei einer Ayurvedatherapie wird die Dosierung individuell angepasst.

Zur Qualität von Ayurvedaprodukten

Obwohl die Presse manchmal anderes berichtet: Produkte namhafter, großer Hersteller sind von ausgezeichneter Qualität. In den letzten Jahren habe ich (Detlef Grunert) persönlich in Indien und Sri Lanka recherchiert und konnte mich davon überzeugen, dass das wissenschaftliche Niveau und die Qualitätssicherung anerkannter Produzenten und Forscher einem hohen, internationalen Niveau entspricht. ISO-Zertifizierung und intensive Maßnahmen zur Standardisierung sind eine Selbstverständlichkeit. (Empfehlenswerte Bezugsquellen siehe Seite 238.)

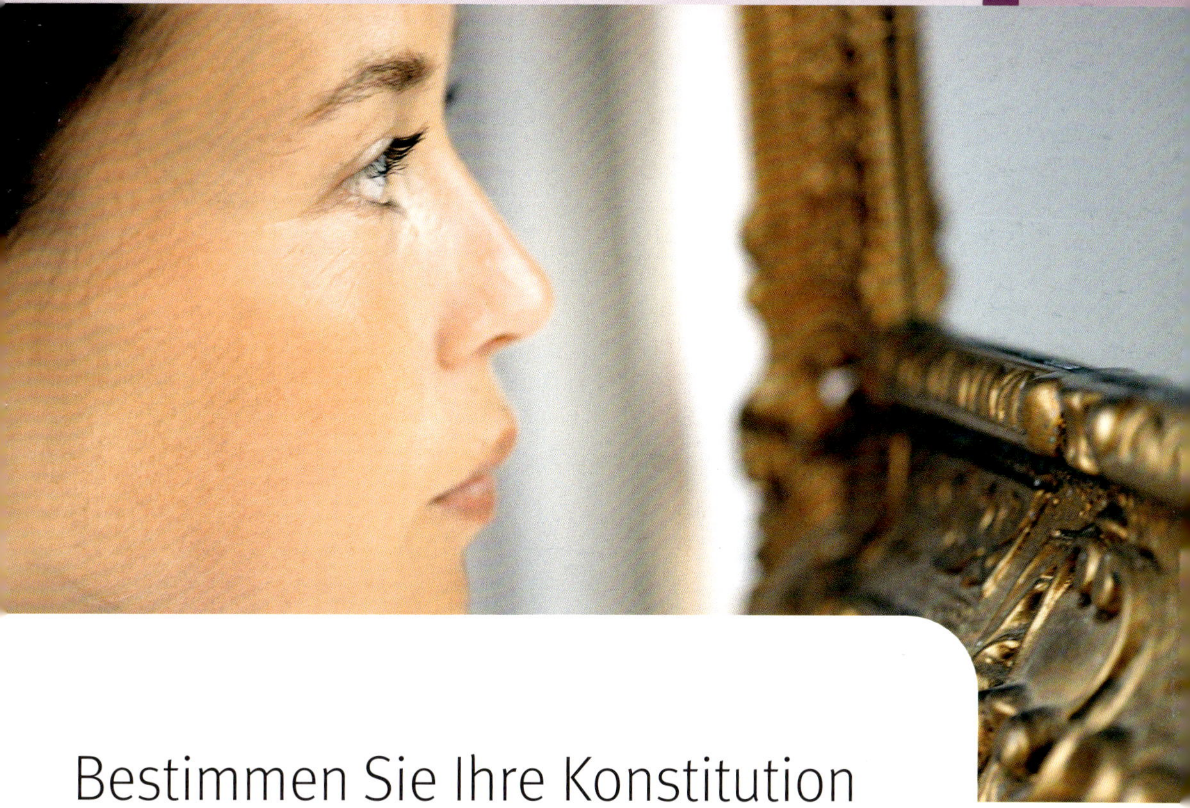

Bestimmen Sie Ihre Konstitution

Welche Konstitution besitzen Sie? Hierzu müssen Sie sich zuerst fragen: Wie viel Vata, Pitta und Kapha steckt in mir und wie ist die Verteilung? Dominiert ein Dosha, überwiegen zwei, oder liegen alle drei in ungefähr gleichen Anteilen vor?

DIE SIEBEN KONSTITUTIONSTYPEN

Durch unterschiedliche Kombination der drei Doshas sind insgesamt sieben Typen möglich. Jeder Mensch besitzt zwar alle drei Doshas, sonst wäre er nicht lebensfähig. Geprägt wird er jedoch durch seine Hauptanteile:

- Die **singulären Typen** Vata, Pitta, Kapha: Diese Konstitutions-Typen sind seltener als gemischte Konstitutionen. Ein sehr hoher Anteil eines Doshas prägt hier die Konstitution.
- Die **gemischten Typen** Vata-Pitta, Vata-Kapha, Pitta-Kapha: Hier wird die Konstitution durch zwei Doshas geprägt.
- Der sogenannte **Tridosha-Typ** Vata-Pitta-Kapha: Die Eigenschaften aller drei Doshas finden sich bei diesem Typ in perfekter Balance. Diese ideale und völlig ausgeglichene Vata-Pitta-Kapha-Konstitution ist sehr selten!

Die folgenden Beschreibungen der einzelnen Typen sollen Ihnen helfen, sich mit Ihren individuellen Stärken, Schwächen und Risiken besser kennenzulernen. Bevor Sie Ihre eigene Konstitution bestimmen, lesen Sie dieses Kapitel bitte aufmerksam durch. So werden Sie auch die Denkweise des Ayurveda, vor allem aber sich selbst noch besser verstehen lernen. Dies hilft Ihnen bei der Auswahl der richtigen Ernährung, bei der Auswahl und beim Üben der Yoga-Asanas und Atemübungen, beim Sport und so weiter.

WICHTIG IST DER AUSGLEICH

Die Empfehlungen für die verschiedenen Konstitutionstypen basieren auf der Erfahrung, dass wir zum Ausgleich auch die Eigenschaften benötigen, die uns fehlen oder die nur gering ausgeprägt sind. Auf diese Weise können wir unsere vorhandenen Eigenschaften optimal nutzen und unsere Möglichkeiten auf geistigem und körperlichem Gebiet voll ausschöpfen, ohne aus dem Gleichgewicht zu geraten.

Zum Beispiel: ein Kapha-Typ

Nehmen wir an, Sie sind ein Kapha-Typ. Mit einer Kapha-Konstitution besitzen Sie die Eigenschaften schwer, stabil, unbeweglich, kalt, glatt, weich, salbend, mild, grob, flüssig-schleimig. Sie sind kräftig und stabil gebaut, ausdauernd, ruhig. Ihre Gelenke und Organe sind gut geschmiert und geschützt. Es fehlt Ihnen aber zum Beispiel an Beweglichkeit, Leichtigkeit, Energie und innerem Feuer. Um nun Ihr Gleichgewicht und die Gesundheit zu erhalten und um in jeder Hinsicht optimal leistungsfähig zu sein, sind warme bis heiße, leichte und kräftig gewürzte Mahlzeiten mit den Hauptgeschmacksrichtungen scharf, bitter und zusammenziehend zu bevorzugen. Außerdem soll hauptsächlich warm oder heiß getrunken werden. Sie brauchen viel und intensive Bewegung. Sie sollen sich beim Üben anstrengen. Die Atemübungen sollen vorwiegend anregend sein. Ruhe und Entspannung benötigen Sie nur wenig.
Klingt dies für Sie schwierig oder kompliziert, dann denken Sie daran: Für Ihre Gesundheit, Ihr Wohlbefinden und Ihre körperliche und geistige Leistungsfähigkeit lohnt es sich sicher, etwas geistige und körperliche Arbeit zu investieren.

Die Vata-Konstitution

PRINZIPIELLE STÄRKEN

Menschen mit Vata-Konstitution sind leicht, beweglich und schnell. Sie sind körperlich und geistig immer aktiv, kreativ und ideenreich.

PRINZIPIELLE SCHWÄCHEN

Es fehlt vor allem Stabilität, Wärme und Ruhe. Die Ausdauer und körperliche sowie psychische Belastbarkeit sind eher gering. Der Stoffwechsel und die Verdauung funktionieren nicht optimal.

TYPISCHE MERKMALE

Menschen mit Vata-Konstitution sind sehr klein oder groß und haben einen leichten Körperbau. Die Knochen sind leicht, und die Gelenke sind schmal und gut sichtbar. Die Muskulatur ist schwach ausgeprägt. Die Haut ist fein, bräunlich und eher tro-

cken, die Haare sind meist dünn. Die Augen sind eher klein und unruhig.
Vata-Typen sind sensibel und begeisterungsfähig. Ihr Nervensystem ist jedoch sehr empfindsam und reagiert leicht auf Stress. Der Schlaf ist bei Vata-Konstitution eher flach und kurz. Das Selbstbewusstsein ist instabil und wechselnd. Das Kurzzeitgedächtnis und die Auffassungsgabe sind sehr gut ausgeprägt. Das Langzeitgedächtnis ist weniger leistungsfähig.
Der Stoffwechsel ist eher niedrig, Appetit und Verdauung sind häufig unregelmäßig. Aufgrund des niedrigen Stoffwechsels sind Vata-Typen auf Wärmezufuhr von außen angewiesen. Sie lieben daher Wärme und hassen Kälte und Wind. Vor allem die kalte Jahreszeit in Mitteleuropa ist für sie problematisch.

DIE PASSENDE ERNÄHRUNG

Die passende Ernährung (Seite 37) ist für die körperliche und geistige Stabilität besonders wichtig. Günstig sind regelmäßige, nahrhafte, warme, leicht verdauliche Mahlzeiten. Vata-Typen bevorzugen die Geschmacksrichtungen süß (Kohlenhydrate), sauer und salzig. Ungünstig sind Rohkost, kalte Getränke, Nahrungsmittel, die zu Blähungen führen können, und die Geschmacksrichtungen scharf, bitter und herb. Vata-Typen müssen auf eine ausreichende Flüssigkeitszufuhr achten.

YOGA TYPGERECHT

Asanas, welche hohe Beweglichkeit erfordern, fallen Vata-Typen leicht. Dabei muss immer auf einen Ausgleich geachtet werden. Aus ayurvedischer Sicht sollen insbesondere Kraft, Stabilität und Ausdauer geübt werden. Die Atemübungen sollen wärmend, stoffwechselaktivierend oder ausgleichend sein.
Eine gute, eher lange Entspannung und Regeneration ist wichtig. Vata-Typen müssen sich zur Ruhe manchmal zwingen.

Die Pitta-Konstitution

PRINZIPIELLE STÄRKEN

Menschen mit Pitta-Konstitution besitzen einen hervorragenden Stoffwechsel und verfügen über hohe körperliche und geistige Energie. Pitta-Typen sind körperlich und geistig sehr leistungsfähig, dynamisch und erfolgreich.

PRINZIPIELLE SCHWÄCHEN

Pitta-Typen fehlt es vor allem an Stabilität und innerem Gleichgewicht. Menschen mit hohem Pitta-Anteil sind ständig damit beschäftigt, diese Energie in die richtigen Bahnen zu lenken. Pitta-Typen sind sehr anfällig gegen Stress.

TYPISCHE MERKMALE

Menschen mit Pitta-Konstitution sind mittelgroß bis groß und muskulös bis athletisch gebaut. Die Muskulatur ist gut ausgeprägt. Die Knochen sind elastisch und stabil, die Gelenke weich und locker, manchmal auch überstreckbar. Der Bewegungsapparat ist insgesamt recht stabil, nur Sehnen und Gelenke sind anfällig.
Die Haut ist hell, warm, häufig mit Sommersprossen. Die Haare sind fein, häufig rötlich und ergrauen frühzeitig. Die Augen sind mittelgroß und häufig lichtempfindlich.

Pitta-Typen sind ausgesprochen zielgerichtet und sehr durchsetzungsfähig. Sie scheuen auch keine Konflikte. Brillanz und Schärfe, aber auch Eigensinn bis zur Sturheit prägen ihre Persönlichkeit. Das Selbstbewusstsein ist sehr hoch. Der Schlaf ist eher kurz und normalerweise fest. Die Qualität von Lang- und Kurzzeitgedächtnis liegt im mittleren Bereich.
Stoffwechsel und Appetit sind hoch, die Verdauung ist gut. Es muss permanent für Nachschub an Energie gesorgt werden. Pitta-Typen schwitzen sehr viel und benötigen bei hohen Temperaturen sehr viel Flüssigkeit zum Ausgleich und zur Kühlung. Sie hassen verständlicherweise die Hitze und lieben mittlere bis kühle Temperaturen und etwas Wind zur Kühlung. In der Mittagshitze des Sommers ist die Leistungsfähigkeit eingeschränkt. Dagegen sind sie auch bei regnerischem, kühlem Wetter leistungsfähig.

DIE PASSENDE ERNÄHRUNG

Pitta-Typen bevorzugen die Geschmacksrichtungen süß, bitter und herb. Auch Rohkost ist geeignet. Ungünstig sind fettige Nahrungsmittel und die Geschmacksrichtungen scharf, sauer und sehr salzig. Wichtig sind Kohlenhydrate, auch als Zwischenmahlzeit, da die Energiereserven aufgrund des hohen Stoffwechsels rasch aufgebraucht sind.

YOGA TYPGERECHT

Menschen mit hohen Pitta-Anteilen lieben Bewegung und benötigen Bewegung. Kühlende, beruhigende oder ausgleichende Atemübungen helfen beim Stressabbau. Pitta-Typen müssen lernen, ihre hohe Energie und ihren Ehrgeiz zu beherrschen. Pitta-Typen sollen besonders achtsam üben. Aus ayurvedischer Sicht soll Kraft, Ausdauer und Beweglichkeit in ausgewogenem Verhältnis geübt werden. Die Balance muss stimmen!
Auch auf eine ausreichende Entspannung und Regeneration muss unbedingt geachtet werden.

Die Kapha-Konstitution

PRINZIPIELLE STÄRKEN

Menschen mit Kapha-Konstitution besitzen eine große Kraft und Stabilität. Dadurch sind sie äußerst widerstandsfähig und verfügen auch über äußere und innere Stabilität, Ausgeglichenheit und Ruhe. Sie haben eine große Toleranz gegenüber körperlichen und psychischen Belastungen. Kapha-Typen sind kaum anfällig gegen Stress.

PRINZIPIELLE SCHWÄCHEN

Kapha-Typen fehlt vor allem Beweglichkeit, Leichtigkeit und Schnelligkeit.

TYPISCHE MERKMALE

Menschen mit Kapha-Konstitution sind meist mittelgroß bis groß und ausgesprochen kräftig und stabil gebaut. Die Muskulatur ist gut ausgeprägt. Die Knochen sind schwer und stabil. Die Gelenke sind kräftig und gut geschmiert. Der gesamte Bewegungsapparat ist ausgesprochen stabil und belastbar. Die Haut ist hell, weich, feucht und kühl. Die Haare sind meist dunkel und kräftig. Die Augen sind groß, ausdrucksvoll und ruhig. Das Immunsys-

tem ist meist leistungsfähig und stabil. Kapha-Typen lieben Ruhe und Komfort. Sie sind in der Lage zu genießen. Kapha-Typen beginnen Aufgaben meist langsam und beenden sie auch langsam, aber konsequent und gründlich. Der eigene Antrieb und die eigene innere Energie sind so gering, dass sie immer wieder einen Anstoß von außen benötigen. Das Selbstbewusstsein ist meist nicht sehr hoch.
Menschen mit Kapha-Konstitution wirken auf ihre Umgebung liebenswert und ruhig und haben eine angenehme, ruhige Stimme. Da sie wenig anfällig gegen Stress sind, leiden sie auch nur selten unter psychischen oder psychosomatischen Erkrankungen. Der Kapha-Typ hat im wahrsten Sinne des Wortes ein »dickes Fell«. Kapha-Typen schlafen ruhig und tief. Das Langzeitgedächtnis ist sehr gut. Kapha-Typen vergessen nie.
Kapha-Typen sind recht tolerant gegen unterschiedliche Umwelteinflüsse. Sie lieben allerdings eher die Wärme und mögen am wenigsten Feuchtigkeit und Kälte. Der Stoffwechsel und der Appetit sind eher gering, die Verdauung ist häufig träge. Auch wenn Kapha-Typen eher wenig essen, neigen sie zur Gewichtszunahme. Die richtige Ernährung und Bewegung ist für den Erhalt der Beweglichkeit, für eine ausreichende innere Energie und für den Erhalt eines normalen Körpergewichts extrem wichtig.

DIE PASSENDE ERNÄHRUNG

Leichte, warme, kräftig, auch scharf gewürzte Mahlzeiten sind besonders gut. Fette und schwere Nahrungsmittel müssen gemieden werden. Auch kalte Mahlzeiten und kalte Getränke sind ungünstig. Kapha-Typen sollen die Geschmackrichtungen scharf, bitter und herb bevorzugen und süß, sauer und salzig meiden, da diese Kapha vermehren.

YOGA TYPGERECHT

Reine Kapha-Typen und Menschen mit sehr hohen Kapha-Anteilen müssen sich zu Bewegung und Anstrengung praktisch zwingen – oder gezwungen werden. Die fehlende Energie muss von außen zugeführt werden. Ein guter Yogalehrer oder Trainer ist hier wichtig! Beweglichkeit, Durchhaltevermögen und Ausdauer sollten intensiv und in ausgewogenem Verhältnis trainiert werden. Der Stoffwechsel soll dabei angeregt werden. Auch die Atemübungen sollen überwiegend anregend oder erhitzend sein.
Wichtig: Kapha-Typen müssen sich beim Üben anstrengen, sie sollen ins Schwitzen kommen. Menschen mit Kapha-Konstitution kann man kaum überfordern.
Die Entspannung sollte nicht vergessen werden. Sie kann jedoch auf das notwendige Minimum beschränkt werden.

Die Vata-Pitta-Konstitution

PRINZIPIELLE STÄRKEN

Menschen mit Vata-Pitta-Konstitution sind gekennzeichnet durch große Beweglichkeit bei gleichzeitig hoher Energie. Kreativität und Lebensfreude sowie Zielstrebigkeit, Ehrgeiz und Intelligenz sind Stärken dieses Typs. Die körperliche Belastbarkeit ist meist gut, allerdings nur, wenn alle Regeln beachtet werden. Vata-

Pitta-Typen sind sensibel, begeisterungsfähig, kreativ und in der Regel ausgesprochen intelligent.

PRINZIPIELLE SCHWÄCHEN

Es fehlen vor allem Stabilität, Ruhe und inneres Gleichgewicht. Das Nervensystem ist sehr empfindsam und reagiert leicht auf Stress. Vata-Pitta-Typen wollen immer perfekt sein und neigen zu Perfektionismus. Die psychische Belastbarkeit ist nicht sehr hoch.

WICHTIGE MERKMALE

Menschen mit Vata-Pitta-Konstitution sind unterschiedlich groß. Sie sind schlank und unterschiedlich muskulös. Der Knochenbau ist leicht bis mittelschwer. Der gesamte Bewegungsapparat ist von mittlerer Stabilität. Der Schlaf ist bei Vata-Pitta-Konstitution eher flach und kurz. Das Selbstbewusstsein ist gut bis sehr gut, aber manchmal instabil. Das Kurzzeitgedächtnis und die Auffassungsgabe sind sehr gut ausgeprägt. Auch das Langzeitgedächtnis ist leistungsfähig.
Je nachdem, ob Vata oder Pitta überwiegt, lieben Vata-Pitta-Typen mehr die Wärme oder eher kühle Temperaturen.
Der Stoffwechsel ist sehr hoch. Appetit und Verdauung sind häufig unregelmäßig.

DIE PASSENDE ERNÄHRUNG

Die passende Ernährung ist für die körperliche und geistige Stabilität besonders wichtig. Geistige und körperliche (Höchst-)Leistungen sind nur bei optimaler Ernährung möglich. Günstig sind regelmäßige, nahrhafte, leicht verdauliche Mahlzeiten. Vata-Pitta-Typen bevorzugen die Geschmacksrichtung süß (Kohlenhydrate), und sie sind auch auf die permanente Zufuhr von Kohlenhydraten angewiesen. Auch auf eine ausreichende Flüssigkeitszufuhr muss geachtet werden.

YOGA TYPGERECHT

Vata-Pitta-Typen neigen aufgrund ihres Ehrgeizes dazu, sich zu überfordern. Daher muss unbedingt auf einen Ausgleich und eine gute Regeneration geachtet werden. Beim Üben sollen Vata-Pitta-Typen nur selten an ihre Grenze gehen. Achtsamkeit ist besonders wichtig. Aus ayurvedischer Sicht sollen insbesondere Kraft und Ausdauer geübt werden. Dadurch kann auch das Stresspotenzial gesenkt werden. Auch das äußere und innere Gleichgewicht muss immer wieder hergestellt werden. Hierzu sind auch ausgleichende Atemübungen geeignet.
Die Entspannungsphase soll intensiv und lang genug sein.

Die Vata-Kapha-Konstitution

PRINZIPIELLE STÄRKEN

Menschen mit Vata-Kapha-Konstitution besitzen Beweglichkeit und Stabilität. Sie sind recht widerstandsfähig und verfügen meist auch über Ausgeglichenheit und Ruhe. Die Toleranz gegenüber körperlichen Belastungen ist recht groß.

PRINZIPIELLE SCHWÄCHEN

Vata-Kapha-Typen fehlt vor allem die Energie und ein guter Stoffwechsel. Sie neigen zur Bequemlichkeit. Sie haben nur einen geringen eigenen Antrieb, und das Selbstbewusstsein ist nicht sehr hoch. Sie sind durchaus anfällig gegen Stress und leiden manchmal unter psychischen oder psychosomatischen Erkrankungen. Sie haben nur scheinbar ein »dickes Fell«.

WICHTIGE MERKMALE

Menschen mit Vata-Kapha-Konstitution sind meist groß und schlank bis kräftig mit guter Muskulatur. Die Knochen sind stabil, die Gelenke meist kräftig und gut geschmiert. Der Bewegungsapparat ist insgesamt stabil und belastbar. Auch das Immunsystem ist leistungsfähig und stabil.
Vata-Kapha-Typen sind in der Lage zu genießen. Trotz ihres Körperbaus können sie sehr feinfühlig sein.
Vata-Kapha-Typen lieben die Wärme.
Der Schlaf ist meist ruhig. Kurzzeit- und Langzeitgedächtnis sind gut, die Verarbeitung allerdings eher langsam.
Die Stimme ist angenehm und ruhig.
Vata-Kapha-Typen sind freundlich, hilfsbereit und zuverlässig. Aufgaben beginnen sie meist langsam und setzen sie auch langsam, aber meist konsequent um.
Der eigene Antrieb und die innere Energie sind so gering, dass sie immer mal wieder einen Anstoß von außen benötigen.
Der Stoffwechsel ist gering und der Appetit wechselt. Vata-Kapha-Typen essen gerne etwas zu viel. Dies führt bei fehlender Bewegung rasch zur Gewichtszunahme.

DIE PASSENDE ERNÄHRUNG

Sie ist für den Erhalt der Beweglichkeit, für eine ausreichende innere Energie und für den Erhalt eines normalen Körpergewichts sehr wichtig. Leichte, warme Mahlzeiten sind besonders gut. Kalte Mahlzeiten und auch kalte Getränke sind ungünstig. Aus allen Geschmacksrichtungen wird nach Bedarf ausgewählt, es soll aber immer etwas kräftiger gewürzt werden.

YOGA TYPGERECHT

Vata-Kapha-Typen müssen sich zu Bewegung praktisch zwingen. Die fehlende Energie muss wie bei der Kapha-Konstitution von außen zugeführt werden. Ein guter Yogalehrer oder Trainer ist hier wichtig! Am besten üben Vata-Kapha-Typen in der Gruppe, da auf diese Weise die eigene Bequemlichkeit leichter überwunden werden kann. Vata-Kapha-Typen müssen sich beim Üben anstrengen. Sie dürfen durchaus ins Schwitzen kommen. Aus ayurvedischer Sicht soll Kraft, Ausdauer und Beweglichkeit intensiv (!) und in ausgewogenem Verhältnis trainiert werden. Die Atemübungen sollen überwiegend anregend oder erhitzend sein.
Die Entspannung sollte nicht vergessen werden. Sie kann jedoch auf das notwendige Minimum beschränkt werden.

Die Pitta-Kapha-Konstitution

PRINZIPIELLE STÄRKEN

Menschen mit Pitta-Kapha-Konstitution sind sehr robust und besitzen eine hohe Energie. Sie sind körperlich sehr leistungsfähig und ausdauernd. Durch diese Kombination haben Pitta-Kapha-Typen ein sehr hohes Durchsetzungsvermögen. Die körperliche und psychische Belastbarkeit ist sehr hoch. Die Immunität ist hervorragend. Hohe Belastungen und Stress machen sich oft erst nach Jahren bemerkbar.

PRINZIPIELLE SCHWÄCHEN

Pitta-Kapha-Typen fehlt vor allem Leichtigkeit und Beweglichkeit. Einmal in Bewegung, ist der Pitta-Kapha-Typ kaum zu bremsen. Manchmal geht er auch »mit dem Kopf durch die Wand«.

WICHTIGE MERKMALE

Menschen mit Pitta-Kapha-Konstitution sind mittelgroß bis sehr groß und kräftig bis athletisch gebaut. Die Muskulatur ist sehr gut entwickelt. Die Knochen, Sehnen und Bänder sind kräftig, elastisch und stabil. Die Gelenke sind gut geschmiert.
Pitta-Kapha-Typen sind manchmal geduldig und ruhig. Aber sie können auch sehr zielgerichtet und äußerst durchsetzungsfähig sein. Das Selbstbewusstsein ist sehr hoch.
Der Schlaf ist meist tief und fest. Das Langzeitgedächtnis ist gut. Das Kurzzeitgedächtnis und die Auffassungsgabe sind nicht ganz optimal.
Menschen mit Pitta-Kapha-Konstitution wirken häufig dominierend. Es mangelt ihnen manchmal auch an Feingefühl im Umgang mit anderen. Pitta-Kapha-Typen suchen auch Anerkennung. Sie schätzen langfristige Planung und setzen ihre Ziele konsequent um.
Pitta-Kapha-Typen sind bei allen Temperaturen leistungsfähig. Etwas Wind zur Kühlung tut aber gut. Die Mittagshitze des Sommers ist jedoch eher ungünstig für die Leistungsfähigkeit. Stoffwechsel und Appetit sind gut.

DIE PASSENDE ERNÄHRUNG

Pitta-Kapha-Typen sollen keine sehr salzigen, sauren, öligen oder fetten Nahrungsmittel zu sich nehmen. Eine bayerische Brotzeit mit viel Wurst, Senf und Rettich wäre Gift für sie.

YOGA TYPGERECHT

Menschen mit Pitta-Kapha-Konstitution benötigen intensive Bewegung auch zum Stressabbau. Sie lieben die intensive Belastung und Anstrengung, müssen aber immer auf einen guten Ausgleich ihrer Energien achten. Aus ayurvedischer Sicht soll intensiv, aber dennoch achtsam geübt werden. Dabei ist immer auf einen Ausgleich zwischen Beweglichkeit, Kraft und Ausdauer zu achten. Die Balance muss stimmen! Ausgleichende und kühlende Atemübungen sind zu bevorzugen.
Die Entspannung sollte nicht vergessen werden, kann aber kurz sein.

Die Vata-Pitta-Kapha-Konstitution (Tridosha)

PRINZIPIELLE STÄRKEN

Menschen mit dieser sehr seltenen sogenannten Tridosha-Konstitution sind vollkommen ausgeglichen hinsichtlich Kraft, Ausdauer und Beweglichkeit. Der Stoffwechsel und das Immunsystem sind optimal. Körper, Seele und Geist sind in perfektem Gleichgewicht. Die Toleranz gegenüber körperlichen und psychischen Belastungen ist sehr groß.

PRINZIPIELLE SCHWÄCHEN

… gibt es bei dieser Konstitution nicht.

WICHTIGE MERKMALE

Menschen mit Tridosha-Konstitution sind meist mittelgroß und besitzen einen gleichmäßigen Körperbau mit einer gut entwickelten Muskulatur. Der gesamte Bewegungsapparat ist stabil und belastbar. Vata-Pitta-Kapha-Typen sind vollkommen ausgeglichen. Sie sind freundlich und zufrieden, sanft und gelassen, aber auch kreativ und zielstrebig. Sie sind gesellig, kommunikativ, hilfsbereit und zuverlässig. Man kann sie als vorbildlich bezeichnen. Sie sind nicht anfällig gegen Stress. Der Schlaf ist sehr gut. Kurzzeit- und Langzeitgedächtnis sowie die Verarbeitung von Wissen sind gleichmäßig gut.
Vata-Pitta-Kapha-Typen sind sehr tolerant gegen Umwelteinflüsse und tolerieren nahezu jede Temperatur und jede Witterung. Der Stoffwechsel ist ausgeglichen, und der Appetit ist gut.

DIE PASSENDE ERNÄHRUNG

Aus allen Geschmacksrichtungen wird nach Bedarf ausgewählt. Die Nahrung soll, wie im Ayurveda üblich, frisch zubereitet, leicht verdaulich und nahrhaft sein.

YOGA TYPGERECHT

Menschen mit Tridosha-Konstitution lieben Bewegung. Aus ayurvedischer Sicht soll Kraft, Ausdauer und Beweglichkeit in ausgewogenem Verhältnis geübt werden. Asana-Programme können nach Bedarf variiert werden. Tridosha-Typen sind in der Regel von Natur aus achtsam und überfordern sich nicht. Auch die Atemübungen können je nach Bedarf variiert werden. Dasselbe gilt für die Regeneration und Entspannung.

Der Fragebogen zur Konstitution (Prakriti)

Sie können nun auf den nächsten Seiten Ihre eigene Konstitution bestimmen.

- Wählen Sie einen ruhigen Ort, an dem Sie ungestört sind.
- Kreuzen Sie in jeder Zeile spontan die Beschreibung an, die am ehesten auf Sie zutrifft – grübeln Sie nicht lange darüber nach. Es können auch zwei, selten sogar drei Beschreibungen passen.
- Seien Sie dabei unbedingt ehrlich zu sich selbst. Nur dann bestimmen Sie Ihre Konstitution auch korrekt. Schließlich ist dies die Grundlage für alle Maßnahmen, die Ihrer Gesundheit und Leistungsfähigkeit dienen können.

WAS TUN BEI BESCHWERDEN?

Wenn Sie größere Probleme mit Ihrer Gesundheit haben oder unter einer schweren chronischen Krankheit leiden, ist eine Selbstbestimmung der Konstitution manchmal schwierig oder auch gar nicht möglich. Versuchen Sie, sich an die Zeit und an Ihre Eigenschaften vor der Krankheit zu erinnern. Oder konsultieren Sie einen ayurvedisch ausgebildeten Arzt oder einen Ayurvedaspezialisten. Lassen Sie sich dort beraten und Konstitution und die vorhandenen Störungen bestimmen. Wichtig zu wissen: Ihre individuelle Konstitution (Prakriti) ändert sich nie! Es können aber jederzeit Störungen (Vikriti) auftreten, die rasch erkannt werden müssen. Für die Bestimmung wichtiger Störungen finden Sie ab Seite 53 ebenfalls einen ausführlichen Fragebogen.

BESTIMMUNG DER KONSTITUTION (PRAKRITI)

	VATA	PITTA	KAPHA
Körperbau	☒ leicht gebaut, klein oder groß	☐ schlank, mittelgroß bis groß, muskulös	☐ kräftig gebaut, stark, stämmig
Körpergewicht	☒ gering	☐ mittel	☐ hoch
Hände, Gelenke	☒ schmale Hände, gut sichtbare, schmale Gelenke	☐ wohlgeformte Hände, weiche, lockere Gelenke	☐ große, kräftige Hände, große, kräftige Gelenke
Kopfform und Gesicht	☒ schmal	☐ markant	☐ rund, eher großer Kopf
Zähne	☐ klein, regelmäßig	☒ mittel, scharfkantig	☐ groß, regelmäßig
Augen	☐ klein, unruhig	☒ mittel, evtl. lichtempfindlich	☐ groß, glänzend, ruhig
Lippen	☐ fein	☐ mittel	☒ voll, rot
Stimme	☐ leise, manchmal auch heiser	☐ hoch, wirkt eher laut	☒ ruhig und angenehm tief
Haut	☒ fein, trocken, kühl, bräunlich pigmentiert, Neigung zu Muttermalen	☐ hell, warm, Sommersprossen und Neigung zu Muttermalen	☐ hell, weich, feucht, kühl
Haare	☐ fein, trocken, nicht sehr dicht	☒ fein, weich; bei Männern frühzeitiger Haarausfall	☐ kräftig, dicht, dunkel, glänzend
Nägel	☐ dünn, schmal, evtl. brüchig	☒ weich, mittelbreit	☐ dick, fest, breit
Durstgefühl	☒ mittel (trinkt eher zu wenig)	☐ hoch (trinkt viel)	☐ gering (trinkt meist wenig)
Appetit	☒ wechselnd (isst manchmal zu wenig)	☐ gut bis sehr hoch	☐ wenig bis gering (isst dennoch zu viel)
Urin	☐ wenig, hellgelb	☐ kräftig gelb, eher starker Geruch	☒ milchig trüb oder kaum gefärbt, wenig Geruch
Stuhlgang	☐ wenig, fest, Tendenz zur Verstopfung	☒ reichlich, auch mehrfach täglich, neigt zu Durchfall	☐ gut geformt, manchmal hell, manchmal schleimig
Schweiß	☒ spärlich, geruchlos	☐ reichlich, eher starker Geruch	☐ kalter Schweiß, wenig Geruch
Schlaf	☒ leicht , manchmal unruhig	☐ wacht manchmal auf, schläft spät ein	☐ tief, ungestört
Geschmack	☒ bevorzugt süß, sauer, salzig	☐ bevorzugt süß, bitter, herb	☐ bevorzugt kräftig gewürzt, auch scharf, bitter, herb

BESTIMMUNG DER KONSTITUTION (PRAKRITI)

	VATA	PITTA	KAPHA
Vorlieben beim Essen	warm, nahrhaft, mag keine Rohkost oder Salat	kühl, mag viele Kohlenhydrate, Rohkost und Salat	heiß, mag auch trockene Nahrungsmittel
Beweglichkeit	ausgesprochen beweglich	gut beweglich	eher unbeweglich
Körperkraft und Muskulatur	gering ausgeprägt	mittel ausgeprägt, athletischer Körperbau	hohe Kraft und kräftige Muskulatur
Ausdauer	eher gering	mittel	gut
Durchhaltekraft	mittel bis gut	sehr hoch	niedrig
Aktivität	schnell, mittlere Motivation, immer in Bewegung	mittelschnell, hohe Motivation, bewegt sich viel	langsam, geringe Motivation, bewegt sich wenig
Ehrgeiz	mittel	hoch	niedrig
Gedächtnis	schnelle Auffassungsgabe, gutes Kurzzeitgedächtnis	scharfe Auffassungsgabe, mittleres Kurz- und Langzeitgedächtnis	langsam, gutes Langzeitgedächtnis
Selbstbewusstsein	wechselnd	sehr gut mit hohem Durchsetzungsvermögen	gleichbleibend gut
Psyche und Verhalten	kreativ, begeisterungsfähig, sensibel, manchmal unentschlossen	temperamentvoll, kreativ, kritisch, kann ziemlich launisch sein	ruhig, zufrieden
Immunität	wechselnd, eher häufige Infekte	mittel, bekommt nicht jeden Infekt	gut und stabil, bekommt selten Infekte
Am ehesten anfällig für ...	Krankheiten mit Schmerzen (Bauchschmerzen, Kopfschmerzen ...)	Infektionskrankheiten (Erkältungen, Mandelentzündung ...)	Krankheiten mit Verschleimung (Bronchitis, Sinusitis, Asthma bronchiale)
Lebensgewohnheiten	liebt Wärme, hält sich gerne im Freien auf, liebt Bewegung	mag es eher kühl, ist gerne im Freien, liebt sehr aktiven Sport, auch Leistungs- oder Risikosport , liebt den Wettkampf	kann genießen, mag Ruhe, ist gerne faul, ist eher ein Bewegungsmuffel, mag eher Wärme
Abneigung gegen	Kälte und Wind	Hitze	Kälte und Nässe
Ansichten, Berechenbarkeit, Konsequenz	veränderlich, manchmal unberechenbar und inkonsequent	sehr entschlossen, legt Wert auf perfekte Ausführung, manchmal unberechenbar, kann stur sein	gleichbleibend, sehr berechenbar, sehr konsequent
Ergebnis	VATA ______	PITTA ______	KAPHA ______

DIE AUSWERTUNG

Jedes Kreuz entspricht einem Punkt.

- Zählen Sie zum Abschluss Ihre Punkte in jeder Spalte zusammen, und notieren Sie die Gesamtpunktzahl auf einem extra Zettel oder am Ende der Spalte.

Als Ergebnis erhalten Sie je eine Punktzahl für Spalte 1 = Vata, Spalte 2 = Pitta und Spalte 3 = Kapha. Pro Spalte sind maximal 33 Antworten = 33 Punkte möglich.
Die Spalten (Vata, Pitta, Kapha) mit der oder mit den höchsten Punktzahlen bestimmen Ihre individuelle Konstitution.

Die gemischte Konstitution

Die möglichen gemischten Konstitutionen sind:

- Vata-Pitta-Konstitution
- Pitta-Kapha-Konstitution
- Vata-Kapha-Konstitution

In diesen Fällen ist die Punktzahl in zwei Spalten gleich, oder es gibt nicht mehr als drei Punkte Unterschied. In der dritten Spalte ist die Punktzahl dagegen deutlich niedriger.
Beispiel für eine Pitta-Kapha-Konstitution (Pitta-Kapha-Typ):

Spalte 1 Vata	3 Punkte
Spalte 2 Pitta	14 Punkte
Spalte 3 Kapha	16 Punkte

Es ist gleichgültig, ob Pitta oder Kapha in unserem Beispiel die höhere Punktzahl hat. Die Bezeichnung ist immer Pitta-Kapha-Konstitution. Die Reihenfolge Vata vor Pitta und vor Kapha bleibt grundsätzlich erhalten.

Die singuläre Konstitution

Die möglichen singulären Konstitutionen sind:

- Vata
- Pitta
- Kapha

In diesen Fällen finden Sie in einer Spalte eine deutlich höhere Punktzahl als in den beiden anderen.
Beispiel für eine Vata-Konstitution (Vata-Typ):

Spalte 1 Vata	21 Punkte
Spalte 2 Pitta	9 Punkte
Spalte 3 Kapha	3 Punkte

Die Tridosha-Konstitution

Extrem (!) selten sind Menschen mit einer Tridosha-Konstitution. In diesem Fall findet sich in allen drei Spalten die praktisch gleiche Punktzahl (Abweichung höchstens drei Punkte).
Beispiel für eine Vata-Pitta-Kapha-Konstitution (Tridosha-Typ)

Spalte 1 Vata	12 Punkte
Spalte 2 Pitta	11 Punkte
Spalte 3 Kapha	10 Punkte

Keine Konstitution ist negativ!

Jedes Lebewesen und damit auch jeder Mensch besitzt unveränderliche Merkmale und Eigenschaften, die seine Konstitution bestimmen. Kein Typ, keine Konstitution ist dabei schlechter oder besser. Keine Konstitution ist negativ! Sie müssen nur lernen, mit Ihren individuellen Eigenschaften zu leben und nicht gegen diese, um Ihre Gesundheit, Ihre Fitness, Ihre Leistungsfähigkeit, Ihr Wohlbefinden und Ihre Lebensqualität zu erhalten!
»Weise ist der Mensch, der nicht den Dingen nachtrauert, die er nicht besitzt, sondern sich der Dinge erfreut, die er hat.« (Epiktet, 50–138, griechischer Philosoph)

Der Fragebogen zu möglichen Störungen (Vikriti)

Um Ihre Gesundheit und Leistungsfähigkeit zu erhalten oder zu verbessern, müssen Sie sich noch etwas genauer kennenlernen. Man beschäftigt sich zwar nicht gerne mit Störungen, Beschwerden oder Erkrankungen. Es ist jedoch sehr wichtig, Störungen des individuellen Gleichgewichts rechtzeitig zu erkennen, damit Sie reagieren können, bevor es zu schwerwiegenden gesundheitlichen Problemen und Erkrankungen kommen kann. Leiden Sie bereits unter Beschwerden oder Erkrankungen, können Sie diese nach ayurvedischen Richtlinien einordnen, damit Sie entsprechende sinnvolle Maßnahmen ergreifen können.
Eine Störung (Vikriti), das heißt eine Erhöhung eines oder mehrerer Doshas, äußert sich schon früh durch typische Symptome. Die »westliche« Medizin sieht die meisten davon als sogenannte Befindlichkeitsstörungen an. Die ayurvedische Medizin betrachtet sie dagegen bereits als erste Stufen einer Erkrankung, die es rasch auszugleichen gilt.

WAS SOLLTEN SIE BEACHTEN?

Seien Sie beim Ankreuzen der Beschreibungen auf Seite 54 bitte wieder unbedingt ehrlich zu sich selbst! Nur so können Sie Ihre derzeit vorhandenen Störungen richtig bestimmen. Und dies ist dann die Grundlage, um die besten Yoga-Asanas und die besten Atemübungen auszuwählen, Ihr bisheriges Üben, Ihre Ernährung oder Ihr Regenerationsprogramm zu überdenken und anzupassen. Sie wollen schließlich möglichst schnell wieder gesund und leistungsfähig werden.
Diesen Test sollten Sie im Übrigen mehrmals pro Jahr durchführen, vor allem immer dann, wenn Sie sich unwohl fühlen. Durch die vielfältigen Einflüsse wie Stress oder klimatische Einflüsse können jederzeit Störungen auftreten. Je höher die körperliche, geistige und psychische Belastung, umso eher stellen sich auch Störungen ein. Diese sollten Sie schnell erkennen, bevor es zu schweren Gesundheitsstörungen kommt.

NUN KÖNNEN SIE BEGINNEN

- Wählen Sie wieder einen ruhigen Ort, an dem Sie ungestört sind.
- Kreuzen Sie in jeder Zeile spontan die Beschreibung an, die am ehesten auf Sie zutrifft – grübeln Sie nicht lange darüber nach. Es können eine, zwei, selten sogar drei Beschreibungen passen. Sie können also jeweils auch mehrere Möglichkeiten ankreuzen.

DIE AUSWERTUNG

Bei der Auswertung entspricht jede Antwort einem Punkt.

- Zählen Sie zum Abschluss Ihre Punkte (= Anzahl der Antworten) in jeder Spalte zusammen, und notieren Sie die Gesamtpunktzahl auf einem extra Zettel oder am Ende der Spalte.

Als Ergebnis erhalten Sie je eine Punktzahl für Spalte 1 = Vata-Störungen, Spalte 2 = Pitta-Störungen und Spalte 3 = Kapha-Störungen.
Im Anschluss an den Fragebogen finden Sie dann die Anleitung zur Auswertung.

HINWEISE AUF STÖRUNGEN (VIKRITI)

	VATA-STÖRUNGEN	PITTA-STÖRUNGEN	KAPHA-STÖRUNGEN
Appetit	☐ stark wechselnd bis schlecht	☐ Heißhunger	☐ permanentes Essen ohne Hunger
Verdauung und Stuhlgang	☐ Verstopfung und harter, unregelmäßiger Stuhlgang, Blähungen	☐ manchmal Durchfall	☐ Stuhlgang sehr selten, schleimig, aber nicht hart
Haut	☐ sehr trocken, rissig, Schrunden an Händen oder Füßen, evtl. dunkle Flecken	☐ Juckreiz, Rötung, feuchte Hände	☐ Haut sehr fettig mit Juckreiz
Beweglichkeit und Ehrgeiz	☐ überbeweglich, zappelig, unruhig	☐ überehrgeizig und/oder perfektionistisch	☐ unbeweglich, träge, kommt kaum in Schwung, keinerlei Ehrgeiz
Allgemeines Verhalten 1	☐ übernervös, hektisch	☐ aggressiv	☐ müde und faul
Allgemeines Verhalten 2	☐ fängt viele Dinge an und beendet keines	☐ verfolgt Ziele rücksichtslos, auch ohne Rücksicht auf die eigene Gesundheit	☐ es fällt schwer, das Verhalten zu ändern oder Ideen umzusetzen
Lebensweise	☐ ist sehr unsicher, scheut jedes Risiko	☐ liebt das Risiko, fährt risikoreich Auto	☐ phlegmatisch, liebt Essen und Nichtstun
Sinnesorgane	☐ extrem geräuschempfindlich und/oder berührungsempfindlich	☐ gerötete Augen oder häufig Bindehautentzündungen, auf Licht überempfindlich	☐ nimmt Geräusche und andere Sinneseindrücke kaum wahr, abgestumpft
Temperaturempfinden	☐ extrem kälteempfindlich	☐ extrem hitzeempfindlich	☐ extrem empfindlich bei feuchter Kälte
Allgemeine Leistungsfähigkeit	☐ allgemeiner Leistungsabfall	☐ sehr schwankende Leistungsfähigkeit	☐ insgesamt geringe Leistungsfähigkeit
Schlaf	☐ kann nicht einschlafen, wacht häufig auf	☐ wilde Träume, Nachtschweiß	☐ kann dauernd schlafen, kommt morgens nicht in Schwung
Ergebnis	VATA ______	PITTA ______	KAPHA ______

DAS BEDEUTEN DIE PUNKTWERTE

› **Sie haben keine Punkte.** Sie erfreuen sich bester Gesundheit und müssen nichts ändern. Sie sollten aber in jedem Fall die Regeln für Ihre Konstitution beachten, um beste Gesundheit und hohe Leistungsfähigkeit zu erreichen und zu behalten.

› **Sie haben maximal zwei Punkte in einer Spalte.** Ihr Gesundheitszustand ist noch gut, Ihr Wohlbefinden und Ihre Leistungsfähigkeit sind aber nicht mehr optimal. Sie sollten Ihre Lebensweise, Ihre Ernährung und Bewegung überdenken. Wenn Sie die meisten Punkte in der Spalte Vata-Störungen haben, üben Sie vorerst die Yoga-Asanas und Atemübungen für Vata, und befolgen Sie die Ernährungsregeln für Vata möglichst konsequent. Wenn Sie die meisten Punkte in den Spalten Pitta- oder Kapha-Störungen gefunden haben, gilt Entsprechendes.

› **Sie haben drei und mehr Punkte in einer Spalte.** Ihr Gesundheitszustand ist nicht mehr optimal. Konsultieren Sie, wenn möglich, einen Ayurvedaspezialisten oder einen in Ayurveda geschulten Arzt. Um die Störungen zu beseitigen und Gesundheit sowie die volle Leistungsfähigkeit wieder zu erreichen, halten Sie sich sehr konsequent an die Regeln für passende Yoga-Asanas, Atemübungen, Ernährung und an die sonstigen Ratschläge.

› **Sie haben in mehreren Spalten drei und mehr Punkte, und/oder Sie leiden unter Krankheitssymptomen oder an einer Erkrankung aus der folgenden Tabelle.** Konsultieren Sie einen Arzt! Lassen Sie sich gründlich untersuchen und beraten. Lassen Sie Ihre Konstitution und die Störungen, wenn möglich, von einem Ayurvedaspezialisten oder einem in Ayurveda geschulten Arzt überprüfen.
Es wird höchste Zeit, sich gesundheitsorientiert zu bewegen, die richtigen Yoga-Asanas zu üben, passende Atemübungen auszuwählen, die Ernährung anzupassen und eventuell weitere Maßnahmen zu ergreifen.
Beachten Sie vorerst sehr konsequent die Regeln für die Konstitution, für die Sie die meisten oder wichtigsten Störungen und/oder Krankheiten gefunden haben. Das heißt, bei schweren Vata-Störungen die Regeln für Vata, bei schweren Pitta-Störungen die Regeln für Pitta und bei schweren Kapha-Störungen die Regeln für Kapha (ab Seite 42 und 59).

Symptome und Erkrankungen den Doshas zuordnen und behandeln

Wenn Sie bereits gesundheitliche Probleme haben oder unter einer Erkrankung leiden, können Sie mithilfe der folgenden Tabelle Ihre Symptome, Gesundheitsprobleme oder Erkrankungen den Störungen bestimmter Doshas zuordnen.
Die Tabelle kann nicht alle denkbaren Symptome und Erkrankungen umfassen. Sie finden aber alle häufigen akuten und chronischen Symptome und die wichtigsten akuten und chronischen Erkrankungen. Insbesondere die häufigen Zivilisationskrankheiten wie Übergewicht, hohe Blutfette, Bluthochdruck, Rückenschmerzen, Diabetes und alle stressbedingten Symptome und Erkrankungen werden berücksichtigt.

SYMPTOME DER DOSHA-STÖRUNGEN

Beschwerden/ Krankheiten	Symptome bei schwerer VATA-Störung	Symptome bei schwerer PITTA-Störung	Symptome bei schwerer KAPHA-Störung
Gewichtsprobleme	Untergewicht, deutliche Gewichtsabnahme	Gewichtsverlust trotz Heißhunger	deutliches Übergewicht und/oder starke Gewichtszunahme
Erkrankungen des Magen-Darm-Traktes 1	starke Verstopfung (Obstipation) und Blähungen (Meteorismus)	häufige Durchfälle	
Erkrankungen des Magen-Darm-Traktes 2		chronisch entzündliche Darmerkrankungen (Morbus Crohn und Colitis ulcerosa)	
Erkrankungen der Leber und Gallenblase	Leberzirrhose	Leberentzündung (Hepatitis), Gallensteine (Cholelithiasis)	
Erkrankungen der Nieren und Harnwege 1		akute u. chronische Nierenentzündung (Pyelonephritis, Glomerulonephritis)	
Erkrankungen der Nieren und Harnwege 2	Steine der Nieren, Harnleiter und Harnblase mit starken Schmerzen	Steine der Nieren, Harnleiter und Harnblase mit Fieber	Steine der Nieren, Harnleiter und Harnblase, evtl. mit dumpfen Schmerzen
Schmerzen allgemein	starke Schmerzen aller Art	Brennen im Bauch oder Brustkorb	dumpfe Schmerzen
Kopfschmerzen und Migräne	hämmernde Kopfschmerzen, evtl. begleitet von Angst oder Depressionen	Kopfschmerzen begleitet von Brennen, Übelkeit und/oder Erbrechen	dumpfe Kopfschmerzen und Schweregefühl
Rückenschmerzen	Rückenschmerzen bei Normalgewicht oder Untergewicht, schlechter Bauch- und Rückenmuskulatur		Rückenschmerzen bei Übergewicht, schlechter Bauch- und Rückenmuskulatur
Schulterschmerzen/Schulter-Arm-Syndrom	Schmerzen in Schulter und Arm, Bewegungseinschränkung (steife Schulter)		
Fibromyalgie	diffuse Schmerzen und Bewegungseinschränkung, gleichzeitig häufig depressive Verstimmung		

SYMPTOME DER DOSHA-STÖRUNGEN

Beschwerden/ Krankheiten	Symptome bei schwerer VATA-Störung	Symptome bei schwerer PITTA-Störung	Symptome bei schwerer KAPHA-Störung
Gelenkerkrankungen allgemein	Arthrose (Gelenkverschleiß) des Hüftgelenks, Kniegelenks etc.	Gelenkentzündungen	Ödeme, Schwellungen der Extremitäten und/oder der Gelenke
Gelenkerkrankungen rheumatisch (Vata-Störung im Vordergrund)	wechselnde Gelenkschmerzen der kleinen und großen Gelenke	zusätzlich rote, heiße Gelenke, evtl. Fieber	zusätzlich starke Schwellungen
Knochenerkrankungen	Osteoporose (Knochenschwund)		
Hauterkrankungen	Neurodermitis, ausgeprägte Ekzeme	Allergien, nässende Ekzeme	Schwellungen der Haut, Entzündung in den Hautfalten
Atemwegserkrankungen allgemein	dauernder, trockener Husten	eitrige Bronchitis, häufige Mandelentzündungen	ständige Nasennebenhöhlenverschleimung und -vereiterung
Asthma bronchiale	Asthma bronchiale mit eher trockenem Husten		Asthma bronchiale mit viel Schleim und/oder bei Übergewicht
Allergien	Allergien mit starker Reaktion des Nervensystem, z. B. trockene Ekzeme bei Neurodermitis, massiver Juckreiz oder zusätzliche psychische Probleme	Allergien mit gleichzeitiger Entzündungsreaktion, z. B. nässende Ekzeme bei Neurodermitis etc.	Allergien mit viel Schleimbildung, z. B. allergische Rhinitis (Heuschnupfen) oder allergisches Asthma bronchiale
Ohrenerkrankungen inkl. Innenohr	Ohrgeräusch (Tinnitus)	Entzündungen der Ohren	
Bluthochdruck (Hypertonie)	Bluthochdruck mit blasser Hautfarbe (viel Stress) und Normal- oder Untergewicht	Bluthochdruck mit roter Haut (Stress und extremer Ehrgeiz)	Bluthochdruck bei Übergewicht
Gefäßverkalkungen (Arteriosklerose)			Ablagerungen und Einengungen der Halsgefäße, der Herzkranzgefäße oder der Extremitätengefäße
Diabetes mellitus Typ 2 (sog. Altersdiabetes)			Blutzuckererhöhung, meist mit weiteren Symptomen wie Übergewicht etc.

SYMPTOME DER DOSHA-STÖRUNGEN

Beschwerden/ Krankheiten	Symptome bei schwerer VATA-Störung	Symptome bei schwerer PITTA-Störung	Symptome bei schwerer KAPHA-Störung
Fettstoffwechselstörungen (hohes Cholesterin, hohe Triglyceride)			hohe Blutfette (hohes LDL-Cholesterin, hohe Triglyceride)
Störungen der Menstruation	keine Regelblutung mehr (vor der Menopause)	sehr starker Blutverlust	Störungen der Regelblutung durch Gebärmuttermyome
Schmerzhafte Menstruation	krampfartige Schmerzen an den ersten Tagen der Menstruation		
Prämenstruelles Syndrom/PMS (Symptome vor der Menstruation)	Kopfschmerzen, Angst, Nervosität, depressive Verstimmung	Hitzewallungen, vermehrtes Schwitzen, Ärger, evtl. Durchfall	Müdigkeit, Lethargie, Ödeme, Schweregefühl
Wechseljahrsbeschwerden (Menopause) – die Symptome können rasch wechseln	Schmerzen in Nacken, Schulter, Rücken, Gelenken; Schlaflosigkeit, Nervosität, Angst, depressive Verstimmung	Hitzewallungen, vermehrtes Schwitzen	Müdigkeit, Lethargie, Ödeme, Schweregefühl
Psychische Probleme allgemein	Hysterie oder Angstanfälle oder Depressionen	Sucht: Nikotin, Alkohol oder Drogen	zieht sich zurück und ist kaum ansprechbar
Schwere Schlafstörungen	kann nicht einschlafen, wacht mehrfach in der Nacht auf	kann schlecht durchschlafen, hat wilde Träume, Nachtschweiß	kann dauernd schlafen, ist immer müde, kommt morgens nicht in Schwung
Schwere Stresssymptome	Herzrasen, dauernde Unruhe und Nervosität, Leistungsabfall	hohe Aggressivität, zeitweise hoher Blutdruck	
Erschöpfung und Burn-out-Syndrom	starker Leistungsabfall mit diversen körperlichen und psychischen Symptomen		
Libidoverlust und Potenzstörungen	fehlendes Bedürfnis und Probleme beim Geschlechtsverkehr		

WAS IST ZU TUN BEI STÖRUNGEN DER DOSHAS?

Grundsätzlich gilt: Die Störung geht vor! Störungen und Erkrankungen werden prinzipiell zuerst beseitigt, bevor Sie sich wieder an die Regeln für die eigene Konstitution halten.

Bitte beachten Sie:

- Setzen Sie sich immer erreichbare Ziele, egal ob Sie vollkommen gesund sind oder unter Störungen beziehungsweise Erkrankungen leiden. Versuchen Sie nicht, »alles auf einmal« umzusetzen. Machen Sie einen Schritt nach dem anderen.
- Beginnen Sie mit passenden Yoga-Asanas und Atemübungen, und passen Sie möglichst rasch Ihre Ernährung an.
- Ihr wichtigstes Ziel sollte sein: möglichst lange gesund und leistungsfähig zu bleiben!
- Sorgen Sie immer selbst für Ihr Wohlbefinden – Sie sind Ihr bester Therapeut. Kein Arzt und kein Therapeut der Welt kann Ihnen die Verantwortung und die ganzheitliche Arbeit an Ihrer persönlichen Gesundheit, Ihrem Wohlbefinden und Ihrer Leistungsfähigkeit abnehmen.
- Yoga-Asanas und Atemübungen, ausgewählt für Ihre Konstitution oder bei Bedarf zur Beseitigung Ihrer Störungen oder Heilung Ihrer Erkrankungen, werden Ihnen dabei eine wichtige Hilfe sein.

Die wichtigsten Regeln

Das Grundprinzip ist logisch und einfach:

- **Bei Vata-Störung** richten Sie sich ausschließlich nach den Richtlinien für Vata.
- **Bei Pitta-Störung** richten Sie sich ausschließlich nach den Richtlinien für Pitta.
- **Bei Kapha-Störung** richten Sie sich ausschließlich nach den Kapha-Richtlinien.
- **Bei Störungen mehrerer Doshas:** Überlegen Sie, welche Beschwerden oder Erkrankung Ihr Wohlbefinden am meisten beeinträchtigen, und ordnen Sie diese Beschwerden oder Erkrankung einer Dosha-Störung zu (mithilfe der Tabellen ab Seite 54). Halten Sie sich bis zur Beseitigung dieser Störung an die Richtlinien für das entsprechende Dosha.
Sie leiden beispielsweise unter einem Burn-out-Syndrom mit Leistungsabfall, Kopfschmerzen und Schlafstörungen (entspricht einer schweren Vata-Störung) und haben leichtes Übergewicht (entspricht einer leichten Kapha-Störung). Am meisten leiden Sie unter den Kopfschmerzen und der Schlafstörung. Um Wohlbefinden und Leistungsfähigkeit wieder herzustellen, richten Sie sich daher vorerst nach den Regeln für eine Vata-Störung.
Oder Sie haben starkes Übergewicht, hohe Blutfette, leiden unter dumpfen Rückenschmerzen (entspricht einer schweren Kapha-Störung) und haben trockene Ekzeme (entspricht einer Vata-Störung). Ihr Übergewicht beeinträchtigt Sie am meisten und ist mit einem hohen gesundheitlichen Risiko verbunden. Um wieder gesund zu werden, richten Sie sich daher vorerst nach den Regeln für eine Kapha-Störung.
- **Sind die Störungen beseitigt** und haben Sie Ihr Gleichgewicht wieder erreicht, können Sie Yoga, Atemübungen, Ernährung und Bewegung flexibel gestalten. Sie sollten sich zwar vorwiegend nach den Regeln für Ihre individuelle Konstitution richten, können bei Bedarf aber auch einmal davon abweichen.

RICHTLINIEN BEI VATA-STÖRUNG

Typische Ursachen: Stress, Überlastung, falsche Ernährung, Mangel an Spurenelementen und/oder Vitaminen, Mangel an Sport und Bewegung, unpassende Bewegung, ungünstige Yoga-Asanas, fehlende Regeneration, Ruhe und Entspannung.

Ausgleich durch Yoga-Asanas und Atemübungen: Ruhige, kraftvolle Übungen bringen Stabilität sowie Körper und Geist wieder ins Gleichgewicht. Ausgleichende und beruhigende Atemübungen und ein langsam ausgeführter Sonnengruß sind ideal geeignet. Eine gute Entspannung von 15 bis 30 Minuten ist wichtig.

Ausgleich durch Ernährung (sehr wichtig!): Konsequente Vata-Ernährung (Seite 37). Frisch zubereitet, möglichst warme Mahlzeiten; Hauptgeschmacksrichtungen süß, sauer und salzig; genügend (am besten warm) trinken.

Ausgleich durch Nahrungsergänzung (wenn erforderlich): Konsequente Ergänzung der Nahrung durch Vitamine, Spurenelemente und mehrfach ungesättigte Fettsäuren (Seite 35).

Ausgleich durch Bewegung/Sport: Konsequentes Üben von Kraft, Stabilität, Gleichgewicht und Ausdauer im niedrigen Belastungsbereich. Günstige Sport- und Bewegungsarten sind unter anderem Radfahren, Krafttraining, Walking, Nordic Walking, Bergwandern, Rudern.

Ausgleich durch Ayurvedabehandlungen (Beispiele): Am wirkungsvollsten, wenn verfügbar, sind Ayurvedamassagen mit Therapieölen, etwa Mahanarayana Thailam, Balashwagandadi Thailam, Dhanvantaram Thailam (Vata-Therapieöl). Auch eine passende Kopf- und Gesichtsmassage oder ein Stirnölguss (Shirodhara) wirken Vata-senkend (Seite 228 ff.).

Ausgleich durch ayurvedische Nahrungsergänzung/Heilpflanzen (Beispiele): Unter anderem sind Cyavanprash (Amla-Mus), Ashwagandha, Shatavari und Brahmi geeignet (Seite 230 ff.).

RICHTLINIEN BEI PITTA-STÖRUNG

Typische Ursachen: Überlastung, Stress, falsche Ernährung (vor allem zu wenig Kohlenhydrate, zu viel Fleisch, zu scharfe Gewürze), Mangel an Sport und Bewegung, unpassende Bewegung, ungünstige Yoga-Asanas, fehlende oder zu kurze Regeneration und Entspannung.

Ausgleich durch Yoga-Asanas und Atemübungen: Achten Sie immer auf einen Ausgleich von Bewegung und Beweglichkeit, Kraft und Ausdauer. Sie sollten den Körper dabei nicht übermäßig erhitzen! Gleichgewichtshaltungen sind sehr wichtig. Ausgleichende und kühlende Atemübungen und ein konzentriert ausgeführter Sonnengruß sind sehr gut geeignet. Eine gute Entspannung von 10 bis 15 Minuten ist wichtig.

Ausgleich durch Ernährung (sehr wichtig!): Konsequente Pitta-Ernährung (Seite 37). Frisch zubereitet, am besten lauwarm, auch Rohkost; Hauptgeschmacksrichtungen süß, bitter, herb; genügend trinken.

Ausgleich durch Nahrungsergänzung (wenn erforderlich): Konsequente Ergänzung der Nahrung durch Vitamine, Spurenelemente und mehrfach ungesättigte Fettsäuren (Seite 35).

Ausgleich durch Bewegung/Sport: Konsequent ausgeglichenes Üben von Beweglichkeit, Stabilität (Kraft) und Ausdauer im niedrigen Belastungsbereich. Kein verbissenes Üben, ausschließlich Grundlagentraining. Günstige Sportarten sind unter anderem Laufen, Radfahren, Walking, Nordic Walking, Bergwandern, Schwimmen oder Rudern.

Ausgleich durch Ayurvedabehandlungen (Beispiele): Am wirkungsvollsten, wenn verfügbar, sind Ayurvedamassagen mit Therapieölen, etwa Mahanarayana, Balashwagandadi und Pinda Thailam oder Pitta-Therapieöl. Auch eine Kopf- und Gesichtsmassage oder ein Stirnölguss (Shirodhara), in schweren Fällen kühlend, wirken Pitta-senkend (Seite 228 ff.).

Ausgleich durch ayurvedische Nahrungsergänzung/Heilpflanzen (Beispiele): Cyavanprash (Amla-Mus), Shatavari, Brahmi und Amrita sind geeignet (Seite 230 ff.).

RICHTLINIEN BEI KAPHA-STÖRUNG

Typische Ursachen: Zu wenig Bewegung, kein Sport, falsche Ernährung, Mangel an Spurenelementen (vor allem Zink) und/oder Vitaminen und dadurch schlechter Stoffwechsel.

Ausgleich durch Yoga-Asanas und Atemübungen: Üben Sie konsequent und intensiv. Der Körper soll ins Schwitzen kommen! Die Atmung soll sich beim Üben vertiefen. Der Schwerpunkt soll auf der Bewegung und Beweglichkeit sowie auf dem Durchhaltevermögen liegen. Führen Sie die Übungen bewusst und mit einer gewissen Leichtigkeit aus. Besonders geeignet sind daher Übungen aus dem Kundalini-Yoga, kraftvolle Standhaltungen, Gleichgewichtsübungen, Umkehrhaltungen oder auch ein schnell oder intensiv ausgeführter Sonnengruß. Erhitzende und stoffwechselanregende Atemübungen ergänzen das Programm. Die Entspannung soll mit 5 bis 10 Minuten nur kurz sein.

Ausgleich durch Ernährung (sehr wichtig!): Konsequente Kapha-Ernährung (Seite 37). Frisch zubereitet, leicht; am besten warme Mahlzeiten, heiß gegessen; Hauptgeschmacksrichtungen: kräftig gewürzt, vor allem scharf, bitter, herb; möglichst heiß trinken. Meiden Sie unnötige Fette, konservierte Nahrung, Fast Food.

Ausgleich durch Nahrungsergänzung (wenn erforderlich): Konsequente Ergänzung der Nahrung durch Vitamine, Spurenelemente und mehrfach ungesättigte Fettsäuren (Seite 35).

Ausgleich durch Bewegung/Sport: Konsequentes und intensives Üben von Beweglichkeit, Schnelligkeit und Ausdauer. Günstige Sportarten zum Ausgleich sind unter anderem intensives Radfahren, Laufen (wenn gewichtsbedingt möglich), Nordic Walking, Krafttraining (geringe Gewichte und viele Wiederholungen) oder auch Rudern.

Ausgleich durch Ayurvedabehandlungen (Beispiele): Am wirkungsvollsten, wenn verfügbar, sind Ayurvedamassagen mit Therapieölen, etwa intensive ayurvedische Massagen (Mardana) oder ayurvedische Sportmassagen (Thalodal) mit Sahacaradi Thailam (Kapha-Therapieöl) oder mit Mahanarayana Thailam. Auch eine Pulver-Massage, eine Öl-Pulver-Massage oder Zitronen-Wickel (Jambira Pinda Sweda) sind sehr wirkungsvoll (Seite 228 ff.).

Ausgleich durch ayurvedische Nahrungsergänzung/Heilpflanzen (Beispiele): Trikatu, Guggulu, Balsambirne, Brahmi und Ashwagandha sind geeignet (Seite 230 ff.).

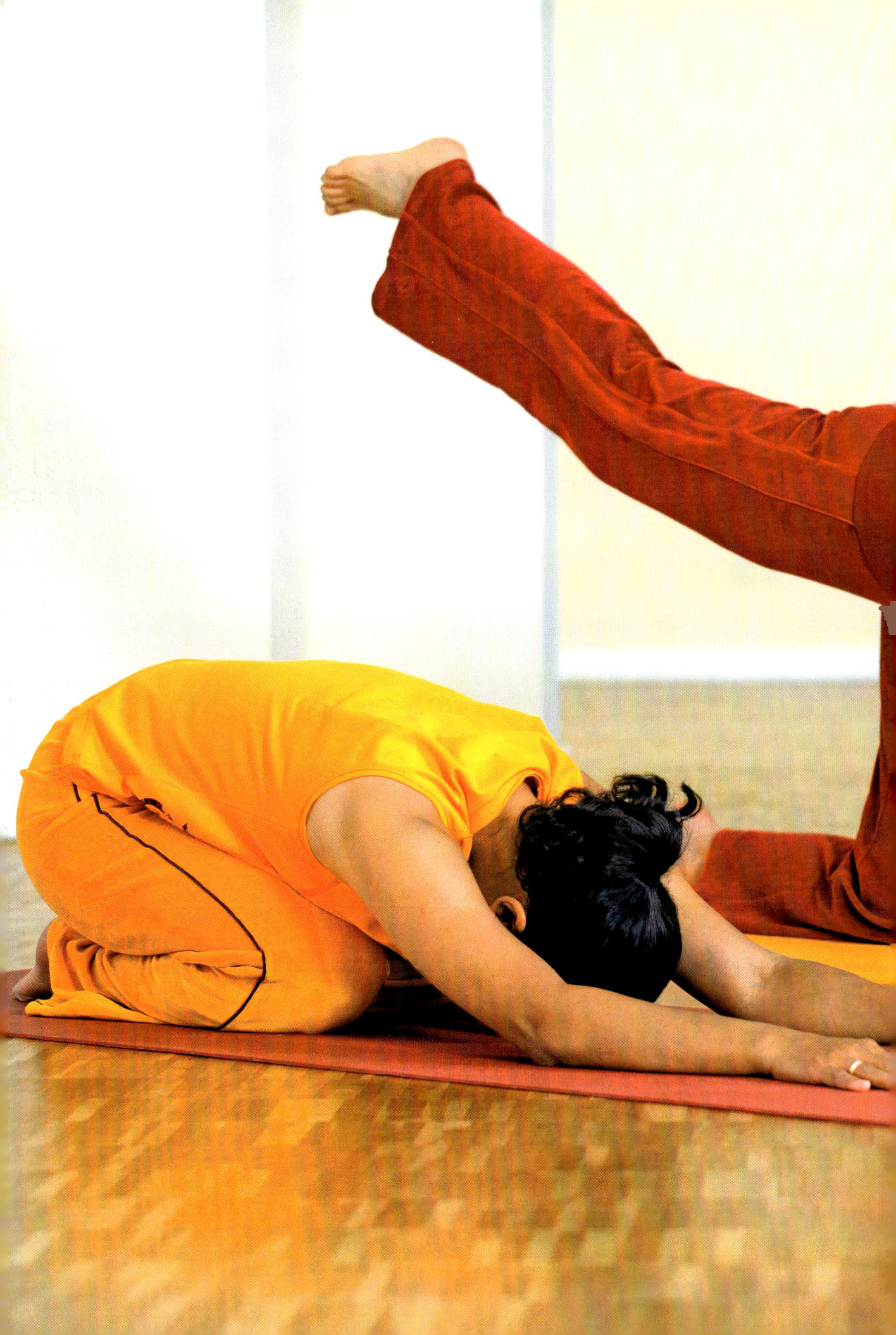

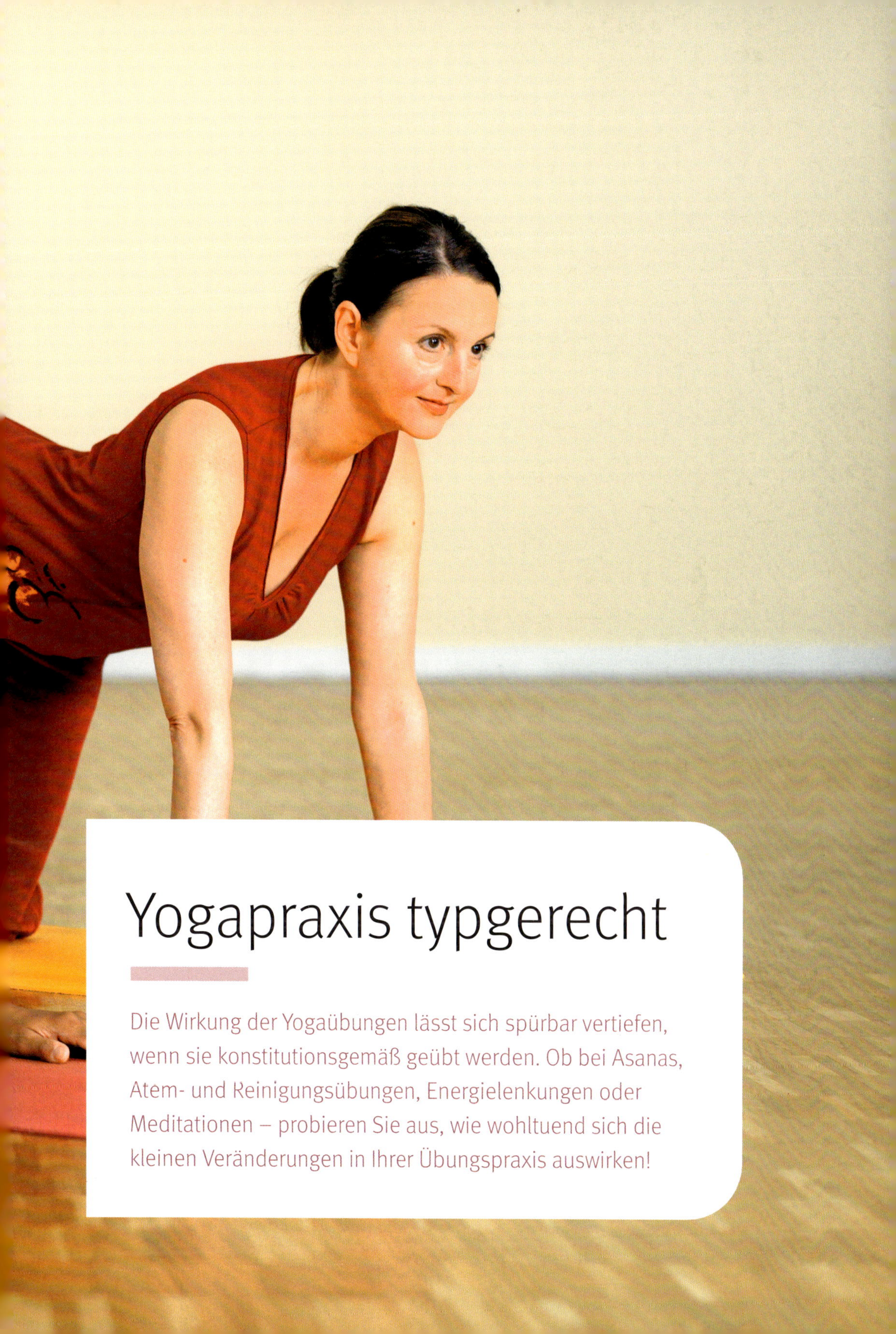

Yogapraxis typgerecht

Die Wirkung der Yogaübungen lässt sich spürbar vertiefen, wenn sie konstitutionsgemäß geübt werden. Ob bei Asanas, Atem- und Reinigungsübungen, Energielenkungen oder Meditationen – probieren Sie aus, wie wohltuend sich die kleinen Veränderungen in Ihrer Übungspraxis auswirken!

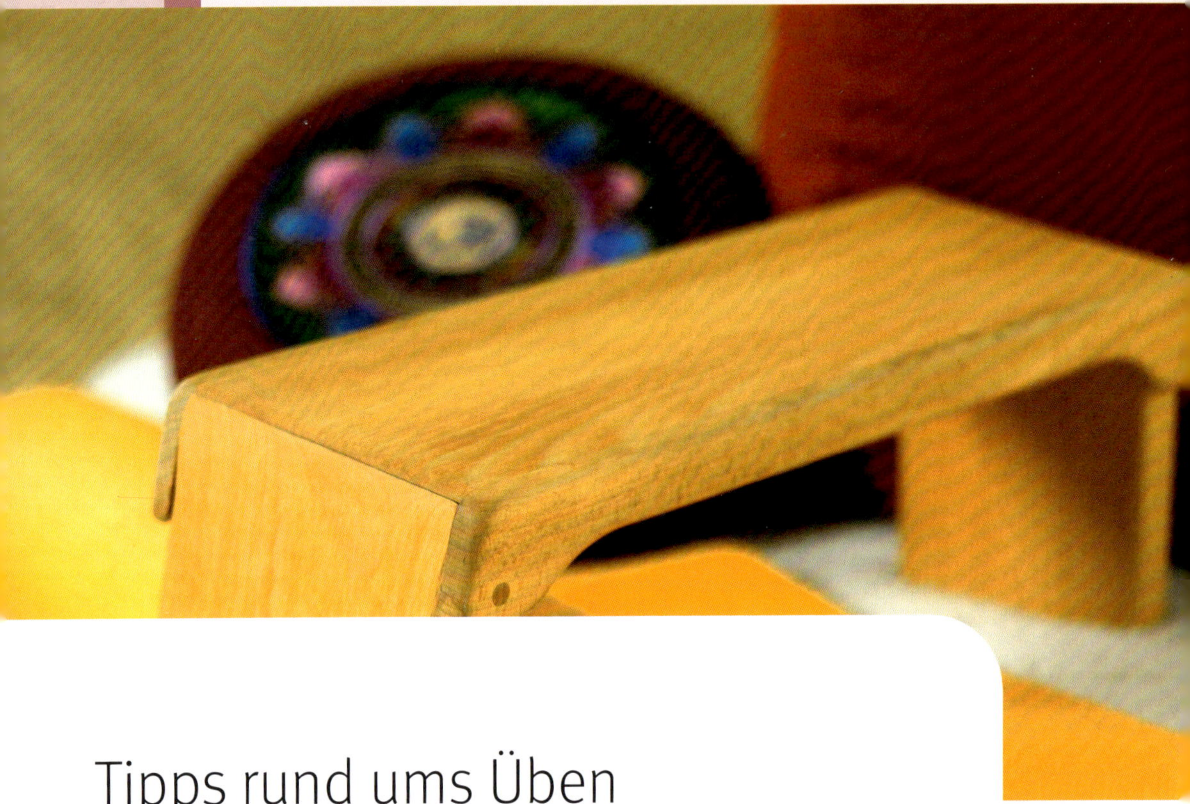

Tipps rund ums Üben

Die Yogameister haben im Laufe der Jahrhunderte zahlreiche Übungen erschaffen, die intensiv und ganz unterschiedlich auf unseren Geist, Atem und Körper wirken. Deshalb ist es von großer Bedeutung, welche Übungen wir aus der Fülle der Hatha-Yoga-Techniken auswählen – sie sollten zu unserer ureigensten »Natur« passen, zu unserem Konstitutionstyp.
Diese grundlegende Konstitution (Prakriti, Seite 24) benötigt eine Praxis, die ihr hilft, Ungleichgewichte auszugleichen – und genau dabei wird Sie die typengerechte Auswahl der Übungen unterstützen.

Wenn Sie keine besonderen Beschwerden haben, wird diese konstitutionsgemäße Yogapraxis einen bedeutenden Beitrag dazu leisten, Ihre Gesundheit zu erhalten und zu stärken.

Überprüfen Sie Ihr Übungsprogramm!

Wahrscheinlich folgen Sie bereits einem bestimmten Übungsprogramm, denn viele Yogatraditionen haben mehr oder weniger feste Übungsabfolgen, an denen sich der Unterricht orientiert. So wird zum Beispiel im Sivananda-Yoga vor allem die »Rishikesh-Reihe« geübt, im Power- oder Ashthanga-Yoga werden viele kraftvolle Sonnengrüße plus Standhaltungen geübt, im Iyengar-Yoga eine Serie von Standhaltungen hintereinander.

Zeichnen Sie sich am besten während einiger Wochen stichwortartig oder mit Strichmännchen auf, was in dem Unterricht geübt wird, den Sie besuchen, und was Sie zu Hause üben.

Überprüfen Sie dann anhand der hier beschrieben Asanas, wie sich Ihre Praxis auf Ihre Doshas auswirken könnte. Aus Platzgründen kann hier leider nur eine Auswahl der Asanas beschrieben werden. Wir haben uns an denen orientiert, die heutzutage in den meisten großen Yogatraditionen geübt werden.

DAS, WAS SIE AM LIEBSTEN ÜBEN, IST NICHT IMMER DAS BESTE FÜR SIE

Wäre zum Beispiel Ihr vorherrschendes Dosha Kapha, dann werden Sie wahrscheinlich gerne sehr ruhig üben und Asanas wie das Krokodil oder Yoga Mudra bevorzugen. Würden Sie Ihre Yogapraxis jahrelang in dieser Weise gestalten, dann würde Kapha – das Schwere und Erdende – im Laufe der Zeit immer spürbarer. Sie würden an Schwung und Beweglichkeit verlieren, und dadurch würde deutlich werden, dass sich eine solche Praxis in die falsche Richtung bewegt. Vielleicht würden Sie in diesem Fall auch eine Art instinktive Abneigung gegen alle Übungen hegen, die schnell, dynamisch und anstrengend sind – denn das vorherrschende Dosha sucht sich ja immer zu stärken und fürchtet alles, was es ausbalancieren würde, wie der Teufel das Weihwasser.

Deshalb sollten Sie nicht nur wissen, wie sich Ihre Übungspraxis auf Ihre Befindlichkeit auswirkt. Auch Ihre Willenskraft und Disziplin sind gefragt, damit Sie sich eine Weile auf jene Asanas, Bewegungsabläufe, Reinigungs- und Atemübungen konzentrieren können, die Ihre Energie auszugleichen vermögen!

Ein Pitta-Naturell würde gerade das »Feurige« lieben, also schnelle Sonnengrüße mit Sprüngen, anstrengende Standhaltungen und den Feueratem, während seine Abneigung allem Üben gilt, das abkühlt.

Ein Vata-Naturell sucht wahrscheinlich eher das schnelle, dynamische Üben, den Yoga-Flow, und hat häufig Lust, sein Programm oder sogar die Yogatradition zu wechseln. Gut für einen solchen Menschen wäre aber vielmehr ein ruhiges, beständiges Üben, das lange Verweilen in Asanas, die über einen bestimmten Zeitraum stetig wiederholt werden sollten.

Das Spektrum erweitern

Vielleicht merken Sie schon beim Lesen, wohin Ihre Zuneigung und wohin Ihre Abneigung geht. Ziel einer Yogapraxis, die der Gesundheitsvorsorge gilt, kann natürlich nicht sein, sich grundsätzlich immer nur »gegen den Strich zu bürsten«. Wenn Sie jedoch bedenken, in welchem Maße sich Ihr Spektrum erweitern kann, wenn Sie sich den Übungen oder Übungsweisen zuwenden, um die Sie bisher einen Bogen gemacht haben, dann wird schnell deutlich, dass Sie nur gewinnen können, wenn Sie sich auf dieses unbekannte und/oder gemiedene Terrain vorwagen!

Experimentieren Sie einfach und probieren Sie aus, was wir Ihnen in diesem Kapitel vorschlagen – und dann lassen Sie sich überraschen von Wirkweisen einer Übungspraxis, die Sie wahrscheinlich bisher so noch nicht kannten.

Wesentlich für die Auswahl der Übungen ist natürlich eine sorgfältige Bestimmung Ihrer Konstitution. Sollten Sie irgendwelche Zweifel an Ihrer eigenen Einschätzung hegen, suchen Sie einen erfahrenen Ayurvedaspezialisten auf, um sich weiterhelfen zu lassen (Adressen Seite 238).

VARIIEREN SIE VON ZEIT ZU ZEIT

In den Anleitungen finden Sie oft Variationen eines Asanas. Teilweise handelt es sich dabei einfach um unterschiedliche Möglichkeiten, beispielsweise die Arme zu halten (wie in der Kobra). Manchmal geht es aber auch darum, bestimmte Wirkungen zu erzielen – so zum Beispiel beim Schulterstand (den man recht kurz übt) und dem gestützten Schulterstand (in dem Sie sehr lange verweilen können).

Mithilfe der Variationen können Sie Ihrem Übungsprogramm ein bestimmtes Thema geben, müssen aber nicht ständig exakt dasselbe machen. Auf diese Weise können Sie der Routine ein Schnippchen schlagen und werden wahrscheinlich entdecken, dass bestimmte Varianten wie für Sie maßgeschneidert sind.

Probieren Sie jedoch auf jeden Fall zuerst die Grundübung aus, und wechseln Sie erst dann zu den Varianten, wenn Sie merken, dass Sie entweder die Grundübung sehr gut beherrschen (Routine!), oder wenn Sie mit ihr nicht klarkommen, weil sie zu anspruchvoll ist oder weil Sie sie wegen bestimmter Beschwerden nicht üben können.

HATHA-YOGA IST MEHR ALS NUR ASANA-PRAXIS

Sie finden in diesem Kapitel fast die gesamte Bandbreite der Hatha-Yoga-Praxis, also auch Reinigungsübungen, Atemübungen, Energielenkungen, Visualisierungen und Meditationen. All diese Methoden hat der Hatha-Yoga im Laufe der Jahrhunderte entwickelt, und sie werden bis zur heutigen Zeit von den Yogameistern verfeinert und weiterentwickelt. Sie dienen dazu, uns in unserer Gesamtheit zu erreichen: im Körper, im Atem und im Geist.

Deshalb gehört auch zu jedem Übungsprogramm traditionell neben den Asanas eine Auswahl der anderen Methoden.

Um sich ein passendes und umfassendes Programm zusammenzustellen, orientieren Sie sich bitte an den Wirkungen der Yogaübungen auf die Doshas.

Auf diese Weise können Sie sich angewöhnen, auch den Übungen Raum zu geben, die vor allem auf den Geist wirken. Denn in ihm liegen in der Regel die Ursachen für unsere Beschwerden verborgen.

Wenn Sie die geistige Praxis – wie Energielenkungen, Visualisierungen oder Meditationen – mit ins Üben einbeziehen, werden Sie merken, dass die Körperpraxis und die Atemübungen viel tiefgreifender wirken können. Vor allem aber wird Ihre Yogapraxis Ihnen dadurch Selbsterkenntnis vermitteln, sodass Sie sich wirklich nahekommen und verstehen lernen, was Ihr Körper, Ihr Geist und Ihre Seele brauchen, um erfüllt und zufrieden zu sein.

Was Sie für die Übungspraxis wissen sollten

Der Erfolg Ihres Übens hängt nicht nur von der Ihrem Typ entsprechenden korrekten Ausführung, sondern auch von verschiedenen äußeren und inneren Faktoren ab – zum Beispiel dem richtigen Zeitpunkt oder der rechten Anstrengung.

DIE RICHTIGE ZEIT

Bevor Sie Ihre Übungspraxis beginnen, schauen Sie sich Ihren normalen Tagesablauf an: Wann können Sie etwa eine halbe Stunde ungestört sein?

› Wenn Sie mit Partner oder Familie zusammenleben, klären Sie ab, ob die Zeit, die Sie für sich vorgesehen haben, auch für die/den anderen stimmt.

› Eine sehr gute Übungszeit ist am frühen Morgen. Dann sind Sie zwar vermutlich noch ein bisschen steif, aber am ehesten ungestört. Das Üben wird Sie wach machen, den Kreislauf und die Verdauung anregen und Ihren Körper beweglicher werden lassen.

› Vielleicht passt es aber besser für Sie, abends nach der Arbeit zu üben, um Anspannungen und Verspannungen, die sich im Laufe des Tages aufgebaut haben, wieder abzubauen – und um einfach abzuschalten. Üben Sie abends, wenn Sie öfter (sehr) erschöpft von der Arbeit heimkommen, wenn Sie eher abends Rückenschmerzen haben oder Mühe, am Ende des Tages Ruhe zu finden.

› Vielleicht passt es auch am besten in Ihren Tag, wenn Sie 15 bis 20 Minuten am Morgen und etwa genauso lange am Abend üben. In diesem Fall können Sie sich zwei kurze Übungsprogramme zusammenstellen oder eine längere Übungsfolge in zwei Teile teilen.

LASSEN SIE DAS ÜBEN ZU EINER LIEBEN GEWOHNHEIT WERDEN

Die Forschungen in den letzten Jahren haben gezeigt, dass ein Erfolg der Bemühungen, zu Gesundheit und Wohlbefinden (zurück) zu finden, ganz wesentlich davon abhängt, dass Sie regelmäßig üben.
Sie sollten mindestens über einen Zeitraum von vier Monaten regelmäßig das von Ihnen gewählte oder im Beschwerdenteil (ab Seite 181) vorgeschlagene Programm üben. Das ermöglicht Ihnen, Erlerntes zu verinnerlichen und aus dem Gleichgewicht geratene Doshas nachhaltig zu besänftigen oder anzuregen.
Richten Sie sich darauf ein, dauerhaft mehr oder weniger intensiv zu üben, wenn Sie immer wieder mit Krankheitssymptomen auf Stress reagieren oder wenn Sie einer bestimmten Tendenz entgegenwirken wollen, zum Beispiel dass Sie viel zu schnell nervös werden oder regelmäßig am Wochenende Migräne bekommen.
Lassen Sie dieses Üben zu Ihrem liebsten Hobby werden, zu der Zeit des Tages, die Sie sich und Ihrem Wohlbefinden und vor allem Ihrer Gesundheit widmen!
Werden Sie sich dessen bewusst, dass Sie es zu einem großen Teil selbst zu verantworten haben, wie es Ihnen geht. Das bedeutet, dass Sie viel für Ihr Wohlbefinden tun können und die Beschwerden oder Schwächen, die Sie vielleicht jetzt gerade spüren, nichts sind, was Sie ewig mit sich herumschleppen müssen.

WANN SOLLTEN SIE NICHT ÜBEN?

Bei jeder Übung ist angemerkt, wann Sie diese nicht oder nur mit Vorsicht üben sollten. Hier einige allgemeine Hinweise:

- Üben Sie nicht, wenn Sie wissen, dass Sie eigentlich keine Zeit haben, gerade einen Anruf erwarten oder wenn klar ist, dass Sie gestört werden könnten.
- Üben Sie nicht, wenn Sie krank sind, also eine Erkältung, Grippe oder Entzündungen haben. Schonen Sie sich nach einer schweren Erkrankung ausreichend lange – insbesondere nach der Einnahme von Antibiotika.
- Üben Sie nicht, wenn Sie sich »irgendwie« krank fühlen, da manche Übungen eine beginnende Erkrankung noch verstärken können. Warten Sie eine ärztliche Untersuchung ab.
- Lassen Sie alle Schmerzen und sonstigen Beschwerden, die über einen längeren Zeitraum anhalten, unbedingt ärztlich abklären. Zeigen Sie Ihrem Arzt, welche Übungen Sie machen wollen, und sprechen Sie sie mit ihm ab.
- Üben Sie nicht oder nur unter fachärztlicher Anleitung, wenn bei Ihnen starke psychische Störungen diagnostiziert worden sind, etwa eine Psychose oder Depression. Ihre Beschwerden könnten sich verschlimmern.
- Frauen müssen ausprobieren, wie sie das Üben während der Monatsblutung vertragen. Horchen Sie sorgsam in Ihren Körper hinein und nehmen Sie seine Signale und Reaktionen ernst.
- In der Schwangerschaft können viele Frauen so lange üben, wie sie sich wohl dabei fühlen. Ein spezieller Kurs »Yoga für Schwangere« wird aber besser auf alle Symptome eingehen, die im Zusammenhang mit der Schwangerschaft auftreten können. Beobachten Sie Ihren Körper sehr achtsam, und sprechen Sie das Übungsprogramm – und insbesondere die Atemübungen – mit der Hebamme ab. Entsprechende Adressen für Yoga-Spezialkurse zur Geburtsvorbereitung kann Ihnen der BDY (Adresse Seite 238) oder das Geburtshaus in der nächsten größeren Stadt vermitteln.

WAS SIE ZUM ÜBEN BRAUCHEN

- Eine weiche, warme Matte, mindestens 1,80 x 0,75 m groß (mit rutschfester Gummierung, wenn Sie auf Parkett üben).
- Eine rutschfeste, dünne Matte – Standardgröße 1,75 x 0,60 m, besser jedoch 2 x 0,60 m.
- Eine Sitzhilfe Ihrer Wahl, also ein Sitzkissen oder Bänkchen (probieren Sie aus, worauf Sie lange gut sitzen können!).
- Eine zusammengefaltete Decke, um den Körper damit in einigen Haltungen zu unterstützen. Am besten ist eine nicht zu dicke Baumwoll- oder Wolldecke.
- Ein flaches, kleines Kissen, das Sie sich unter den Kopf legen können.
- Eine Rolle oder eine zusammengerollte Decke, die Sie sich in der Rückenlage unter die Knie schieben können, um den unteren Rücken zu entlasten.

GRUNDBEGRIFFE DES ÜBENS

In den Übungsanleitungen werden immer wieder bestimmte Begriffe auftauchen, die speziell auf die Yogapraxis bezogen sind. Die folgende Übersicht soll Ihnen helfen, diese Begriffe von Anfang an richtig umzusetzen.

Asana: Yogahaltung. Fachbegriff in der altindischen Sprache Sanskrit.
Mobilisation: blockierte Gelenke wieder beweglich und Muskeln wieder dehnfähig machen.
Kontraktion/kontrahieren: Anspannen eines Muskels bzw. einer Muskelgruppe.
Beckenboden kontrahieren: Anspannen der Muskelschichten des Beckenbodens. Am einfachsten geht es, wenn Sie die Schließmuskeln des Afters und der Harnröhre (Frauen auch die der Scheide) zusammenziehen. Dabei entsteht das Gefühl, dass sich der Beckenboden hebt beziehungsweise nach innen zieht. Die großen Gesäßmuskeln bleiben entspannt! Jedoch werden kleine Muskeln am Übergang von den Pobacken zu den Oberschenkeln immer mitkontrahiert, sodass sich der ganze Po etwas hebt. Außerdem wird sich die Bauchdecke im Bereich des Schamdreiecks etwas einziehen. Der Nabelbereich jedoch bleibt entspannt.
Gesäßmuskeln nach hinten und außen ziehen: Im Sitzen greifen Sie nacheinander mit den Händen an die Gesäßmuskeln und ziehen diese nach hinten und außen. Dadurch ziehen Sie die Muskeln unter den Sitzbeinhöckern weg und erleichtern die Aufrichtung des Beckens.
Aufrechter Stand: Beide Füße stehen parallel, hüftgelenkbreit voneinander entfernt. Die Großzehenballen werden an den Boden geschmiegt, die Außenkanten der Fersen drücken gegen den Boden. Dadurch spannt sich der Beckenboden an, das Becken richtet sich auf, die Leisten weiten sich und der untere Rücken wird gedehnt. Die ganze Rückseite des Körpers wird aktiv verlängert.
Füße parallel: Die Linien von der Mitte der Fußgelenke nach vorn zum Raum zwischen dem zweiten und dritten Zeh sind zueinander parallel. Bitte beachten Sie diese Anweisung unbedingt, denn die Stellung der Füße hat große Auswirkungen auf die Knie!
Hüftgelenkbreit: Abstand zwischen den parallel stehenden Füßen. »Faustregel«: Zwischen die Großzehenballen sollte gerade eben Ihre Faust passen. Dann entsteht in der Lotrechten eine Linie von den Hüftgelenken durch die Mitte der Knie und Fußgelenke bis zwischen den zweiten und dritten Zeh.
Schultergelenkbreit: im Vierfüßlerstand der Abstand der Hände zueinander. Die Handgelenke befinden sich direkt unterhalb der Schultergelenke, und die Arme stehen parallel nebeneinander.
Hände parallel: Die Finger sind gerade nach vorn ausgerichtet (in der Regel gespreizt), die Mittelfinger parallel.
Langer Nacken: Der Kopf strebt mit der Schädelbasis nach hinten und oben, der Kehlbereich bleibt weit und frei.
Nackenmuskeln entspannen: Lösen Sie zuerst alle Spannung im Mund. Lassen Sie den Mundraum weit werden, den Unterkiefer hängen und die Zunge schwer auf den Mundboden sinken.
Hineinatmen: Den Einatem in einen angespannten oder angestrengten Körperbereich hineinfließen lassen – und mit dem Ausatem die Spannung lösen (mehr zum Atmen siehe Seite 15).
Nachspüren: Eine Übung nachwirken lassen, um in Ruhe wahrzunehmen, was sich durch sie in Körper, Atem und Geist verändert hat.

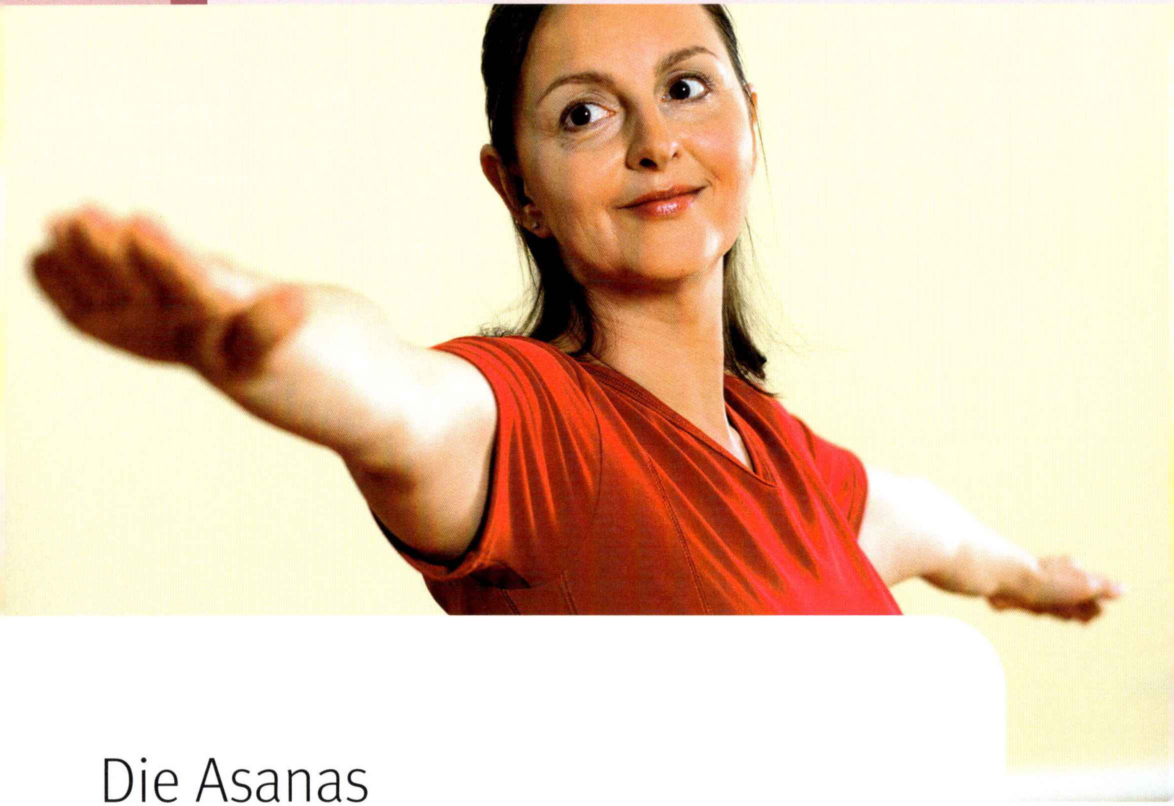

Die Asanas

Die Körperhaltungen werden im Yoga Asana genannt – aus ihnen wird sich Ihre Übungspraxis überwiegend zusammensetzen. Bereits in alten Yogatexten wurde erwähnt, dass es so viele Asanas gibt, wie es Menschen gibt, die sie üben. Das lässt sich als Hinweis darauf verstehen, dass jeder Mensch seine ihm eigenen Haltungen finden soll und sich daraus ein maßgeschneidertes Programm zusammenstellen kann.
Aus der großen Fülle der Yogahaltungen konnte hier natürlich nur eine gewisse Anzahl ausgewählt werden – und zwar hauptsächlich die »Klassiker«. Das sind diejenigen Asanas, die in allen großen Yogatraditionen als wichtig erachtet werden und deshalb schon seit Jahrhunderten auch in ihrer therapeutischen Wirkung erprobt sind. Dazu finden Sie oft Varianten für den Fall, dass Sie körperliche Einschränkungen haben oder noch nicht so geübt sind. So können Sie gleich mit einer für Sie geeigneten Version beginnen.
Ergänzend dazu werden die vorbereitenden Kundalini- und Gelenkübungen angeleitet sowie der Sonnengruß, der bekannteste Bewegungsablauf.

Der Sitz mit gekreuzten Beinen

Der Sitz mit gekreuzten Beinen – insbesondere der Lotossitz – ist das bedeutendste Yoga-Asana. Er ist die Sitzhaltung für alle Atemübungen und Meditationen, aber auch Ausgangspunkt für viele andere Asanas. Jedes Sitzen im Yoga unterscheidet sich vom Sitzen im Alltag durch die bewusste Ausführung und das Zurückziehen der Sinne in den inneren Raum. Da der Lotossitz kaum einem Menschen im Westen leichtfällt, haben wir hier den Angenehmen Sitz und den Fersensitz gewählt.

In aller Regel werden Sie für die Sitzhaltungen auf dem Boden ein Sitzkissen (beziehungsweise für den Fersensitz ein Sitzbänkchen) benötigen. Solche Sitzkissen gibt es in vielerlei Formen und Ausführungen (Bezugsquellen Seite 238). Probieren Sie sorgfältig aus, welche dieser Sitz-Unterstützungen Ihnen wirklich bequem und angenehm ist.

DER ANGENEHME SITZ · MUKTASANA

- Setzen Sie sich mit gekreuzten Beinen so auf Ihr Sitzkissen, dass das Becken aufgerichtet sein kann und die Knie möglichst weit zum Boden hinunter sinken können.
- Werden Sie sich der Basis Ihres Sitzes bewusst, und erspüren Sie Ihre Beine und Ihr Becken im Kontakt mit der Erde. Verbinden Sie sich über Ihre Basis mit der Erde, die Sie trägt. (1)
- Stellen Sie sich vor, wie Sie Wurzeln tief und breit in die Erde wachsen lassen. Verbinden Sie sich innerlich mit der Stabilität und ruhigen Kraft der Erde.
- Werden Sie sich dann der Kraft der Erde bewusst, die das Wachstum antreibt, und lenken Sie sie zu Ihrer inneren Achse, die von der Mitte des

1
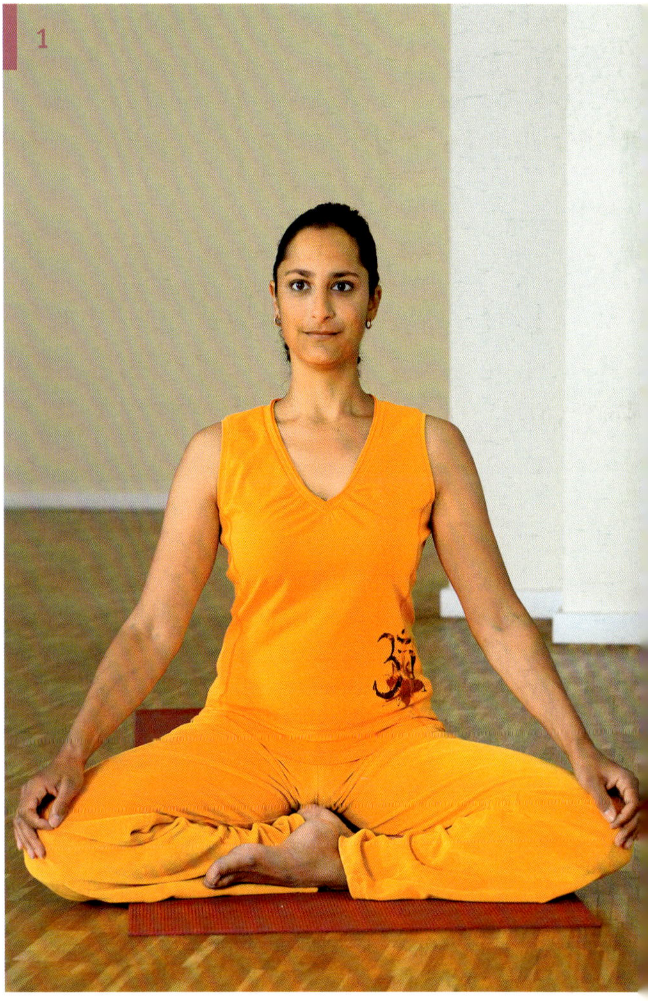

Beckenbodens mitten durch den Becken-, Bauch- und Brustraum, mitten durch den Hals und Kopf aufsteigt bis zum Scheitelpunkt.

- Lassen Sie diese Kraft von den Wurzeln, entlang dieser Achse, wie im Stamm eines Baumes aufsteigen, und lassen Sie sich durch sie von innen heraus aufrichten. Denken Sie sich diese innere Achse ganz solide und stabil, sodass Sie innerlich gestützt und gestärkt sitzen.

2

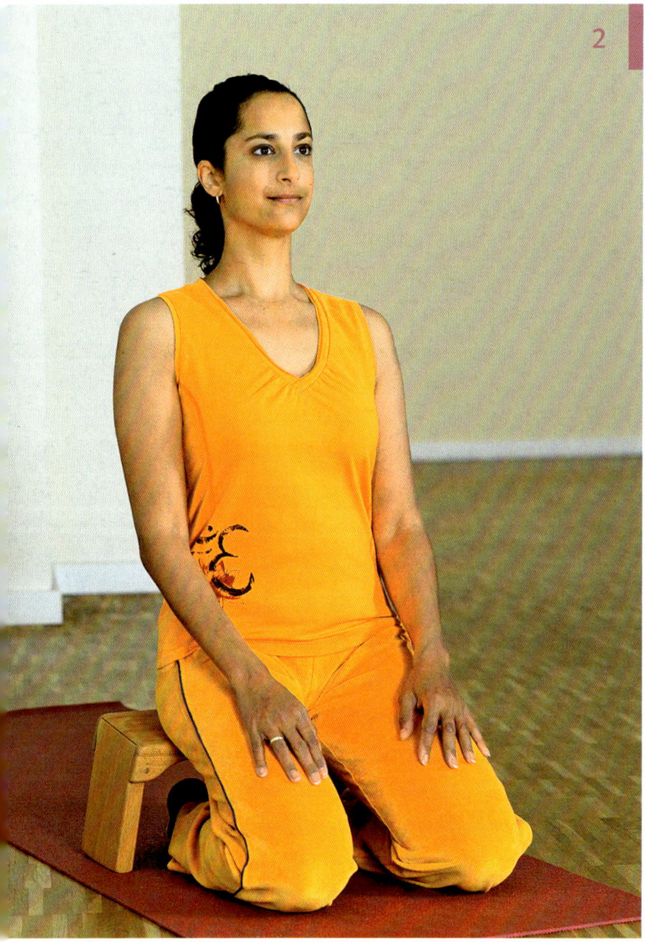

- Entspannen Sie die Schultern und lassen Sie sie in die Breite und in die Tiefe sinken. Entspannen Sie mit jeder Ausatmung den Brustkorb, sodass die Rippen nach innen und unten sinken. So finden Sie Spielraum für jede neue Einatmung.
- Entspannen Sie das Gesicht und den Mundraum, und finden Sie eine Kopfhaltung, in der sich Ihr Nacken wirklich wohlfühlt.
- Atmen Sie ruhig und tief ein und aus, und bleiben Sie ganz verbunden mit der Wahrnehmung Ihrer Verwurzelung, der inneren Achse und des entspannten Raums, der sie umgibt.
- Verweilen Sie so einige Minuten.
- Um den Sitz zu lösen, strecken Sie die Beine nach vorn aus und kreisen einige Male mit den Füßen, um die Durchblutung wieder anzuregen.

DER FERSENSITZ · VAJRASANA

Empfehlenswert bei empfindlichen Knien und/oder Fußgelenken.

- Kommen Sie in den Fersensitz, und legen Sie bei Bedarf ein Sitzkissen zwischen Unter- und Oberschenkel, ein flaches Kissen unter die Fußrücken, ein dickes, festes Kissen zwischen die Beine, oder Sie nehmen auf einem Sitzbänkchen Platz. (2)
- Legen Sie die Hände auf die Oberschenkel.
- Verbinden Sie sich mit Ihrer inneren Achse (siehe Angenehmer Sitz), und richten Sie sich an ihr aus. Denken Sie sich diese innere Achse ganz solide und stabil, sodass Sie innerlich gestützt und gestärkt sitzen.

WIRKUNG AUS AYURVEDISCHER SICHT

VATA: Reduziert Vata, wenn die Sitzhaltung ausreichend lange geübt wird. Die Atmung sollte ruhig und langsam sein. Je besser Sie sich verwurzelt fühlen, desto stärker ist die Vata-senkende Wirkung.

PITTA: Reduziert Pitta, wenn die Sitzhaltung ausreichend lange geübt wird. Die Atmung sollte ruhig und langsam sein. Je besser Sie die Entspannung fühlen können, desto stärker ist die Pitta-senkende Wirkung.

KAPHA: Reduziert leicht Kapha, wenn der Sitz in aufrechter Haltung, mit guter Muskelanspannung und ausreichend lange geübt wird. »Schlappes« Sitzen dagegen steigert Kapha deutlich! Die Atmung sollte tief und vollständig sein.

› Entspannen Sie die Schultern und lassen Sie sie in die Breite und in die Tiefe sinken. Entspannen Sie mit jeder Ausatmung den Brustkorb, sodass die Rippen nach innen und unten sinken. So finden Sie »Spielraum« für jede neue Einatmung.
› Entspannen Sie das Gesicht und den Mundraum. Finden Sie eine Kopfhaltung, in der sich Ihr Nacken wirklich wohlfühlt.
› Atmen Sie ruhig und tief ein und aus, und bleiben Sie ganz verbunden mit der Wahrnehmung der Basis Ihres Sitzes, der inneren Achse und des entspannten Raums, der sie umgibt.
› Verweilen Sie so einige Minuten.
› Um den Sitz zu lösen, strecken Sie die Beine nach vorn aus und kreisen einige Male mit den Füßen, um die Durchblutung wieder anzuregen.

Tipp: Wenn Ihnen schnell die Beine einschlafen oder wenn Sie Probleme mit der Durchblutung haben, dann verwenden Sie für den Fersensitz am besten immer ein Sitzbänkchen.

ALLGEMEINE WIRKUNG

Harmonisiert Körper und Geist • erdet durch den spürbaren Kontakt zum Boden • hilft durch das bewusste Sichniederlassen, ins Hier und Jetzt zurückzufinden • harmonisiert alle drei Doshas

Vorsicht ist geboten ...

- bei Steifheit in den Gelenken des Beckens und der Beine: Benutzen Sie unbedingt eines der vielen Hilfsmittel, um auf dem Boden zu sitzen (Kissen, Bänkchen, Polster).
- bei extrem schwacher Aufrichtemuskulatur: Benutzen Sie unbedingt die Wand, einen Meditationsgurt, ein Sitzbänkchen, oder üben Sie das aufrechte Sitzen auch auf einem Stuhl.

Üben Sie die Sitzhaltungen nicht ...

- bei Schmerzen, Durchblutungsstörungen und entzündlichen Prozessen in den Beinen. Ziehen Sie in einem solchen Fall den Sitz auf einem Stuhl vor.
- bei schweren Kniegelenksarthrosen oder instabilen Kniegelenken

Der Berg – der aufrechte Stand · Tadasana

Der Berg ist Grundlage und Ausgangshaltung aller Standhaltungen des Hatha-Yoga. Gleichzeitig lernt man in diesem Asana aber auch ganz wesentliche Qualitäten des Stehens, die sich sehr gut im Alltag einsetzen lassen, wie eine gute Verwurzelung der Füße und eine stabile Aufrichtung des Beckens und des Rumpfes.

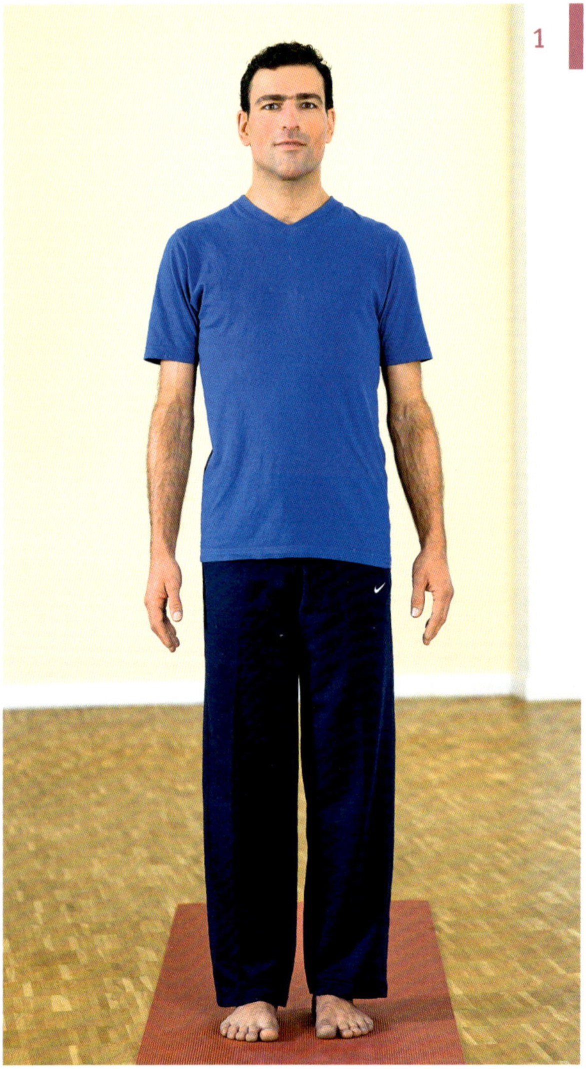

1

DIE GRUNDÜBUNG

- Stellen Sie Ihre Füße hüftgelenkbreit nebeneinander, sodass sich die dritten Zehen parallel zueinander befinden. Strecken Sie die Zehen und legen Sie sie entspannt zum Boden zurück.
- Drücken Sie kraftvoll mit den Außenkanten der Fersen in oder gegen den Boden, bis Sie merken, dass sich Ihre Beine von innen heraus strecken, die Muskeln des Beckenbodens leicht anspannen, die Oberschenkel leicht auswärts drehen, sich Ihr Becken aufrichtet und der Leistenwinkel öffnet.
- Schmiegen Sie die Großzehenballen, die Kleinzehenballen und die Außenkanten der Fersen an den Boden – dadurch heben sich die inneren Fußränder etwas. Verteilen Sie Ihr Gewicht gleichmäßig auf den vorderen Teil der Füße und die Außenkanten der Fersen.
- Achten Sie darauf, dass die Gesäß- und Bauchmuskeln locker bleiben!
- Spüren Sie den Aufrichteimpuls, der durch die Beine auf das Becken wirkt, und wachsen Sie aus dem unteren Rücken und der Wirbelsäule heraus.
- Heben Sie etwas Ihr Brustbein, und lassen Sie Ihre Schultern entspannt nach hinten, unten und außen sinken. Dehnen Sie sich aus der Halswirbelsäule

WIRKUNG AUS AYURVEDISCHER SICHT

VATA: Reduziert deutlich Vata, wenn der Berg ausreichend lange gehalten wird, da die Haltung intensiv erdet und man wieder »festen Boden unter den Füßen« spürt. Die beste Atemform, um Vata zu besänftigen, ist eine ruhige, tiefe Atmung. Das Asana in Bewegung ist unüblich! Ein Berg bewegt sich nicht.

PITTA: Reduziert Pitta, da der Stoffwechsel stabilisiert wird. Körper und Geist werden ins Gleichgewicht gebracht. Die beste Atemform, um Pitta zu reduzieren, ist eine ruhige, vollständige Atmung.
Das Asana in Bewegung ist unüblich!

KAPHA: Reduziert Kapha, wenn der Berg lange genug mit korrekter Muskelaktivierung ausgeführt wird. »Schlappes« Stehen dagegen vermehrt Kapha! Die beste Atemform, um Kapha zu reduzieren, ist eine intensive, vollständige Atmung. Die Atmung soll sich deutlich vertiefen. Das Asana in Bewegung ist unüblich!

heraus, und streben Sie mit dem Kopf nach hinten und oben. Heben Sie Ihren Blick einige Zentimeter über den Horizont oder richten Sie ihn weit vor sich zum Boden. Wählen Sie die Haltung, die Ihrem Nacken angenehm ist.

› Lassen Sie Ihre Arme neben dem Körper hängen, sodass die Handflächen zum Körper weisen. (1)
› Verweilen Sie so im ruhigen Gleichgewicht, mit der »Achtsamkeit in allen Teilen Ihrer selbst«, und atmen Sie ruhig und gleichmäßig.

ALLGEMEINE WIRKUNG

Kräftigt die gesamte rumpfaufrichtende Muskulatur, vor allem aber die Fuß-, Bein- und Beckenbodenmuskeln • verbessert die »Muskelpumpe« der Beine und fördert den venösen und lymphatischen Rückfluss • verbessert das Körperbewusstsein für die Aufrichtung und Ausrichtung der inneren Achsen (Alignement) • stärkt das Standvermögen und die Stabilität von Körper und Geist • stärkt das Selbstbewusstsein und die innere Klarheit • harmonisiert alle drei Doshas, wenn korrekt ausgeführt

Vorsicht ist geboten ...

- bei X-Beinen und Knick-Senk-Füßen: Achten Sie unbedingt darauf, die Füße parallel zu halten und die Außenkanten der Fersen zu belasten!
- bei überstreckbaren Kniegelenken: Achten Sie darauf, die Kniegelenke in den Energielinien – im Alignement – zu halten.
- bei starkem Hohlkreuz: Achten Sie unbedingt darauf, während der gesamten Übungsdauer den Beckenboden durch den Druck der Außenkanten der Fersen gegen oder in den Boden aktiviert zu halten.
- bei extrem niedrigem Blutdruck: Achten Sie darauf, während der ganzen Übung die Muskelspannung zu halten und tief und intensiv zu atmen, am bestem mit Ujjayi (Seite 162).

Üben Sie den Berg nicht ...

- bei akuten Beschwerden in den Hüft- und Kniegelenken
- bei schwerer Gelenksarthrose in den Knien oder Füßen oder wenn aufgrund entzündlicher Prozesse die Knie geschwollen und heiß sind
- bei akuten Beschwerden im unteren Rücken
- bei akutem Bandscheibenvorfall

Die Katze · Cakravakasana

Die Katze gehört zu den Basisübungen des modernen Hatha-Yoga. Sie ist eines der wichtigsten Asanas am Beginn der Yogapraxis, um zu erfahren, wo der Rücken beweglich ist und wo er mobilisiert werden sollte. Die Katze-Bewegung wird immer dynamisch ausgeführt und hilft, den Fluss der Lebensenergie zwischen Becken und Kopf zu aktivieren und auszugleichen.

DIE GRUNDÜBUNG

- Kommen Sie in den Vierfüßlerstand. Stellen Sie Ihre Hände genau unter die Schultergelenke und Ihre Knie unter die Hüftgelenke.
- Stellen Sie sich vor, dass Sie Becken und Steißbein nach unten und innen einrollen wie eine Katze, die ihren Schwanz einzieht. Wölben Sie Ihren unteren Rücken nach oben, dann die Rückseite der Taille und den Bereich zwischen den Schulterblättern, sodass Ihr Rücken an einen Katzenbuckel erinnert. Stellen Sie sich vor, dass Ihre Wirbelsäule in einem harmonisch geschwungenen C-Bogen nach oben weist. (1)
- Heben Sie dann das Steißbein – wie eine Katze, die ihren Schwanz aufstellt – und kippen Sie Ihr Becken. Lassen Sie Ihren unteren Rücken etwas ins Hohlkreuz sinken. Biegen Sie Ihre gesamte Wirbelsäule vom Becken bis zum Kopf nach unten durch, vor allem zwischen den Schulterblättern.
- Heben Sie Hals und Kopf, ohne sich im Nacken zu verkürzen. Wölben Sie Ihre Wirbelsäule in einem harmonisch geschwungenen C-Bogen nach unten. (2)

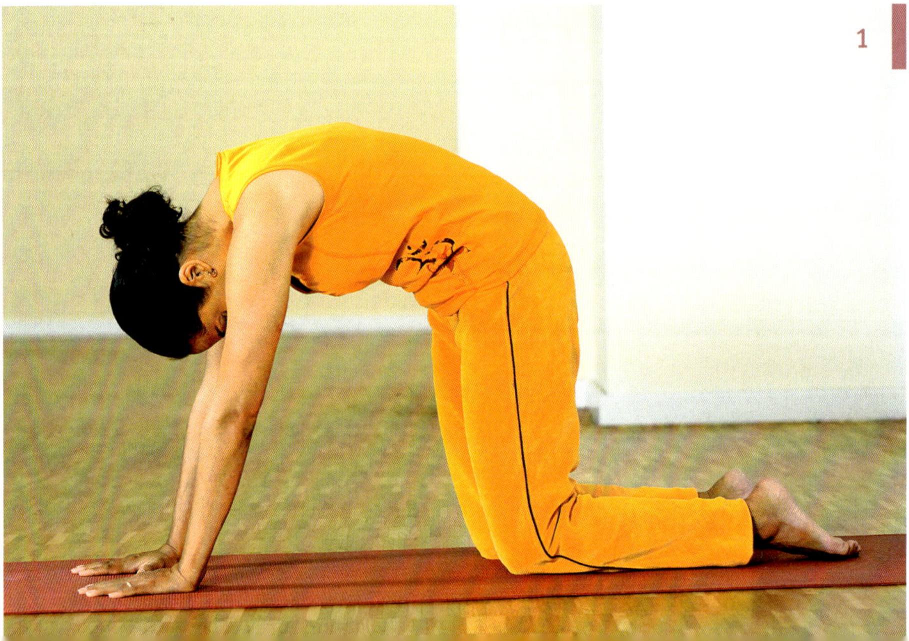

1

WIRKUNG AUS AYURVEDISCHER SICHT

VATA: Reduziert sanft Vata, wenn die Katze ausreichend lange geübt wird. Die beste Atemform, um Vata zu besänftigen, ist Ujjayi oder die ruhige, tiefe Atmung. Das Asana wird ausschließlich in Bewegung ausgeführt.

PITTA: Reduziert sanft Pitta, solange die Katze mit Leichtigkeit geübt werden kann. Die beste Atemform, die Pitta ausgleicht, ist Ujjayi oder eine ruhige, tiefe Atmung. Das Asana wird ausschließlich in Bewegung ausgeführt.

KAPHA: Reduziert sanft Kapha, wenn die Katze länger geübt und die Wirbelsäule beweglicher wird. Die beste Atemform, um Kapha zu besänftigen, ist Ujjayi oder die vollständige Atmung, intensiv geübt. Die Atmung soll sich deutlich vertiefen. Das Asana wird ausschließlich in Bewegung ausgeführt.

- Fahren Sie langsam und äußerst achtsam fort – während Sie ruhig weiteratmen –, Ihre Wirbelsäule immer vom Steißbein bis zum Kopf in einer fließenden, sanften Bewegung nach oben und nach unten zu biegen. Begleiten Sie die Bewegung mit Ihrer Aufmerksamkeit und versuchen Sie, kein einziges Wirbelsegment auszulassen. Wenn Sie merken, dass Ihr Rücken noch nicht durchlässig ist, stellen Sie sich vor, wie die Bewegung durch diese Blockierung hindurchfließt.
- Halten Sie inne, wenn Ihr Körper oder Ihre Aufmerksamkeit ermüdet. Spüren Sie anschließend in einem aufrechten Sitz Ihrer Wahl nach.

VARIANTE

Für besonders empfindliche Rücken

- Stützen Sie sich auf die Unterarme statt auf die Hände.

2

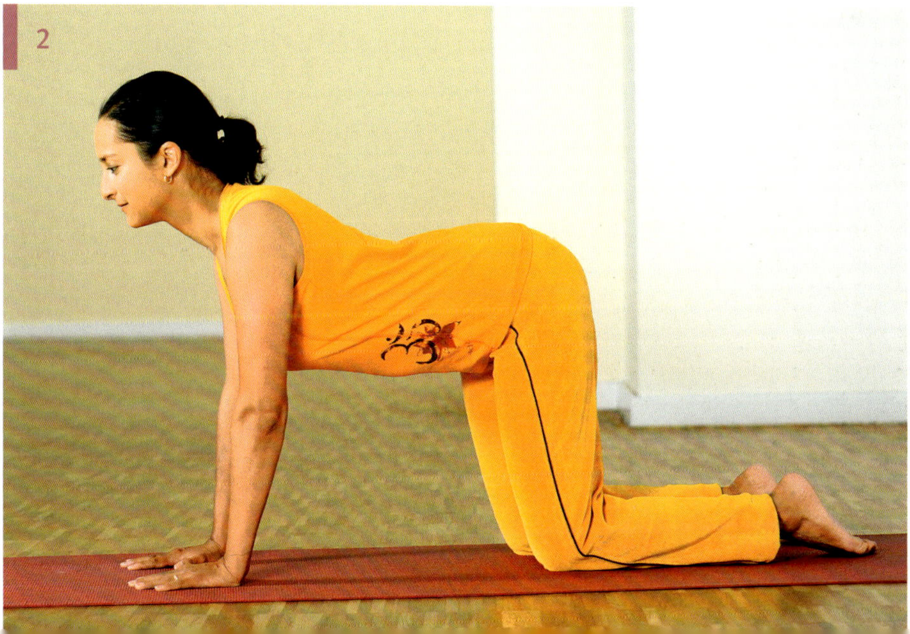

DIE LANG GEDEHNTE DREHUNG

Zur Entspannung des unteren Rückens

- Kommen Sie in den Vierfüßlerstand. Stellen Sie Ihre Hände etwas weiter nach vorn, sodass sie sich ungefähr unter Ihrem Gesicht befinden.
- Atmen Sie ein. Legen Sie die rechte Hand mit dem Handrücken auf, sodass die Fingerspitzen nach links weisen.
- Gleiten Sie ausatmend mit der rechten Hand um das linke Handgelenk herum und dann an der Kleinfingerseite entlang nach links vorn. Die rechte Schulter und das rechte Ohr sinken so weit wie möglich Richtung Boden. (3) Lassen Sie sich ganz wohlig in diese lang gezogene Drehung hineingleiten.
- Drücken Sie einatmend mit der linken Handwurzel fest in oder gegen den Boden und kommen Sie dadurch langsam zurück in die Ausgangshaltung.
- Lassen Sie dann ausatmend Ihre linke Hand um das rechte Handgelenk herum nach rechts vorn gleiten.
- Fahren Sie damit in Ihrem Atemrhythmus fort, bis Sie zu ermüden beginnen.
- Spüren Sie noch eine kleine Weile in einem Sitz Ihrer Wahl nach.

ALLGEMEINE WIRKUNG

Mobilisiert alle Gelenke der Wirbelsäule • verbessert den Gewebestoffwechsel der Rückenmuskulatur und dehnt diese sanft • mobilisiert den Brustkorb • regt die Atmung an • verbessert die Selbstwahrnehmung • wirkt ausgleichend und harmonisierend auf alle drei Doshas

Vorsicht ist geboten ...

- bei Hexenschuss
- bei Sehnenscheidenentzündung, Karpaltunnelsyndrom, Überbein am Handgelenk: Üben Sie die Katze im Unterarmstand.
- bei empfindlichen Kniegelenken: Polstern Sie bitte Ihre Knie gut ab.

Üben Sie die Katze nicht ...

- bei akuten Bandscheibenproblemen
- bei akuten Entzündungen in den belasteten Gelenken

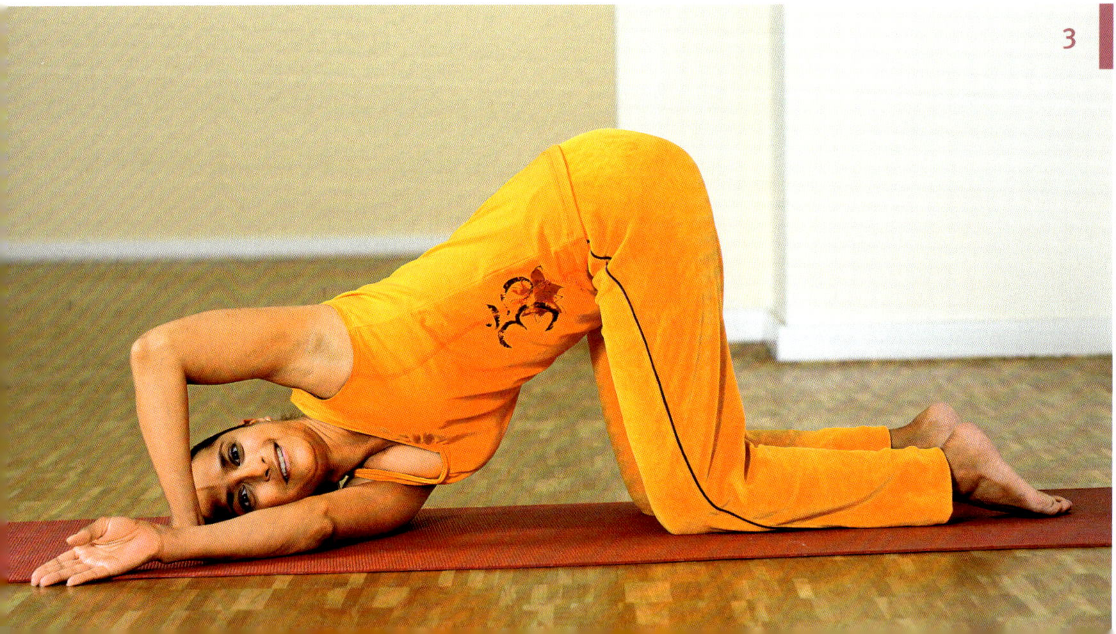
3

Verdauungsanregende Übung · Apanasana

Apanasana ist eine Haltung in der Rückenlage, bei der die Oberschenkel im Atemrhythmus an den Bauch gezogen und wieder wegbewegt werden. Der Name Apanasana bezieht sich auf Apana-Vayu, den Aspekt der Lebensenergie, der zuständig ist für jegliche Form von Ausscheidung – hier konkret bezogen auf Ausscheidung im Rahmen der Verdauung.

DIE GRUNDÜBUNG

- Kommen Sie auf einer warmen und weichen Matte in die Rückenlage. Legen Sie sich eventuell ein Kissen unter den Kopf.
- Stellen Sie ein Bein nach dem anderen angebeugt auf, und nehmen Sie die Beine dann nacheinander an den Bauch. Umfangen Sie mit jeder Hand ein Knie.
- Ziehen Sie ausatmend mithilfe der Armkraft beide Beine möglichst dicht an die Bauchdecke, ohne dass sich das Becken oder der untere Rücken vom Boden löst. (1)
- Streben Sie einatmend mit den Knien vom Körper weg, bis die Arme ganz gestreckt sind. (2)
- Lassen Sie die Schultern in breitem Bodenkontakt und den Nacken ganz entspannt.
- Fahren Sie damit eine Weile in Ihrem Atemrhythmus fort: ausatmend die Oberschenkel heranziehen, einatmend vom Körper wegführen.
- Intensivieren Sie die Wirkung auf die Verdauung eventuell dadurch, dass Sie ausatmend zusätzlich noch etwas die Bauchdecke nach innen ziehen.
- Um die Übung zu beenden, lösen Sie die Hände von den Knien und stellen

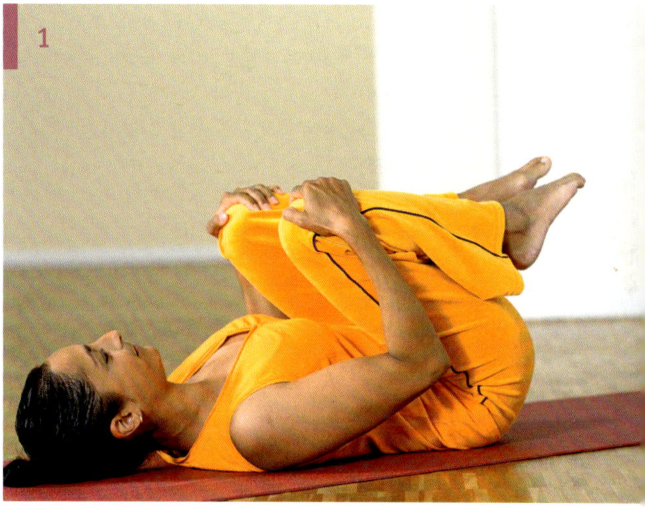
1

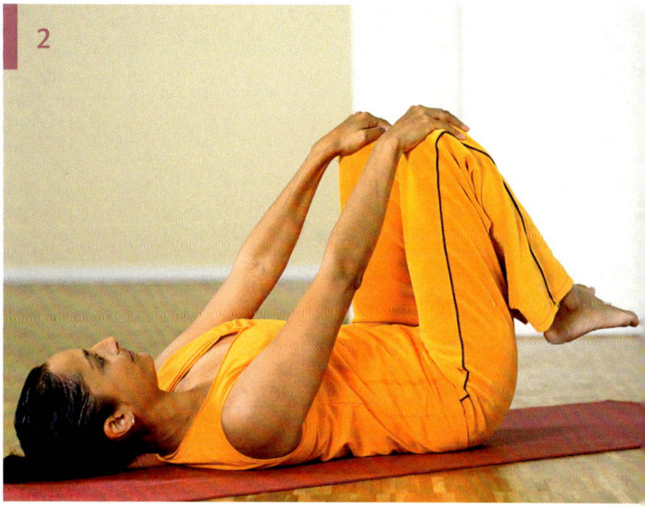
2

WIRKUNG AUS AYURVEDISCHER SICHT

VATA: Reduziert deutlich Vata, auch wenn Apanasana nur kurz geübt wird. Die beste Atemform, um Vata zu besänftigen, ist die ruhige, tiefe Atmung. Das Asana in Bewegung sollte langsam geübt werden.

PITTA: Reduziert Pitta und reguliert Agni, das Verdauungsfeuer, wenn Körper und Geist in der Haltung zur Ruhe kommen. Die beste Atemform ist eine ruhige, vollständige Atmung. Das Asana in Bewegung sollte langsam geübt werden.

KAPHA: Stabilisiert Kapha, da sich Bewegung, Regeneration und Ruhe die Waage halten. Die beste Atemform ist eine tiefe, vollständige Atmung. Das Asana in Bewegung sollte langsam geübt werden.

einen Fuß nach dem anderen zurück zum Boden.

› Spüren Sie noch einen Moment mit angebeugten Beinen im Bauchraum nach. Als wie angeregt erfahren Sie sich im Unter- und im Oberbauch? Wie erfahren Sie Ihren unteren Rücken?

VARIANTE

mit Beinwechsel

› Sie können auch abwechselnd das rechte und das linke Bein fest an den Bauch ziehen und wieder wegbewegen. Beginnen Sie immer mit dem rechten Bein, und enden Sie schließlich mit dem linken. (3)

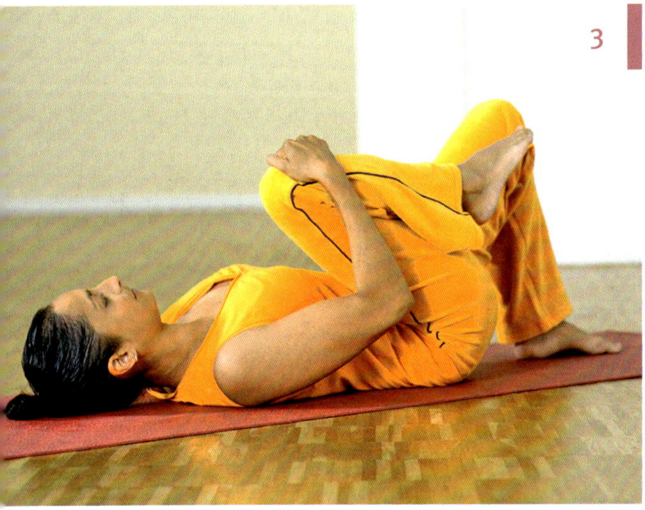

3

ALLGEMEINE WIRKUNG

Entspannt die Organe des Bauchraums • entlastet die Organe des kleinen Beckens (Blase, Gebärmutter) • reguliert das Verdauungsfeuer und hilft bei Blähungen und Verdauungsprobleme • dehnt sanft den unteren Rücken und die Gesäßmuskulatur • entspannt den Lendenbereich • öffnet den Rücken als Atemraum • beruhigt das Nervensystem, hilft auf den Vagus umzuschalten • regeneriert, stabilisiert und harmonisiert Körper und Geist • führt in die eigene Mitte

Vorsicht ist geboten ...

- bei ungeklärten Schmerzen im unteren Rücken
- bei Schmerzen bedingt durch Hüftgelenksarthrose beziehungsweise bei massiven Hüftschmerzen während der Wechseljahre

Üben Sie Apanasana nicht ...

- bei akuten Entzündungen im Bauchraum
- bei akuten Entzündungen im Hüftgelenk und/oder Kniegelenk

Das Siegel des Yoga · Yoga Mudra

Yoga Mudra – oft auch als »Kindshaltung« oder »Das gerollte Blatt« bezeichnet – ist eine regenerierende, stabilisierende und harmonisierende Ausgleichshaltung, in der man sich völlig in sich zurückzieht.

DIE GRUNDÜBUNG

- Kommen Sie auf Ihrer weichen Yogamatte in den Fersensitz. Stellen Sie die Hände vor den Knien auf, und dehnen Sie sich zuerst einmal genüsslich durch.
- Lassen Sie dann die Hände nach vorn gleiten und den Bauch auf die Oberschenkel sinken.
- Lassen Sie ganz allmählich auch die Stirn zum Boden sinken. Ist Ihnen das zu tief, legen Sie sich ein Kissen unter.
- Legen Sie dann die Arme zurück neben den Körper. (1) Entspannen Sie die Rückseite Ihres Rumpfes vom Becken bis zum Hinterkopf und genauso den Bauchraum. Atmen Sie tief und ruhig in den Bauchraum und in den Rücken.
- Verweilen Sie mindestens eine Minute in dieser Haltung.
- Um sie zu verlassen, stellen Sie die Hände neben den Knien auf und drücken sich langsam hoch.

VARIANTE

mit nach vorn gestreckten Armen

Diese Haltung dient oft als Ausgangshaltung für Bewegungsabläufe. Wenn Sie in ihr ruhen wollen, gibt sie Ihnen mehr Weite im Atemraum als die Grundübung.

- Kommen Sie in die Grundübung, aber strecken Sie beide Arme schulterbreit nach vorn aus. (2)

1

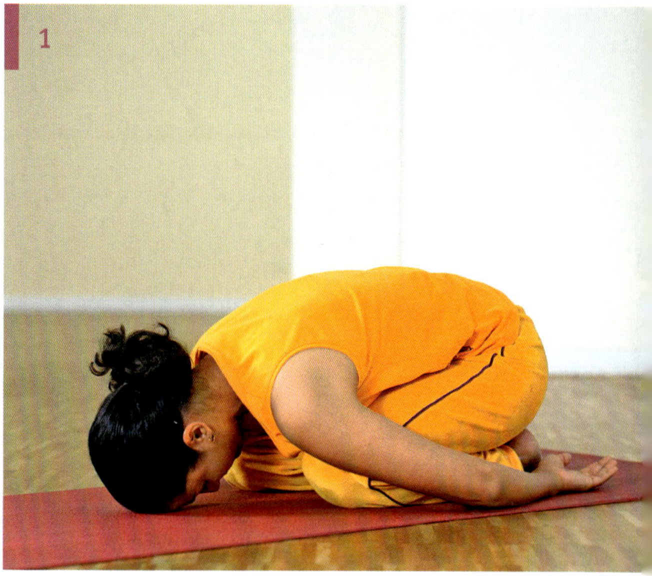

2

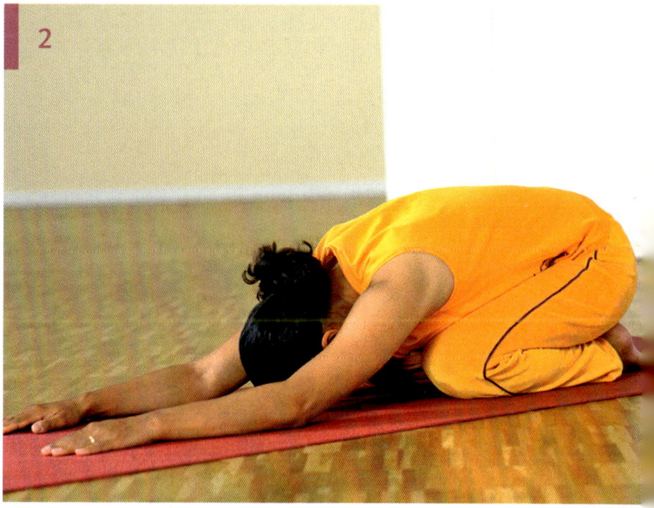

WIRKUNG AUS AYURVEDISCHER SICHT

VATA: Reduziert deutlich Vata, auch wenn Yoga Mudra nur kurz gehalten wird. Die beste Atemform, um Vata zu besänftigen, ist die ruhige, tiefe Atmung, die das Asana ohnehin anbietet. Das Asana im Rahmen von Bewegungsabläufen sollte langsam geübt werden.

PITTA: Reduziert Pitta und reguliert Agni, das Verdauungsfeuer, wenn es gelingt, dass Körper und Geist in der Haltung zur Ruhe kommen. Die beste Atemform ist eine ruhige, vollständige Atmung. Das Asana im Rahmen von Bewegungsabläufen sollte langsam geübt werden.

KAPHA: Erhöht prinzipiell Kapha. Es verbessert aber die Beweglichkeit in der Wirbelsäule. Die beste Atemform ist eine tiefe, vollständige Atmung. Das Asana im Rahmen von Bewegungsabläufen sollte langsam geübt werden.

VARIANTE

mit übereinandergelegten Händen oder einem Fäusteturm

Wählen Sie diese Variante, wenn Sie es angenehmer finden, dass der Kopf etwas höher liegt.

- Kommen Sie in die Grundhaltung, aber legen Sie beide Hände übereinander oder stellen Sie die zu Fäusten geballten Hände übereinander.
- Lassen Sie die Stirn auf die Handrücken oder die Fäuste sinken. (3)
- Lassen Sie gleichzeitig das Becken so weit wie möglich zu den Fersen sinken.

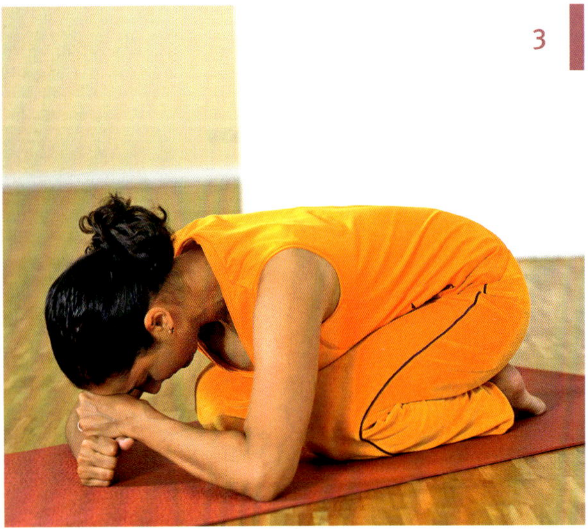

3

ALLGEMEINE WIRKUNG

Entspannt die Organe des Bauchraums • entlastet die Organe des kleinen Beckens (Blase, Gebärmutter) • dehnt den unteren Rücken und die Gesäßmuskulatur • öffnet den Rücken als Atemraum • beruhigt das Nervensystem, hilft auf den Vagus umzuschalten • hilft bei Schlafstörungen • regeneriert, stabilisiert und harmonisiert Körper und Geist • führt in die eigene Mitte

Vorsicht ist geboten …

- bei ungeklärten Schmerzen im unteren Rücken
- bei Schmerzen bedingt durch Hüftgelenksarthrose oder bei massiven Hüftschmerzen während der Wechseljahre

Üben Sie Yoga Mudra nicht …

- bei akuten Entzündungen im Bauchraum
- bei akuten Beschwerden im unteren Rücken
- bei akuten Entzündungen im Hüftgelenk und/oder Kniegelenk

Ruhehaltung in der Rückenlage · Shavasana

Shavasana ist die klassische Ruhehaltung im Yoga. Shava heißt Leichnam – der Körper soll in dieser Haltung ganz tief ruhen, während der Geist jedoch wach bleibt. Die Ruhehaltung sollte Bestandteil einer jeden Yogapraxis sein und vorzugsweise am Beginn und/oder am Ende geübt werden.

Halten Sie eine leichte, warme Decke und eventuell ein Kissen für den Kopf und ein Polster zur Unterstützung der Knie bereit.

DIE GRUNDÜBUNG

- Kommen Sie auf einer warmen, weichen Yogamatte in die Rückenlage. Decken Sie sich zu und unterstützen Sie eventuell den Kopf oder die Knie.
- Lassen Sie die Beine entspannt aus den Hüftgelenken zur Seite sinken. Legen Sie die Arme so neben dem Körper ab, dass Sie möglichst alle Spannung in den Schultern loslassen können.
- Schließen Sie die Augen, und ziehen Sie sich mit der Wahrnehmung ganz in Ihren Körper zurück – wie eine Schildkröte Gliedmaßen und Kopf einzieht.
- Atmen Sie ruhig und tief in den Bauchraum, und geben Sie sich mit jedem Atemzug etwas mehr an den Boden ab. Versuchen Sie, absolut regungslos – wie eine Tote – zu liegen, sodass sich Ihre Wahrnehmung langsam aus dem Körper zurückzieht, während der Geist ganz wach und klar bleibt. (1)
- Verweilen Sie so mehrere Minuten lang bis zu einer Viertelstunde.

1

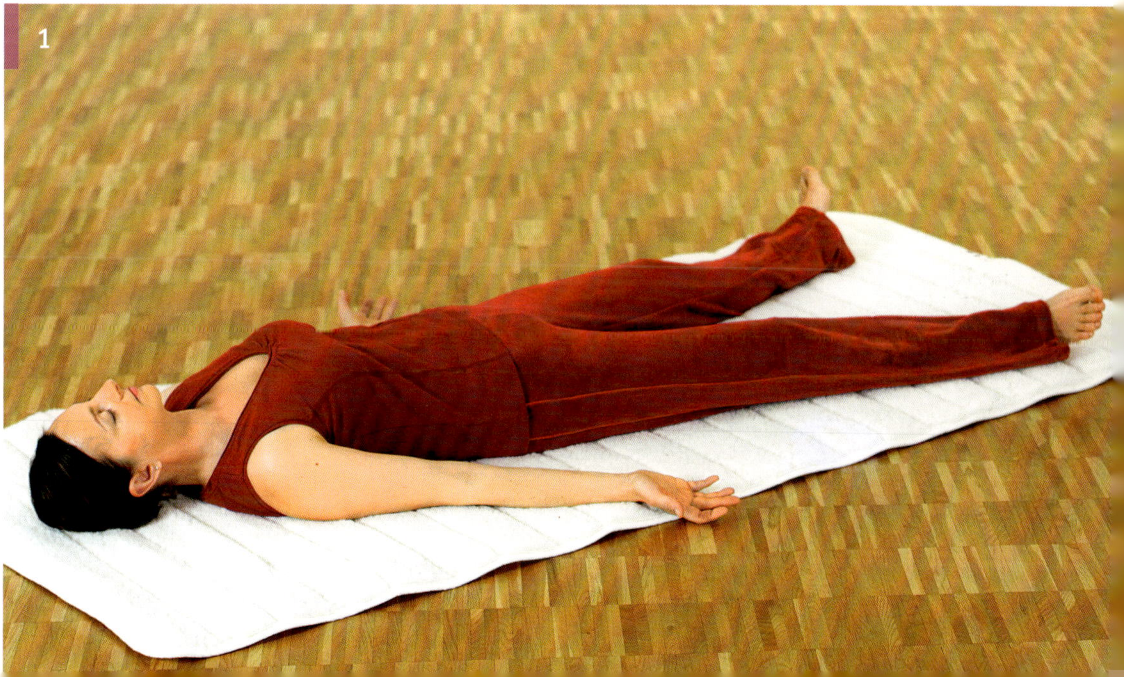

- Um die Haltung zu verlassen, dehnen Sie sich wohlig in alle Richtungen. Bleiben Sie noch einige Atemzüge in der Seitenlage, bevor Sie sich aufrichten.

GESCHLOSSENE VARIANTE

Zur Regeneration und um leichter wieder einzuschlafen

Diese Haltung ist besonders gut geeignet, um sich in 10 bis 15 Minuten so zu erholen wie nach einem ausgiebigen Mittagsschläfchen. Sie hilft außerdem vielen Menschen, wieder einzuschlafen, wenn sie nachts wach geworden sind – oder verhilft auch ohne viele Stunden Schlaf zu einer regenerierenden Nachtruhe.

- Kommen Sie auf Ihrer weichen Yogamatte in die Rückenlage. Legen Sie sich eventuell ein Kissen unter den Kopf, und decken Sie sich zu.
- Kreuzen Sie die Fußgelenke, und legen Sie eine Hand auf den Bauch und die andere auf die Brust. (2) Achten Sie darauf, dass die Haltung ganz bequem ist und nichts drückt.
- Schließen Sie die Augen und konzentrieren Sie sich auf Ihre Atmung: Atmen Sie tief und ruhig unter Ihre Hände.
- Verweilen Sie so – wenn Sie die Übung als Siesta-Ersatz nutzen – 10 bis 15 Minuten lang, ohne einzuschlafen.
- Um die Haltung zu verlassen, räkeln und strecken Sie sich ausgiebig. Werden Sie sich dessen bewusst, wie erfrischt und wach Sie nun sind!

VARIANTE BEI RÜCKENSCHMERZEN

mit hochgelagerten Beinen

- Legen Sie sich auf den Rücken, und lagern Sie Ihre Beine hoch, sodass sich die Oberschenkel in der Senkrechten befinden und die Unterschenkel parallel zum Boden liegen. (3)
  Bei sporadisch auftretenden Belastungsschmerzen können Sie die Unter-

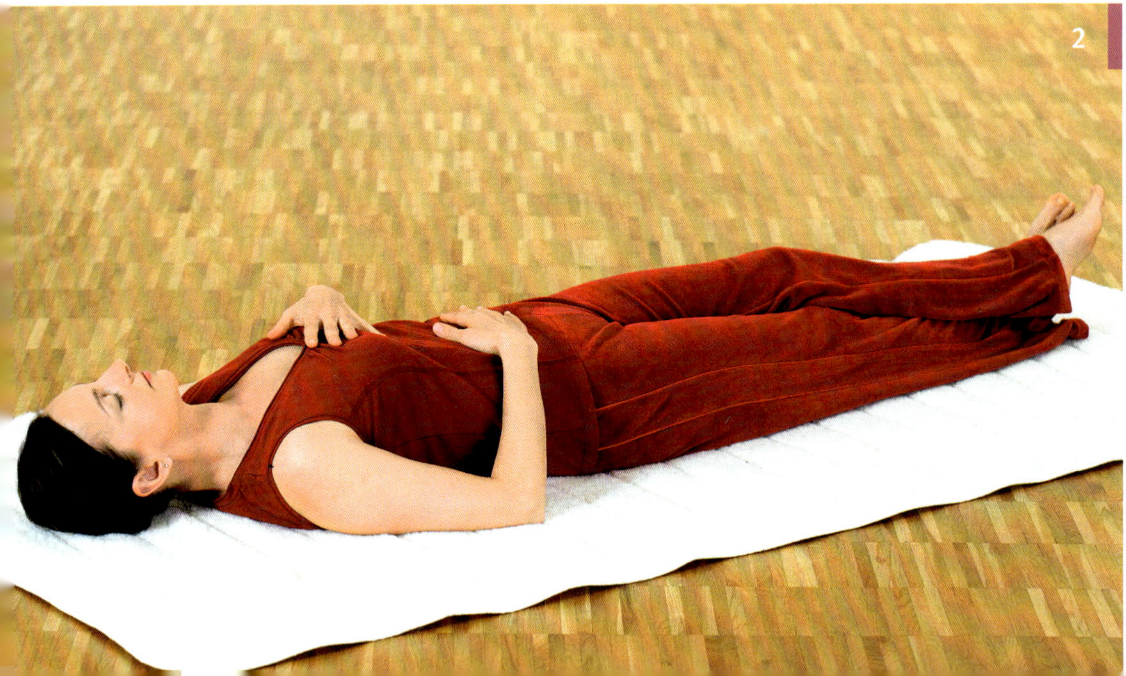

2

WIRKUNG AUS AYURVEDISCHER SICHT

VATA: Reduziert deutlich Vata. Wichtig bei Vata-Konstitution oder Vata-Störungen ist eine regelmäßige und lang andauernde Übungspraxis. Die beste Atemform, um Vata zu besänftigen, ist die ruhige, tiefe Atmung. Das Asana in Bewegung ist unüblich.

PITTA: Reduziert deutlich Pitta, wenn es gelingt, dass Körper und Geist in der Haltung zur Ruhe kommen. Wichtig bei Pitta-Konstitution oder Pitta-Störungen ist eine regelmäßige, aber relativ kurz andauernde Übungspraxis von Shavasana. Die beste Atemform ist eine ruhige, vollständige Atmung. Das Asana in Bewegung ist unüblich.

KAPHA: Erhöht zwar Kapha und sollte deswegen nicht zu lange geübt werden, ist aber dennoch notwendig zum Ausgleich, zur Regeneration und Harmonisierung von Körper und Geist. Die beste Atemform ist eine tiefe, vollständige Atmung. Das Asana in Bewegung ist unüblich.

schenkel auf die Sitzfläche eines Klappstuhls, Sessels, Sofas oder auf ein Bett legen. Wenn Sie häufig Rückenschmerzen haben, empfiehlt sich die Anschaffung eines Spezialkissens in der richtigen Größe (Bezugsquellen Seite 238).

› Bleiben Sie bei starken Rückenschmerzen mindestens eine halbe Stunde in dieser Winkellagerung, um die gestauchten Bandscheiben und Wirbelgelenke zu entlasten.

ALLGEMEINE WIRKUNG

Entspannt die inneren Organe • entspannt die Rückseite des Körpers mit der gesamten Aufrichtemuskulatur • beruhigt das Nervensystem, hilft auf den Vagus umzuschalten • regeneriert, stabilisiert und harmonisiert Körper und Geist • führt in die eigene Mitte

Vorsicht ist geboten …

- bei Schmerzen im unteren Rücken: Legen Sie sich ein Polster unter die Knie.
- bei Nackenschmerzen: Legen Sie sich ein Kissen oder eine kleine Rolle unter den Kopf oder den Nacken.

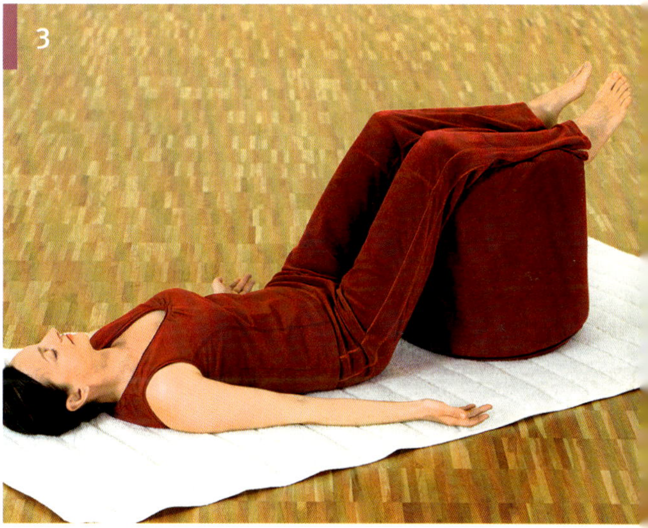

- bei fortgeschrittener Schwangerschaft: Beugen Sie in diesem Fall ein Bein seitlich an und kommen Sie in die Bauch-Seitenlage mit Polster (Seite 87).

Üben Sie Shavasana nicht …

- wenn Sie sehr unruhig oder depressiv sind: Ziehen Sie dann zur Regeneration entweder die Bauch-(Seiten-)lage (Seite 86) oder Yoga Mudra (Seite 81) vor.

Entspannungshaltung in der Bauchlage

In dieser Haltung fällt es vielen Menschen besonders leicht, sich energetisch aufzuladen und sich zu regenerieren. Die hier angeleitete tiefe Atmung schützt außerdem den unteren Rücken, denn sie bewegt ihn in der Bauchlage von innen her, belebt die Muskulatur und bewahrt die Lendenwirbelsäule auf diese Weise davor, in die Stauchung zu sinken.

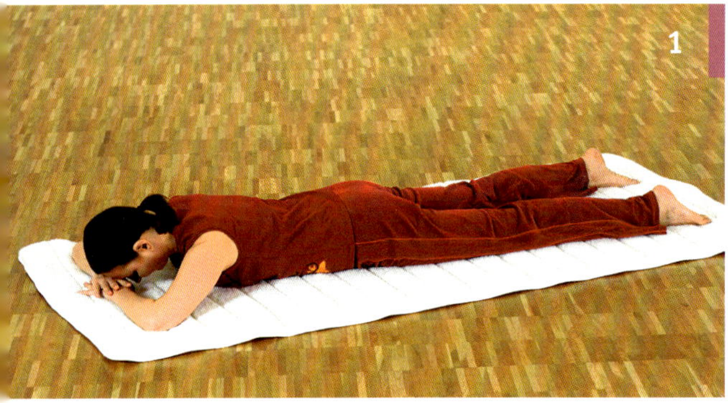

1

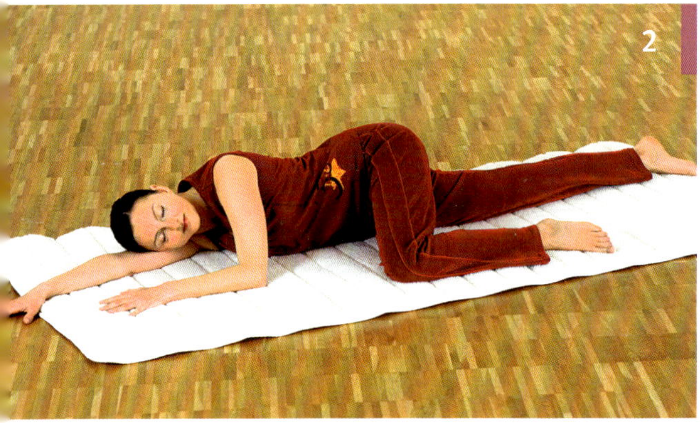

2

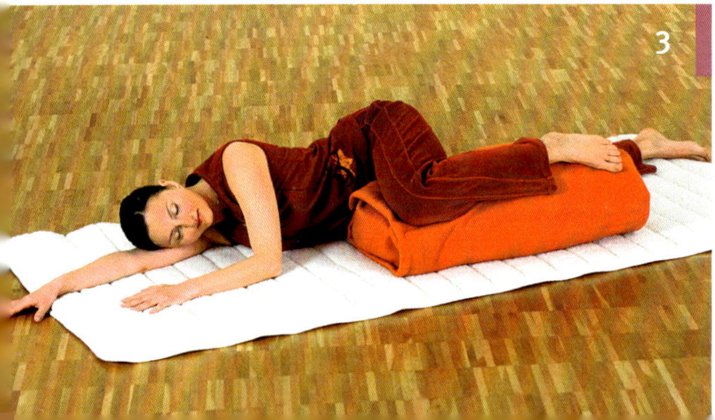

3

DER DELFIN · MAKARASANA

- Kommen Sie auf einer weichen, warmen Yogamatte in die Bauchlage. Grätschen Sie die Beine leicht, sodass Sie die Leisten und die Innenseiten der Oberschenkel zum Boden hinunter schmiegen können. Finden Sie eine bequeme Stellung für Ihre Füße.
- Drehen Sie den Kopf so, dass sich Ihr Nacken wohlfühlt. Wenn sich keine Seitlagerung gut anfühlt, dann legen Sie die Hände übereinander und die Stirn oder eine Schläfe auf die Handrücken. (1) Legen Sie sonst die Arme neben dem Körper ab.
- Verweilen Sie so einige Minuten lang, und atmen Sie ruhig und tief zur Rückseite der Taille oder in den Beckenraum. Beobachten Sie, wie Ihr Atem mit jedem Einatem die Wirbelsäule etwas in die Länge dehnt und sie ausatmend wieder entlässt – oder wie Ihr Einatem durch den unteren Rücken in den Beckenraum strömt, um diesen von innen her zu weiten und zu entspannen.
- Um die Haltung zu verlassen, räkeln Sie sich wohlig durch und kommen dann langsam über die Seite wieder hoch in den Sitz.

WIRKUNG AUS AYURVEDISCHER SICHT

VATA: Reduziert deutlich Vata. Wichtig bei Vata-Konstitution oder Vata-Störungen ist eine regelmäßige und lang andauernde Übungspraxis. Die beste Atemform, um Vata zu besänftigen, ist die ruhige, tiefe Atmung. Das Asana in Bewegung ist unüblich.

PITTA: Reduziert deutlich Pitta, wenn es gelingt, dass Körper und Geist in der Haltung zur Ruhe kommen. Wichtig bei Pitta-Konstitution oder Pitta-Störungen ist eine regelmäßige, aber relativ kurz andauernde Übungspraxis. Die beste Atemform ist eine ruhige, vollständige Atmung. Das Asana in Bewegung ist unüblich.

KAPHA: Erhöht zwar Kapha und sollte deswegen nicht zu lange geübt werden, ist aber dennoch notwendig zum Ausgleich, zur Regeneration und Harmonisierung von Körper und Geist. Die beste Atemform ist eine tiefe, vollständige Atmung. Das Asana in Bewegung ist unüblich.

DIE BAUCH-SEITENLAGE

Diese Haltung schätzen all diejenigen, deren unterer Rücken empfindlich ist. Auch ist sie ideal, wenn Sie Ihren Bauch entspannen wollen oder in der Rückenlage immer sofort einschlafen.

- Kommen Sie auf Ihrer weichen Yogamatte in die Bauchlage.
- Strecken Sie den rechten Arm in Verlängerung des Körpers aus, und legen Sie Ihren Kopf auf den Oberarm.
- Winkeln Sie das linke Bein an und ziehen Sie das Knie so weit zu sich heran, bis Sie merken, dass Sie angenehm liegen. Unterpolstern Sie dieses Knie eventuell mit einem Kissen.
- Finden Sie einen bequemen Platz für Ihren linken Arm. (2)
- Verweilen Sie so, und atmen Sie ruhig und tief weiter. Wenn Sie nicht wirklich bequem liegen, probieren Sie die Haltung einmal seitenverkehrt.
- Bevor Sie die Haltung verlassen, dehnen Sie sich ausgiebig und wohlig durch.

ALLGEMEINE WIRKUNG

Entspannt die inneren Organe • entspannt die Rückseite des Körpers mit der gesamten Aufrichtemuskulatur • hilft die Ausatmung zu verstärken und damit die Atemwege zu entspannen • vertieft die Atmung im Rücken • lenkt die Atemerfahrung in den unteren Rücken und den Beckenraum • beruhigt das Nervensystem, hilft auf den Vagus umzuschalten • regeneriert, stabilisiert und harmonisiert nachhaltig Körper und Geist • führt in die eigene Mitte

Vorsicht ist geboten ...

- bei Schmerzen im unteren Rücken: Legen Sie sich ein flaches Kissen unter den Bauch oder eine Rolle unter die Fußgelenke.
- bei Nackenschmerzen: Legen Sie sich ein Kissen oder eine kleine Rolle unter die Stirn.
- bei starkem Übergewicht oder fortgeschrittener Schwangerschaft: Beugen Sie dann ein Bein seitlich an, kommen Sie in die Bauch-Seitenlage, und stützen Sie Ihr angewinkeltes Bein mit einem Polster ab. (3)

Üben Sie die Bauchlage nicht ...

- bei akuten Entzündungen im Bauchraum

Die kraftvolle Haltung · Utkatasana

Die Kraftvolle Haltung und ihre Adler-Variante sind zwei Standhaltungen, die sich sehr gut dazu eignen, auch ohne Yogamatte einfach immer mal wieder zwischendurch geübt zu werden. Wichtig ist, die Beine vorher aufzuwärmen, zum Beispiel mit der Kundalini-Übung 6 »Die Beine rhythmisch heranziehen« (Seite 147) und mit der hier beschriebenen Variante zwischen Hocke und Vorbeuge.

DIE GRUNDÜBUNG

- Stellen Sie sich auf eine rutschfeste Matte, die Füßen parallel und hüftgelenkbreit voneinander entfernt. Schmiegen Sie die Außenkanten der Fersen kraftvoll an den Boden.
- Beugen Sie die Beine und achten Sie darauf, dass die Knie gerade nach vorn weisen, nicht nach innen oder außen.
- Streben Sie mit dem Gesäß weit nach hinten und unten. Lassen Sie den Oberkörper dabei möglichst aufgerichtet.
- Wenn Sie die Beine nicht weiter beugen können, heben Sie die Arme. Streben Sie nun mit beiden Sitzhöckern nach unten-hinten und über Fingerspitzen und Scheitelpunkt nach oben. (1)
- Überprüfen Sie immer wieder, ob die Außenkanten der Fersen noch fest an den Boden geschmiegt sind und die Knie gerade nach vorn weisen.
- Verweilen Sie ruhig und tief atmend in dieser kraftvollen Haltung.
- Um die Haltung zu verlassen, drücken Sie sich kraftvoll vom Boden weg und kommen hoch in den Stand.
  Spüren Sie nach und werden Sie sich dessen bewusst, wie Sie sich jetzt in Ihren Beinen und Füßen wahrnehmen und wie Sie sich im Stand erfahren.

VARIANTE: DER ADLER

- Stellen Sie sich auf eine rutschfeste Matte, die Füßen parallel und hüftgelenkbreit voneinander entfernt. Schmiegen Sie die Außenkanten der Fersen kraftvoll an den Boden.
- Beugen Sie die Beine und achten Sie dabei darauf, dass sich die Knie gerade

1

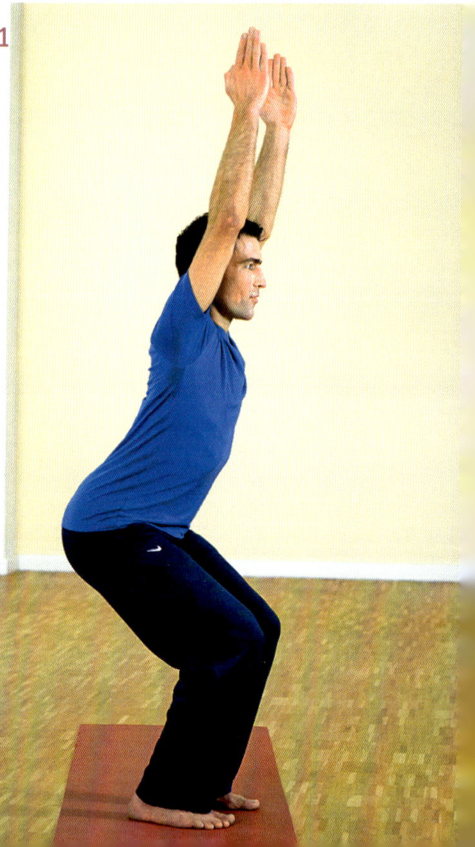

nach vorn – also nicht nach innen oder außen – bewegen.

- Streben Sie mit dem Gesäß weit nach hinten und unten. Wenn sich die Oberschenkel ungefähr parallel zum Boden befinden, legen Sie Ihren Bauch auf sie auf.
- Breiten Sie beide Arme seitlich in Schulterhöhe wie weite Flügel aus. Achten Sie darauf, dass sich Ihre Arme direkt in der Verlängerung der Schultern befinden. (2)
- Verweilen Sie so, und atmen Sie ruhig und tief weiter.
- Um die Haltung zu verlassen, drücken Sie sich kraftvoll vom Boden weg und kommen hoch in den Stand.
  Spüren Sie nach und werden Sie sich dessen bewusst, wie kraftvoll Sie sich jetzt innerlich erfahren.

VARIANTE: WECHSEL ZWISCHEN HOCKE UND VORBEUGE

Zur Vorbereitung von Utkatasana

- Stellen Sie sich auf eine rutschfeste Matte, die Füße parallel und hüftgelenkbreit voneinander entfernt.
- Kommen Sie langsam in die Hocke, und heben Sie – falls notwendig – die Fersen. Stellen Sie die Fingerkuppen vor den Füßen auf. (3)
- Heben Sie das Becken, und strecken Sie die Beine nur so weit, dass Sie die Fingerspitzen am Boden lassen können. Dieser Bodenkontakt ist wichtig, um den Rücken vor einer Überdehnung zu schützen! (4)
- Fahren Sie fort, im Wechsel in die Hocke zu gehen und die Beine zu strecken. Wenn Sie empfindliche Knie

2

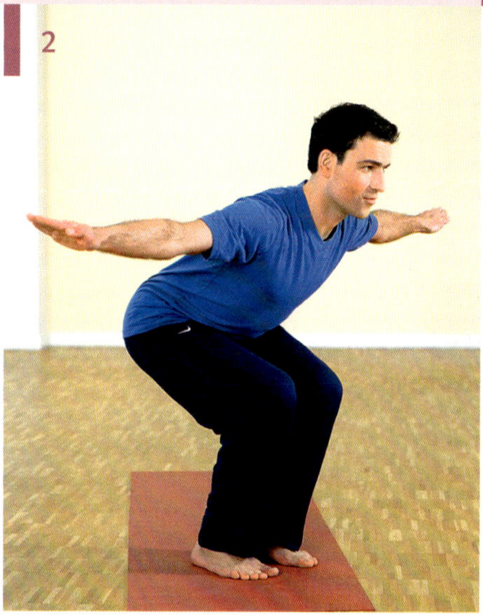

3

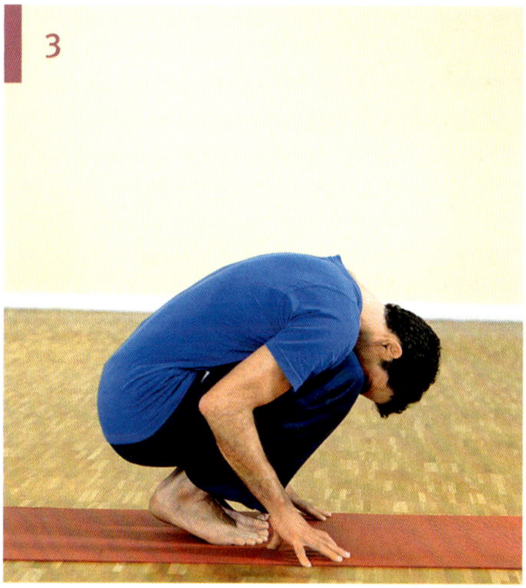

4

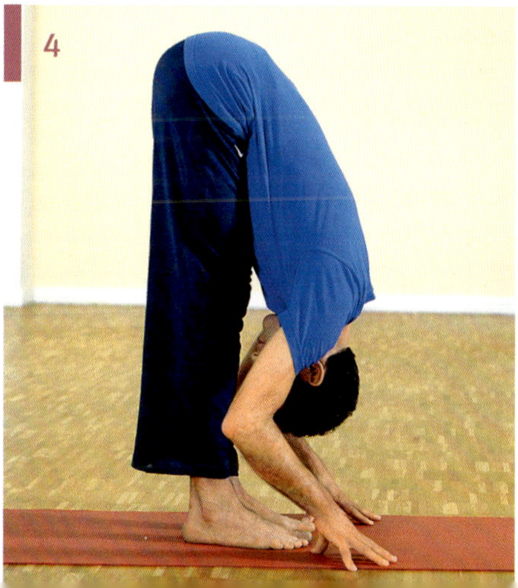

WIRKUNG AUS AYURVEDISCHER SICHT

VATA: Reduziert intensiv Vata, wenn die Kraftvolle Haltung ausreichend lange gehalten wird. Die beste Atemform, um Vata zu besänftigen, ist eine intensive, tiefe Atmung. Das Asana in Bewegung soll zur Vata-Besänftigung langsam ausgeführt werden.

PITTA: Erhöht Pitta durch die intensive Stoffwechselanregung. Gleichzeitig wird der Gewebestoffwechsel (Gewebe-Agni) verbessert. Die beste Atemform, um Pitta anzuregen, ist eine intensive, vollständige Atmung. Die Atmung soll sich vertiefen. Das Asana in Bewegung soll zur Pitta-Anregung langsam ausgeführt werden.

KAPHA: Reduziert Kapha, wenn sie sehr lange gehalten wird. Der Körper soll ins Schwitzen kommen! Die beste Atemform zum Kapha-Abbau ist eine intensive Feueratmung oder vollständige Atmung. Sie soll sich deutlich vertiefen. Das Asana in Bewegung wird zum Kapha-Abbau etwas schneller, intensiver und rhythmisch geübt.

haben, machen Sie die Bewegung ganz langsam. Haben Sie dagegen keine Knieprobleme, so lassen Sie die Bewegung nach und nach immer schneller werden, bis Sie sich ganz warm und durchblutet fühlen.

› Um die Übung zu beenden, stellen Sie in der Vorbeuge einen Fuß nach dem anderen nach hinten und kommen so in den Hund (Seite 122). Dehnen Sie wohlig die Rückseiten der Beine. Verweilen Sie so einige Atemzüge lang.
› Kommen Sie anschließend über die Vorbeuge im Stand in den aufrechten Stand, und spüren Sie nach, wie Sie sich jetzt in Ihren Beinen erfahren.

ALLGEMEINE WIRKUNG

Kräftigt die gesamte Muskulatur der Füße, der Beine, des Beckenbodens und des Rückens • dehnt die Gesäßmuskulatur • dehnt die Wadenmuskulatur und die Achillessehne • verbessert die »Muskelpumpe« der Beine und fördert den venösen und lymphatischen Rückfluss • regt den Stoffwechsel an • vertieft die Atmung • stärkt Durchhaltevermögen und Kraft • hervorragende Übung für die Osteoporose-Prophylaxe

Vorsicht ist geboten ...

- bei empfindlichen Knien: Steigern Sie die Übungsdauer nur allmählich. Dasselbe gilt für instabile Kniegelenke.
- bei Knick-Senk-Füßen: Achten Sie unbedingt darauf, die Füße parallel zu halten und die Außenkanten der Fersen zu belasten!
- bei Bluthochdruck: Achten Sie unbedingt darauf, dass Ihr Atem ruhig weiterfließen kann! Betonen Sie die Ausatmung!
- bei Pitta-Störung: Immer nur kurz üben, damit der Körper nicht weiter erhitzt wird!

Üben Sie die Haltungen nicht ...

- bei akuten Beschwerden in den Hüft- und Kniegelenken
- bei schwerer Kniegelenksarthrose oder wenn aufgrund entzündlicher Prozesse die Knie geschwollen und heiß sind
- bei akuten Beschwerden im unteren Rücken
- bei akutem Bandscheibenvorfall
- bei schwerer Pitta-Störung (etwa bei Entzündungsschub): Üben Sie Utkatasana erst dann, wenn die Pitta-Störung beseitigt ist!

Der Held · Virabhadrasana 1 und 2

Held und Bogenschütze sind die wichtigsten Standhaltungen im Hatha-Yoga. Beide sind kraftvoll und intensiv. Sie sollten sie deshalb erst dann üben, wenn Sie sich genügend aufgewärmt haben, zum Beispiel mit den Kundalini-Übungen (Seite 143).

GRUNDÜBUNG: DER HELD

- Kommen Sie in der Mitte einer rutschfesten Unterlage in den aufrechten Stand, die Füße hüftgelenkbreit voneinander entfernt.
- Machen Sie mit dem linken Fuß einen großen Schritt nach vorn und mit dem rechten Fuß einen Schritt nach hinten, sodass die Füße knapp einen Meter voneinander entfernt – und noch immer hüftgelenkbreit (!) – stehen.
- Drehen Sie den rechten Fuß um etwa 10 ° nach außen, strecken Sie das hintere Bein und schmiegen Sie die Außenkante der Ferse fest an den Boden.
- Beugen Sie das linke Bein und achten Sie darauf, dass Sie das Knie eher etwas nach außen führen. Heben Sie gleichzeitig Ihre Arme in einem weiten Bogen über vorn nach oben.
- Je nachdem, wie es für Ihre Schultergelenke stimmt, legen Sie die Handflächen aneinander oder halten die Hände weiter voneinander entfernt. (1)
- Verweilen Sie so ruhig und tief atmend.
- Um die Haltung zu verlassen, ziehen Sie den rechten Fuß nach vorn neben den linken Fuß.
- Wiederholen Sie die Haltung mit dem rechten Bein vorn.

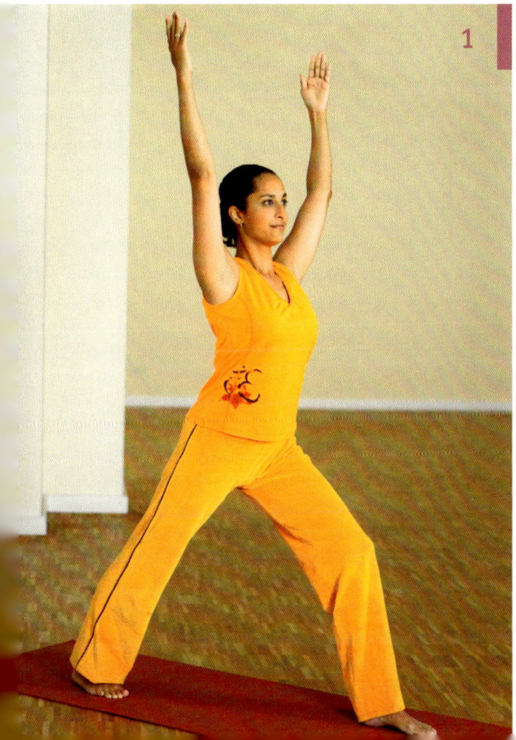
1

VARIANTE

Zur Dehnung der Hüftbeugemuskulatur

Diese Variation der Heldenhaltung ist besonders dann zu empfehlen, wenn Sie viel sitzen müssen und/oder einen empfindlichen unteren Rücken haben.
Wenn Sie empfindliche Knie haben, legen Sie sich ein Kissen unter das hintere Knie.

- Stellen Sie im Kniestand das linke Bein weit nach vorn. Lassen Sie das Becken nach vorn und unten sinken, bis der linke Unterschenkel senkrecht steht. Richten Sie Ihr Becken wieder geradeaus, indem Sie mit der rechten Hüfte etwas nach vorn und mit der linken nach hinten streben.

- Heben Sie den Oberkörper, und legen Sie den Bauch gedehnt auf den linken Oberschenkel. Lassen Sie den Nacken lang, und schauen Sie etwa einen Meter vor sich auf den Boden.
- Stellen Sie die Hände seitlich neben dem linken Fuß auf. (2)
- Lassen Sie die rechte Leiste immer weiter bodenwärts sinken, bis Sie ein deutliches Dehnen verspüren. Achten Sie darauf, dass der vordere Fuß mit der Ferse im Bodenkontakt bleibt.

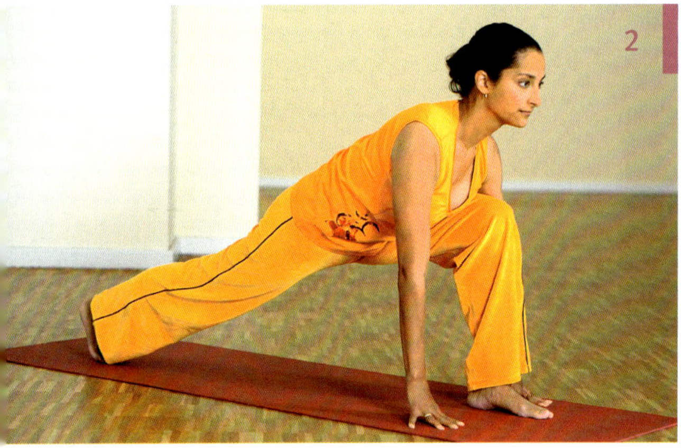
2

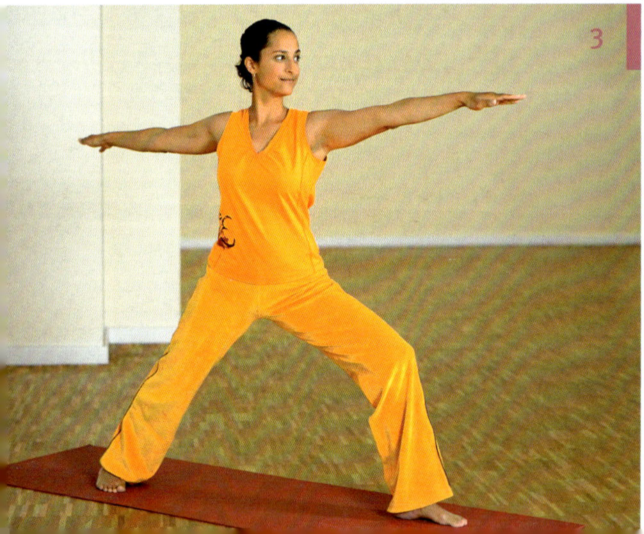
3

Wenn sich die Ferse heben will, schieben Sie den Fuß etwas vor.

- Verweilen Sie so einige Atemzüge lang.
- Um die Haltung zu verlassen, ziehen Sie das linke Bein nach hinten und kommen in die Haltung des Hundes, der nach unten schaut (Seite 122).
- Verweilen Sie so einige Atemzüge lang, und dehnen Sie Ihre Wirbelsäule genüsslich in die Länge.
- Dann schwingen Sie den rechten Fuß nach vorn zwischen die Hände und wiederholen so die Heldenhaltung.

VARIANTE: DER BOGENSCHÜTZE

- Kommen Sie auf einer rutschfesten Unterlage in eine Grätsche, die so weit ist, dass Ihre Füße etwa 1,30 m voneinander entfernt stehen.
- Drehen Sie den linken Fuß um 90° nach außen und den rechten Fuß um etwa 30° nach innen. Achten Sie darauf, dass das Becken in einer Linie mit dem restlichen Körper bleibt, also nicht nach hinten ausweicht.
- Beugen Sie langsam das linke Bein und führen Sie dabei Ihr Knie leicht nach außen. Der linke Oberschenkel sollte ungefähr parallel zum Boden sein.
- Halten Sie das hintere Bein ganz gestreckt, und schmiegen Sie die Außenkante der Ferse ganz fest an den Boden.
- Richten Sie Ihren Rumpf entlang der vertikalen Achse aus.
- Heben Sie dann langsam die Arme in Schulterhöhe und strecken Sie sie parallel zum Boden gerade aus. Überprüfen Sie mit einem Blick nach hinten, ob sich der hintere Arm ebenfalls in dieser Ausrichtung befindet.

WIRKUNG AUS AYURVEDISCHER SICHT

VATA: Reduziert Vata, wenn Held und Bogenschütze ausreichend lange gehalten werden. Die beste Atemform, um Vata zu besänftigen, ist eine intensive, tiefe Atmung. Das Asana in Bewegung soll zur Vata-Besänftigung langsam und sehr bewusst ausgeführt werden.

PITTA: Erhöht Pitta durch die intensive Stoffwechselanregung. Gleichzeitig wird der Gewebestoffwechsel (Gewebe-Agni) verbessert. Die beste Atemform, um Pitta anzuregen, ist eine intensive, vollständige Atmung. Die Atmung soll sich vertiefen. Das Asana in Bewegung soll zur Pitta-Anregung langsam und sehr bewusst ausgeführt werden.

KAPHA: Reduziert Kapha, wenn Held und Bogenschütze lange gehalten werden. Der Körper soll ins Schwitzen kommen! Die beste Atemform zum Kapha-Abbau ist eine intensive Feueratmung oder eine intensive, vollständige Atmung. Die Atmung soll sich deutlich vertiefen. Das Asana in Bewegung soll zum Kapha-Abbau etwas intensiver ausgeführt werden.

› Drehen Sie den Kopf nach links und schauen Sie weit über die Fingerspitzen der linken Hand hinweg in den Raum.
› Verweilen Sie einige ruhige Atemzüge in dieser Haltung. (3)
› Um die Haltung zu verlassen, strecken Sie das linke Bein und lassen die Arme langsam sinken.
› Drehen Sie den rechten Fuß nach außen und den linken nach innen, und wiederholen Sie die Haltung zur rechten Seite.

ALLGEMEINE WIRKUNG

Kräftigt die Muskulatur der Füße, Beine und des Beckenbodens • dehnt die Muskulatur an der Rück- und Innenseite der Beine • dehnt die Leisten, vor allem den großen Hüftbeuger • regt den Stoffwechsel an • verbessert die »Muskelpumpe« der Beine und fördert den venösen und lymphatischen Rückfluss • weitet den Brustkorb und vertieft die Atmung • stärkt Durchhaltevermögen und Kraft, Selbstbewusstsein und innere Klarheit • hervorragende Übung für die Osteoporose-Prophylaxe

Vorsicht ist geboten ...

- bei empfindlichen Knien: Steigern Sie die Übungsdauer nur allmählich. Dasselbe gilt für instabile Kniegelenke.
- bei Knick-Senk-Füßen: Achten Sie darauf, den hinteren Fuß eingedreht zu halten und die Außenkanten der Fersen zu belasten!
- bei starkem Hohlkreuz: Achten Sie unbedingt darauf, den Beckenboden während der gesamten Übung aktiviert zu halten.
- bei starken Verspannungen in Schultern und Nacken: Stellen Sie sich im Bogenschützen vor, dass Sie Ihre Arme auf der Luft ablegen.
- bei Pitta-Störung: Held und Bogenschütze immer nur kurz üben, damit der Körper nicht weiter erhitzt wird!

Üben Sie diese Asanas nicht ...

- bei akuten Beschwerden in den Hüft- und Kniegelenken
- bei schwerer Kniegelenksarthrose oder wenn die Knie aufgrund entzündlicher Prozesse geschwollen und heiß sind
- bei akuten Beschwerden im unteren Rücken
- bei akutem Bandscheibenvorfall
- bei schwerer Pitta-Störung (zum Beispiel bei Entzündungsschub): Die Haltungen erst üben, wenn die Pitta-Störung beseitigt ist!

Die Kobra · Bhujangasana

Die Kobra ist eine Rückbeuge aus der Bauchlage und spricht vor allem den oberen Rücken, den Brustkorb und den Schultergürtel an. Sie ist eine der wichtigsten Haltungen, um den oberen Rücken zu stärken und die oberen Atemräume zu aktivieren. Es gibt viele Varianten, die unterschiedliche Abschnitte und Schichten der rumpfaufrichtenden Muskulatur oder der Zwischenrippenmuskeln ansprechen. Wesentlich ist, dass man sich aus der Kraft der Rückenmuskeln vom Boden aufrichtet und weitgehend auf die Stützkraft der Arme verzichtet.

Machen Sie vor solchen Rückbeugen immer einige Kundalini-Übungen (Seite 143 – wählen Sie unter 1, 2, 3 und 5). Dadurch wird der Brustkorb mobilisiert, sodass Sie Ihre Brustwirbelsäule besser strecken können und sich die Rippen im Bereich des Dekolletés besser heben können.

DIE GRUNDÜBUNG

- In der Bauchlage grätschen Sie die Beine leicht, sodass Sie die Leisten an den Boden schmiegen können. Beobachten Sie einen Moment lang die Atembewegung an der Rückseite der Taille.
- Breiten Sie die Arme seitlich in Schulterhöhe aus, und stellen Sie die Hände dicht neben den Brustkorb oder, wenn das nicht gut möglich ist, unter die Schultern.
- Strecken Sie die Beine vom Nabel aus weit nach hinten, ohne sie jedoch vom Boden zu lösen. Beobachten Sie, wie durch diese Bewegung die Muskeln des Beckenbodens aktiviert werden.

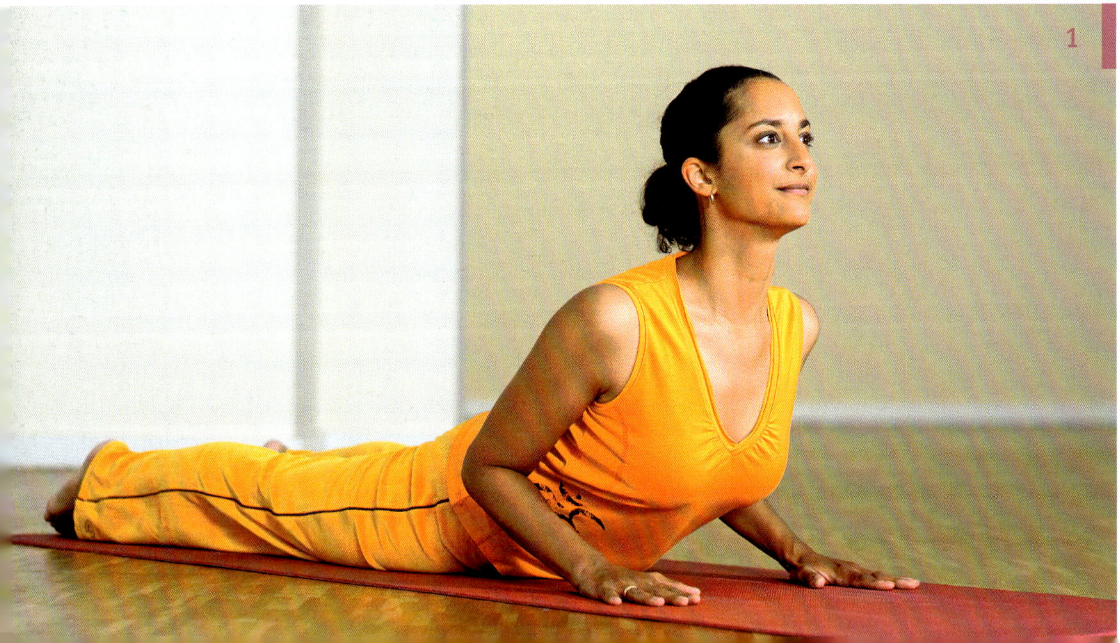
1

- Heben Sie mit dem Ein- oder Ausatmen den Kopf und den Oberkörper, und streben Sie mit dem Brustbein weit nach vorn und oben. (1) Achten Sie darauf, dass der Nacken lang bleibt und Sie das Kinn nicht oder kaum heben.
- Verweilen Sie so während einiger ruhiger, tiefer Atemzüge. Achten Sie darauf, Ihren Oberkörper weitgehend aus dem Rücken heraus zu halten, selbst wenn Sie sich dann nicht so weit erheben können. Lassen Sie die Schultern weit nach unten, hinten und außen sinken.
- Um die Haltung zu verlassen, rollen Sie Ihren Oberkörper langsam zum Boden zurück. Stellen Sie sich vor, dass Sie sich dabei weit über den Scheitelpunkt in die Länge dehnen.

DYNAMISCHE VARIANTE

Bei verspannter Rückenmuskulatur

- Strecken Sie die Beine vom Nabel aus weit nach hinten, ohne sie jedoch vom Boden zu lösen. Beobachten Sie, wie durch diese Bewegung die Muskeln des Beckenbodens aktiviert werden.
- Heben Sie mit dem Ein- oder Ausatmen den Kopf und den Oberkörper, und streben Sie mit dem Brustbein weit nach vorn und oben. Achten Sie darauf, dass der Nacken lang bleibt und Sie das Kinn nicht oder kaum heben.
- Legen Sie aus- oder einatmend den Oberkörper und den Kopf ab. Entspannen Sie den Beckenboden, und nehmen Sie einen Zwischenatem.
- Wiederholen Sie das Heben und Senken einige Male im Rhythmus Ihres Atems. Finden Sie dabei heraus, ob Ihnen das Heben beim Ein- oder Ausatmen leichter fällt, und bleiben Sie dann bei Ihrer Atemvariante.
- Spüren Sie in der Bauchlage nach und beobachten Sie, wie der Atem jetzt in den unteren Rücken strömt und in welchem Maße sich Ihr Lendenbereich wärmer und lebendiger anfühlt.

VARIANTE: DIE GEDREHTE KOBRA

Kräftigt den oberen Rücken und mobilisiert den Brustkorb

- Strecken Sie die Beine vom Nabel aus weit nach hinten, ohne sie jedoch vom Boden zu lösen. Beobachten Sie, wie durch diese Bewegung die Muskeln des Beckenbodens aktiviert werden.
- Legen Sie die Stirn auf den linken Handrücken, und strecken Sie den rechten Arm nach schräg vorn.
- Heben Sie mit dem Ein- oder Ausatmen Kopf, Oberkörper und rechten Arm. Drehen Sie den Brustkorb nach rechts und streben Sie mit dem Brustbein weit nach rechts und oben. (2)

2

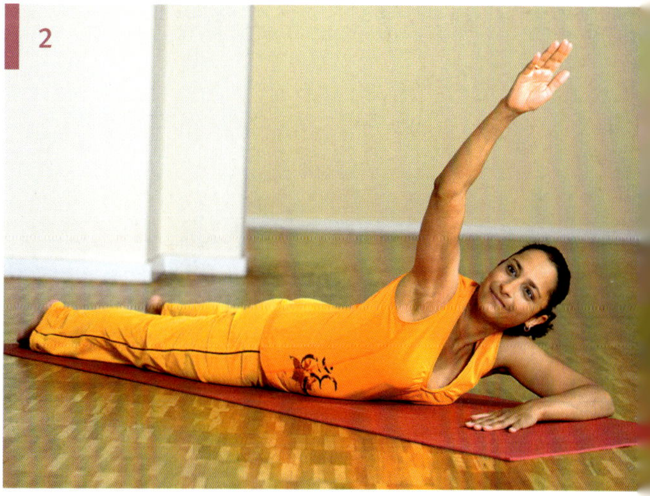

WIRKUNG AUS AYURVEDISCHER SICHT

VATA: Reduziert Vata, wenn die Kobra ausreichend lange gehalten wird. Die beste Atemform, um Vata zu besänftigen, ist Ujjayi oder die ruhige, tiefe Atmung, die das Asana ohnehin anbietet. Das Asana in Bewegung sollte langsam und sehr genau geübt werden.

PITTA: Hält Pitta im Gleichgewicht, wenn die Kobra mit Leichtigkeit gehalten wird. Regt Pitta und Agni an, wenn die Kobra lange gehalten oder häufig wiederholt wird. Die beste Atemform ist eine ruhige, vollständige Atmung. Das Asana in Bewegung sollte langsam und sehr genau geübt werden.

KAPHA: Reduziert Kapha, wenn die Kobra lange gehalten wird. Der Körper darf ins Schwitzen kommen. Die beste Atemform ist Ujjayi oder eine intensive, vollständige Atmung. Die Atmung soll sich deutlich vertiefen. Das Asana in Bewegung sollte langsam und sehr genau geübt werden.

- Schauen Sie – wenn möglich – unter dem rechten Arm hindurch zur Seite. Achten Sie darauf, dass der Nacken lang bleibt und Sie den Kopf nicht drehen.
- Legen Sie aus- oder einatmend den Oberkörper, den Arm und den Kopf ab. Entspannen Sie den Beckenboden, und nehmen Sie einen Zwischenatem.
- Wiederholen Sie das Heben und Senken einige Male im Rhythmus Ihres Atems. Finden Sie dabei heraus, ob Ihnen das Heben des Oberkörpers, des Arms und des Kopfes beim Einatmen oder beim Ausatmen leichter fällt, und bleiben Sie dann bei der entsprechenden Atemvariante.
- Wiederholen Sie diese Bewegung 6- bis 12-mal zur rechten Seite.
- Legen Sie dann die Stirn auf den rechten Handrücken, strecken Sie Ihren linken Arm nach links-vorn aus, und wiederholen Sie die Bewegung nach links.
- Spüren Sie in der Bauchlage nach und beobachten Sie, wie der Atem jetzt in den unteren Rücken strömt und in welchem Maße sich Ihr Lendenbereich nun wärmer und lebendiger anfühlt.

ALLGEMEINE WIRKUNG

Kräftigt die Rückenmuskulatur • dehnt die Leisten (sofern der Beckenboden aktiv ist) • erweitert den Brustraum • regt die Brustatmung an • regt die Verdauung und das Verdauungsfeuer (Agni) sanft an • steigert das Durchhaltevermögen (wichtig für Vata und Kapha) • steigert innere Energie (Prana) und Selbstbewusstsein

Vorsicht ist geboten …

- bei stark verspannter Muskulatur im unteren Rücken (Hexenschuss)
- bei starkem Rundrücken: Überstrecken Sie die Lenden- und Halswirbelsäule nicht!
- bei chronischen Entzündungen im Magen-Darm-Trakt: Üben Sie Pitta-ausgleichend!
- am Beginn der Schwangerschaft
- bei Angina Pectoris (Brustenge), Herzneurosen, nach OP im Brustraum: Wählen Sie eine langsame, dynamische Variante.

Üben Sie die Kobra nicht …

- bei akuten Bandscheibenproblemen und Gleitwirbeln
- bei akuten Entzündungen im Bauchraum, in den Schultern oder der Brust
- in der Schwangerschaft etwa ab dem 5. Monat (wenn die Bauchlage unangenehm wird)

Die Heuschrecke · Shalabasana

Dieses Asana ist eine Rückbeuge aus der Bauchlage. In Abwandlung der klassisch indischen Yogahaltung gibt es heute viele Varianten, die die Bedürfnisse westlicher Menschen besser berücksichtigen. Das Asana fehlt in kaum einem Yogaprogramm zur Rückenstärkung. Es regt auch den Atem an, nach dem Üben intensiv in den unteren Rücken zu strömen, sodass die Atembewegung von innen her die Lendenmuskeln und die Lendenwirbelsäule bewegt und »massiert«. Es zeigt schnell positive Wirkungen und kann von den meisten Menschen ohne Probleme geübt werden.

DIE GRUNDÜBUNG

- Kommen Sie in die Bauchlage. Wenn Sie sehr dünn sind, legen Sie sich ein Kissen oder eine weiche, zusammengefaltete Decke unter das Becken. Legen Sie Arme und Hände so hin, dass Sie Ihre Stirn bequem auf den Handrücken platzieren können.
- Beobachten Sie, wie der Atem Ihren Rücken bewegt und wo Sie diese Atembewegung spüren.
- Stellen Sie sich vor, dass Ihre Beine über zwei Energielinien mit dem Bauchraum unterhalb des Nabels verbunden sind. Auch der Kopf ist über eine Linie mit dem Nabel verbunden, die sich als Längsachse durch den Rumpf zieht.
- Dehnen Sie Ihre Beine weit aus dem Nabelraum heraus, bis Sie spüren, dass der Beckenboden aktiviert wird. Heben Sie im Verlauf dieses Dehnens ein- oder ausatmend Ihre Beine gedehnt nach oben – und eventuell den Kopf auch ein wenig. (1)
- Kehren Sie aus- oder einatmend zur Erde zurück.
- Heben und senken Sie die Beine im Atemrhythmus, oder bleiben Sie einige ruhige Atemzüge lang in der Haltung.
- Spüren Sie in der Bauchlage nach. Beobachten Sie, wie sich Ihre Atembewegung an der Rückseite der Taille oder im Becken vertieft hat und von innen her Ihre Wirbelsäule massiert.

1

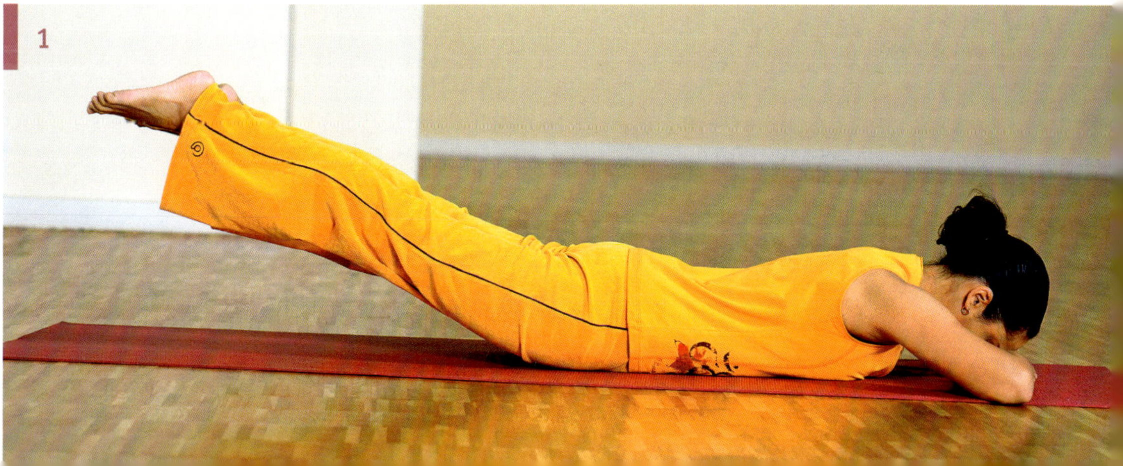

WIRKUNG AUS AYURVEDISCHER SICHT

VATA: Reduziert Vata, wenn die Heuschrecke ausreichend lange gehalten wird. Die beste Atemform, um Vata zu besänftigen, ist Ujjayi oder die ruhige, tiefe Atmung, die das Asana ohnehin anbietet. Das Asana in Bewegung sollte langsam und kraftvoll geübt werden.

PITTA: Hält Pitta im Gleichgewicht, wenn die Heuschrecke mit Leichtigkeit gehalten wird. Regt Pitta und Agni an, wenn sie lange gehalten oder häufig wiederholt wird. Die beste Atemform ist eine ruhige, vollständige Atmung. Das Asana in Bewegung sollte langsam geübt werden.

KAPHA: Reduziert Kapha, wenn die Heuschrecke lange genug gehalten wird. Eine gesunde Anstrengung ist wichtig! Die beste Atemform, um Kapha zu besänftigen, ist Ujjayi oder eine intensive, vollständige Atmung. Das Asana in Bewegung sollte langsam und kraftvoll geübt werden.

DIE HALBE HEUSCHRECKE

Für Einsteiger

- Dehnen Sie nur Ihr linkes Bein weit aus dem Nabelraum heraus, bis Sie spüren, dass der Beckenboden aktiviert wird, und heben Sie es während des Dehnens ein- oder ausatmend hoch. (2)
- Führen Sie aus- oder einatmend das Bein zum Boden zurück, und stellen Sie sich dabei vor, dass es sich wieder etwas Richtung Nabel zurückzieht.
- Heben und senken Sie dieses Bein einige Male im Rhythmus Ihres Atems.
- Spüren Sie kurz in der Bauchlage nach, und werden Sie sich der Unterschiede in der Wahrnehmung der linken und der rechten Körperseite bewusst.
- Üben Sie ebenso mit dem rechten Bein.

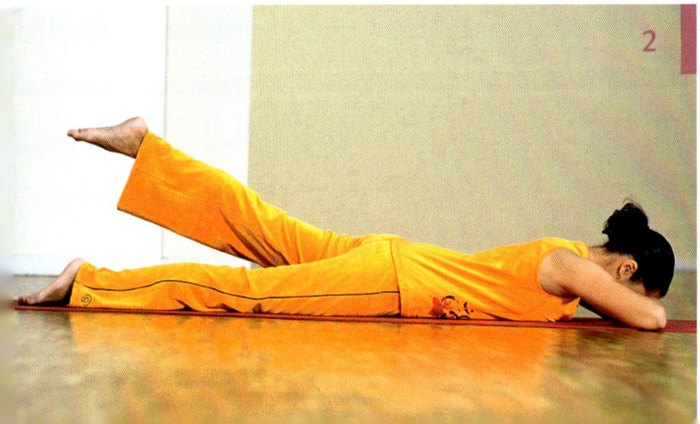
2

ALLGEMEINE WIRKUNG

Kräftigt die Muskeln an der Rückseite der Beine und des Gesäßes • kräftigt die rumpfaufrichtenden Muskeln, insbesondere im Bereich der Lendenwirbelsäule • löst Verspannungen im Lendenbereich (vor allem beim dynamischen Üben) • regt die tiefe Bauchatmung an der Rückseite der Lungen an, dadurch wird das Atemvolumen vergrößert • regt die Nierentätigkeit, das Verdauungsfeuer (Agni) und die Fettverbrennung an

Vorsicht ist geboten ...

- bei Schmerzen und/oder Hexenschuss (Lumbago) im unteren Rücken
- während der Schwangerschaft
- bei schwacher Bauch- und Beckenbodenmuskulatur: Üben Sie am besten nur die Halbe Heuschrecke.

Üben Sie die Heuschrecke nicht ...

- bei akuten Bandscheibenproblemen im unteren Rücken und bei Gleitwirbeln
- kurz nach Operationen an der Vorderseite des Körpers, damit sich die Narben nicht verziehen
- bei akuten Entzündungen im Bauch- und Beckenraum

Der Fisch · Matsyanasana

Der Fisch ist eine gestützte Rückbeuge aus der Rückenlage. Das Asana hilft, die Haltung des oberen Rückens und der Schultern zu verbessern. Übt man es unterstützt von einem Polster, hat es außerdem eine intensiv entspannende Wirkung.

Eigentlich wird der Fisch so geübt, dass man sich auf den Ellenbogen und Unterarmen abstützt und den Kopf nach hinten hängen lässt. Hier finden Sie eine Variante, die weniger fordernd für den Nacken ist und Ihnen erlauben wird, länger in der Dehnung zu verweilen.
Mobilisieren Sie Ihren Brustkorb vorbereitend mit den Kundalini-Übungen 1, 2, 3 oder 5 (Seite 143 ff.)!

DER GESTÜTZTE FISCH

In dieser Variante stehen die weitenden, entspannenden Wirkungen der Fischhaltung ganz im Vordergrund. Die gestützte Haltung erlaubt, lange in ihr zu verweilen, wodurch sich die Wirkungen viel intensiver zu entfalten vermögen. Da auch der Kopf vollständig abgestützt wird, kann diese Dehnung auch bei empfindlichem Nacken geübt werden.

Sie brauchen für die Lagerung entweder zwei dicke, nicht zu weiche Decken oder ein Polster (yoga bolster). Sehr hilfreich ist es, die Augen mit einem Augensäckchen zu bedecken, wodurch der entspannende Effekt noch vertieft werden kann.

- Rollen oder falten Sie die Decken so, dass sie ungefähr so lang sind wie Ihr Rumpf und Kopf und etwas weniger breit als Ihr Schultergürtel. Halten Sie eventuell eine weitere, leichte Decke und das Augenkissen bereit.
- Legen Sie die Deckenrolle oder das Polster auf Ihre weiche Yogamatte, und lassen Sie sich auf diesem Polster nieder. (1) Achten Sie darauf, dass Ihre Schultern gut nach unten sinken können und dass die Decken Sie nicht im unteren Rücken drücken. Lassen Sie Ihren Kopf ganz behutsam etwas über den oberen Rand der Deckenrolle oder

1

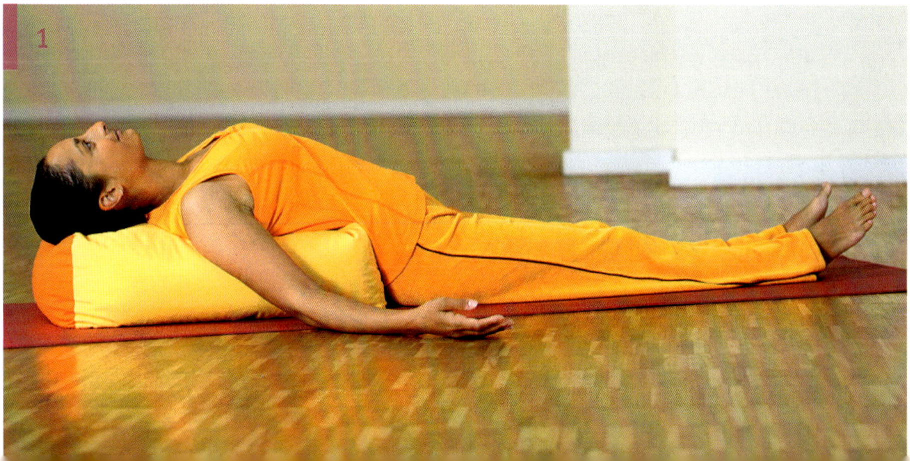

WIRKUNG AUS AYURVEDISCHER SICHT

VATA: Reduziert Vata, wenn der Fisch ausreichend lange gehalten wird. Die beste Atemform, um Vata zu besänftigen, ist Ujjayi oder die Verlängerung der Ausatmung, die das Asana ohnehin anbietet. Das Asana in Bewegung ist nicht üblich und nicht förderlich!

PITTA: Reduziert Pitta, wenn der Fisch ausreichend lange gehalten wird. Die beste Atemform, um Pitta zu besänftigen, ist eine ruhige, sanfte, vollständige Atmung. Das Asana in Bewegung ist nicht üblich und nicht förderlich!

KAPHA: Reduziert leicht Kapha im Brustraumbereich, wenn der Fisch sehr lange gehalten wird. Der Körper darf ins Schwitzen kommen. Die beste Atemform, um Kapha zu besänftigen, ist Ujjayi oder die intensive, vollständige Atmung. Das Asana in Bewegung ist nicht üblich und nicht förderlich!

des Polsters nach unten sinken. Stützen Sie ihn eventuell noch mit einem kleinen Kissen ab. Sie sollen das Gefühl bekommen, dass Ihre obere Brustwirbelsäule gestreckt und der Nacken leicht gedehnt wird. Legen Sie die Arme neben den Körper oder breiten Sie sie aus. Legen Sie sich eventuell das Augensäckchen auf, und decken Sie sich zu.

› Verweilen Sie so tief und ruhig atmend mehrere Minuten. Lassen Sie sich immer weiter auf das Polster und mit den Schultern bodenwärts sinken.

› Wenn Sie die Haltung verlassen wollen, rollen Sie sich vom Polster zum Boden und spüren noch eine kleine Weile in der Rückenlage nach.

ALLGEMEINE WIRKUNG

Belebt die haltgebende Muskulatur an der Rückseite des Schultergürtels • dehnt die Muskulatur an der Vorderseite des Schultergürtels • streckt die obere Brustwirbelsäule und vermindert so langfristig den »Witwenbuckel« • entlastet die Halswirbelsäule (besonders, wenn man es mag, den Kopf frei hängen zu lassen) • regt die Brustatmung an, indem der Brustraum aufgedehnt wird • hilft, die Weite im Herzraum zu erfahren • regeneriert und entspannt

Vorsicht ist geboten ...

- bei degenerativen Veränderungen in der Halswirbelsäule
- bei akuten Nackenverspannungen und Spannungskopfschmerzen
- bei Entzündungen im Schulter- oder Ellenbogengelenk: Üben Sie nur die gestützte Fischhaltung.
- bei Neigung zu Angina-Pectoris-Anfällen: Üben Sie nur die gestützte Fischhaltung.
- bei schwerer Arteriosklerose der Halsgefäße und der Herzkranzgefäße
- nach Operationen im Brustbereich: Üben Sie nur die gestützte Fischhaltung.
- bei Schilddrüsenüberfunktion: Immer den Kopf auf ein Kissen lagern.
- bei Neigung zu Schwindelanfällen und Tinnitus: Immer den Kopf auf ein Kissen lagern.

Üben Sie den Fisch nicht ...

- bei akuten Bandscheibenproblemen in der Halswirbelsäule
- bei akuten Beschwerden nach einem Schleudertrauma
- bei fieberhaften Infekten und allen schweren akuten Erkrankungen

Die Taube · Eka Pada Kapotasana

In der Taube wird der Oberkörper aus einer speziellen Sitzhaltung heraus aufgerichtet, wobei sich der Brustkorb wie bei einem Täuberich vorwölben soll. Da die Haltung die Beine und die Vorderseite der Hüfte intensiv dehnt, sollten Sie sie nur gut vorbereitet üben, zum Beispiel mittels der Kundalini-Übungen (Seite 143).

DIE GRUNDÜBUNG

Legen Sie ein Kissen oder eine kleine, zusammengefaltete Decke griffbereit hin.

- Stellen Sie im Vierfüßlerstand die Hände etwas über schultergelenkbreit auf.
- Schieben Sie das linke Knie zwischen die Hände. Lassen Sie die linke Gesäßhälfte in Richtung Boden sinken.
- Strecken Sie Ihr rechtes Bein ganz gerade so weit wie möglich nach hinten, sodass Schienbein und Fußrücken aufliegen. Versuchen Sie dann, Ihren linken Fuß nach vorn in Richtung rechter Hand zu schieben. (1)
- Auch wenn Sie anfangs nicht so weit kommen und überall heftiges Dehnen in der Muskulatur spüren, lassen Sie links das Becken und rechts die Leiste mehr und mehr sinken. Sollte Ihr Gesäß links sehr weit oben in der Luft hängen, dann schieben Sie das Kissen oder die Decke unter und versuchen Sie, darauf hinabzusinken.
- Wenn Sie das Gefühl haben, dass Ihre Basis stabil ist und dort alles stimmt, dann beugen Sie sich vor – wie eine Taube, die ein Korn aufpicken möchte.
- Dann drücken Sie kraftvoll mit der Außenseite des linken und der Vorderseite des rechten Beins gegen den Boden und richten sich ganz langsam von unten nach oben auf – so weit, wie es sich gut und richtig im Rücken anfühlt.
- Stellen Sie die Fingerkuppen seitlich neben dem Becken auf, und lassen Sie Ihre Schultern nach hinten, unten und außen sinken, sodass Weite im Brust- und Herzraum entsteht. (2)

1

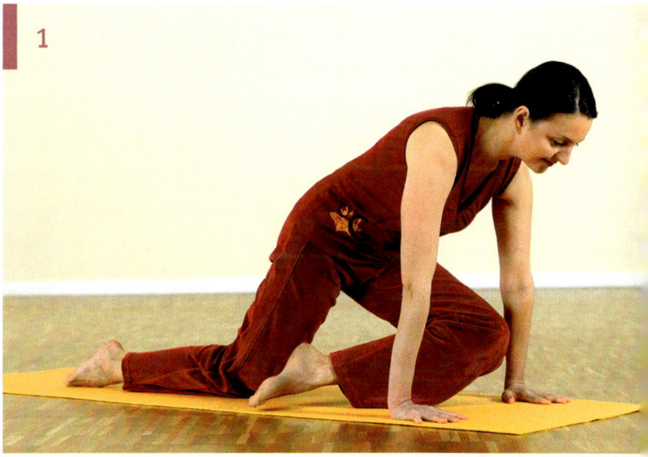

2

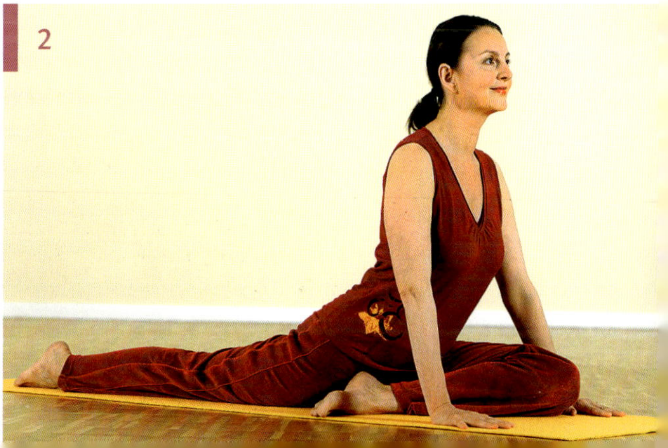

3

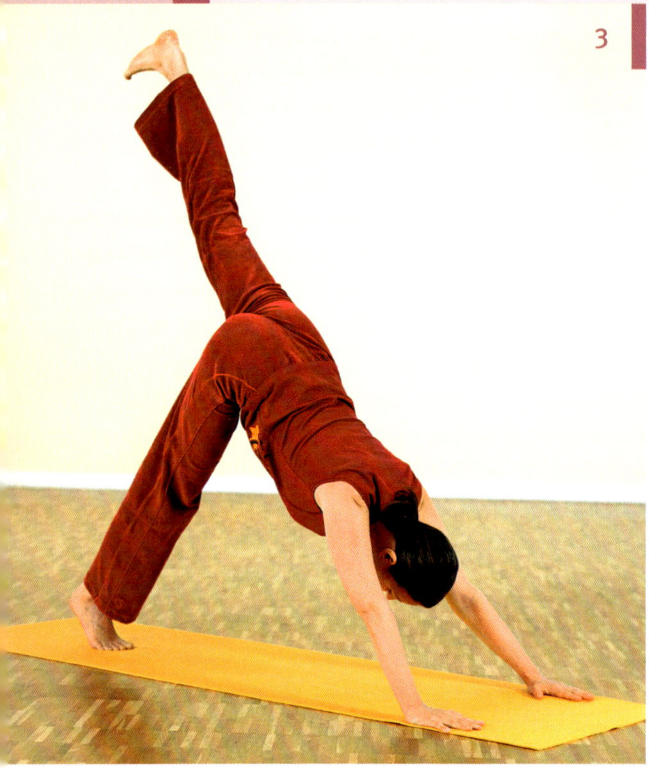

4

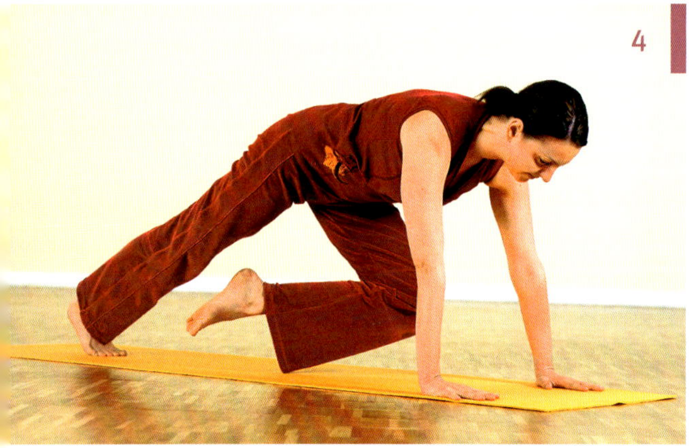

5

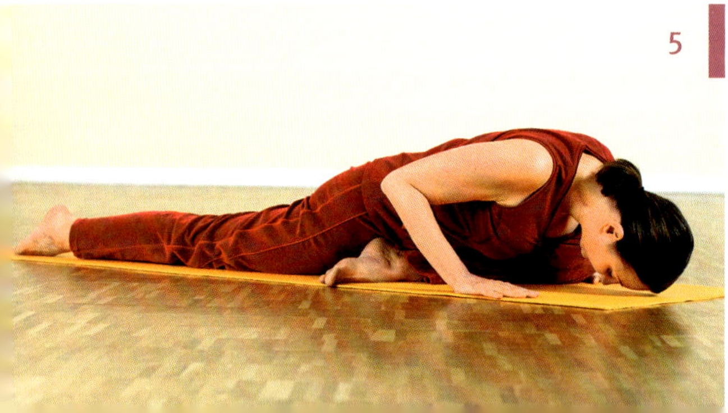

- Verweilen Sie so, ruhig und tief weiter atmend, und nutzen Sie auch weiterhin den Widerstand des Bodens, um sich die Aufrichtung zu erleichtern.
- Wenn Sie die Haltung verlassen wollen, stellen Sie beide Hände neben das linke Knie. Ziehen Sie das rechte Bein nach vorn, schieben Sie das linke wieder nach hinten, bis Sie sich erneut im Vierfüßlerstand befinden.
- Wiederholen Sie die Haltung zur anderen Seite. Dabei werden Sie merken, dass eine Seite deutlich einfacher zu üben ist (Ihre »Schokoladenseite«).
- Spüren Sie anschließend in einem aufrechten Sitz den Wirkungen nach.

VARIANTE ZUM EINÜBEN: ABLAUF HUND MIT ERHOBENEM BEIN – TAUBE

- Im Vierfüßlerstand biegen Sie Ihre Wirbelsäule durch, stellen die Zehen auf und atmen ein.
- Schieben Sie sich ausatmend nach oben und hinten in den Hund, der nach unten schaut (Seite 122).
- Heben Sie einatmend weit das linke Bein in die Verlängerung des Körpers. Die linke Hüfte bleibt unten. (3)
- Führen Sie das linke Bein ausatmend leicht angebeugt nach vorn, und setzen Sie das linke Knie zwischen den Händen auf. (4) Ziehen Sie den Unterschenkel möglichst weit vor.
- Legen Sie die Zehen des rechten Fußes auf, und schieben Sie das Bein weit nach hinten.
- Richten Sie sich einatmend auf in die Haltung der Taube. (2) Schieben Sie dabei das rechte Bein weit nach hinten, damit der Beckenboden aktiviert wird.

WIRKUNG AUS AYURVEDISCHER SICHT

VATA: Stabilisiert Vata, wenn die Taube korrekt ausgeführt und ausreichend lange gehalten wird. Die beste Atemform, um Vata zu stabilisieren, ist eine ruhige, tiefe Atmung. Das Asana in Bewegung soll zur Vata-Stabilisierung langsam, fließend und sehr bewusst ausgeführt werden.

PITTA: Stabilisiert Pitta durch sanfte Stoffwechselanregung, speziell in der tiefen Gesäßmuskulatur und an den Oberschenkelaußenseiten (Gewebe-Agni). Eine ruhige, vollständige Atmung hilft, Pitta anzuregen. Das Asana in Bewegung soll zur Pitta-Stabilisierung langsam, fließend und sehr bewusst ausgeführt werden.

KAPHA: Reduziert sanft Kapha, wenn die Taube lange gehalten oder häufig wiederholt wird. Der Körper kann dabei warm werden. Die beste Atemform, um Kapha abzubauen, ist eine intensive, vollständige Atmung. Das Asana in Bewegung soll zum Kapha-Abbau etwas häufiger ausgeführt werden.

› Beugen Sie sich ausatmend vor wie eine Taube, die ein Korn pickt, und führen Sie Ihre Stirn zum Boden. (5)
› Richten Sie sich einatmend wieder auf, und stellen Sie die Zehen Ihres rechten Fußes auf.
› Schieben Sie sich langsam und kraftvoll ausatmend nach hinten und oben in den Hund, der nach unten schaut, und strecken Sie einatmend das linke Bein weit nach hinten-oben.
› Stellen Sie ausatmend den linken Fuß zurück zum Boden, sodass Sie wieder in der Haltung des Hundes sind, der nach unten schaut.
› Führen Sie behutsam beide Knie zum Boden, biegen Sie den Rücken noch einmal durch, und atmen Sie ein.
› Wiederholen Sie diesen Ablauf insgesamt 6-mal im Rhythmus Ihres Atems, und zwar, indem Sie immer abwechselnd das linke und das rechte Bein aus dem Hund mit erhobenem Bein nach vorn schwingen.
› Spüren Sie anschließend einen Moment in einem Sitz Ihrer Wahl nach.

ALLGEMEINE WIRKUNG

Kräftigt die rumpfaufrichtende Muskulatur • dehnt die Muskulatur an der Vorder- und Außenseite der Beine (Gallenblasen-Meridian) • dehnt die Leisten • regt den Stoffwechsel sanft an • weitet den Brustkorb und vertieft die Atmung • stärkt Selbstbewusstsein und innere Klarheit sowie äußeres und inneres Gleichgewicht • harmonisiert die drei Doshas

Vorsicht ist geboten ...

- bei empfindlichen Knien: Steigern Sie die Übungsdauer nur allmählich.
- bei starkem Hohlkreuz: Achten Sie unbedingt darauf, während der gesamten Übung den Beckenboden aktiviert zu halten.
- bei starken Verspannungen in der tiefen Gesäßmuskulatur: Legen Sie sich ein Kissen unter die Gesäßhälfte des vorderen Beins.

Üben Sie die Taube nicht ...

- bei Hüft- und Kniegelenks-Beschwerden
- bei schwerer Kniegelenksarthrose oder wenn die Knie aufgrund entzündlicher Prozesse geschwollen und heiß sind
- bei akuten Beschwerden im unteren Rücken
- bei akutem Bandscheibenvorfall

Die Vorbeuge über beide Beine
Pashcimottanasana

Bei dieser Vorbeuge, die auch »Dehnung der Rückseite des Körpers« genannt wird, geht es vor allem darum, den Rumpf und den Kopf als Symbol des Geistes vollkommen sinken zu lassen. Achten Sie darauf, vor dem Üben dieses Asanas die Muskeln an der Rückseite Ihres Körpers ausreichend zu erwärmen, zum Beispiel mithilfe der sechs Kundalini-Übungen (Seite 143).

DIE GRUNDÜBUNG

- Setzen Sie sich auf Ihre weiche Yogamatte, und strecken Sie die Beine aus. Ziehen Sie die Gesäßmuskeln nach hinten-außen. Richten Sie den Rumpf auf.
- Beugen Sie beide Beine etwas an, und neigen Sie den Rumpf über die Beine. Suchen Sie mit dem Bauch den Kontakt der Oberschenkel. Beugen Sie dafür eventuell die Beine etwas mehr an.
- Umfassen Sie mit den Händen die Fußspitzen oder greifen Sie Ihre Großzehen. (1) Halten Sie Ihre Schultern hinten und unten.
- Dehnen Sie Ihren Rücken, ausgehend vom Becken, in die Länge, und heben Sie den Brustkorb. Achten Sie darauf, dass der Bauch im Kontakt zu den Oberschenkeln bleibt, und atmen Sie ruhig und tief ein und aus.

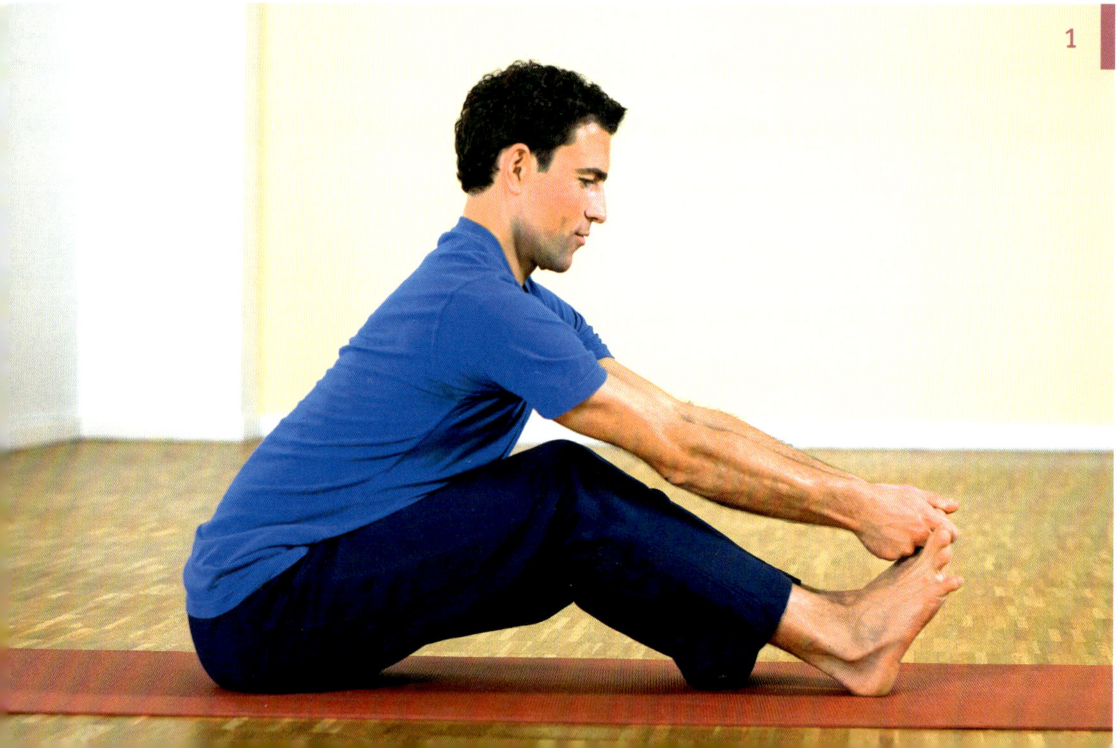
1

WIRKUNG AUS AYURVEDISCHER SICHT

VATA: Reduziert deutlich Vata, wenn die Rumpfbeuge im Sitz ausreichend lange gehalten wird. Die beste Atemform, um Vata zu besänftigen, ist die ruhige, tiefe Atmung, die das Asana ohnehin anbietet. Das Asana in Bewegung sollte langsam und genau geübt werden.

PITTA: Reduziert Pitta und reguliert Agni, das Verdauungsfeuer, wenn Körper und Geist in der Haltung zur Ruhe kommen. Die beste Atemform ist eine ruhige, vollständige Atmung mit Ausatembetonung. Das Asana in Bewegung sollte langsam und sehr genau geübt werden.

KAPHA: Erhöht prinzipiell Kapha, bis auf die verbesserte Beweglichkeit in der Wirbelsäule. Die beste Atemform ist eine tiefe, vollständige Atmung. Die Atmung darf sich deutlich vertiefen. Das Asana in Bewegung sollte langsam und intensiv geübt werden.

- Verweilen Sie so einige Atemzüge lang.
- Schieben Sie dann die Fersen etwas weiter weg, aber halten Sie den Kontakt zwischen Bauch und Oberschenkeln (er schützt den Rücken)! Respektieren Sie Ihre Tagesform, erzwingen Sie nichts!
- Um die Haltung zu verlassen, strecken Sie Ihre Wirbelsäule noch einmal durch und richten sich langsam auf. Spüren Sie in einem Sitz Ihrer Wahl nach.

Tipp: Vermeiden Sie auf jeden Fall, den Rumpf mit der Kraft der Arme in die Vorbeuge zu ziehen, denn dadurch kann sich der Druck auf einzelne Bandscheiben beträchtlich erhöhen!

VARIANTE

mit entspanntem Rücken

- Kommen Sie wie vorher beschrieben in die Vorbeuge. Lassen Sie jetzt jedoch Ihren Rumpf ganz entspannt auf die Beine sinken. Versuchen Sie mithilfe der Atmung und der Schwerkraft, mehr und mehr loszulassen. Ziehen Sie sich nicht mit den Armen nach vorn und unten, wenn der Rücken gerundet ist!

ALLGEMEINE WIRKUNG

Entspannt die Organe des Bauchraums, insbesondere bei Reizdarm • entlastet die Organe des kleinen Beckens (Blase, Gebärmutter) • regt die Verdauung an, hilft bei Blähungen • dehnt den unteren Rücken, die Gesäßmuskulatur und die Beinrückseiten • öffnet den Rücken als Atemraum • trainiert das Zwerchfell bei tiefer Atmung, dadurch bessere Bauchatmung • beruhigt das Nervensystem, hilft auf den Vagus umzuschalten • hilft bei Schlafstörungen

Vorsicht ist geboten ...

- bei ungeklärten Rückenschmerzen
- bei Vorwölbungen der Bandscheiben im unteren Rücken: Üben Sie dann nur die Version mit geradem, vorgeneigtem Rumpf.
- bei saurem Aufstoßen (Reflux)
- bei Schmerzen bedingt durch Hüftgelenksarthrose und bei massiven Hüftschmerzen während der Wechseljahre

Üben Sie die Vorbeuge im Sitz nicht ...

- bei großen Zwerchfellhernien
- bei akuten Bauchschmerzen
- bei akuten Entzündungen im Bauchraum
- bei akuten Beschwerden im unteren Rücken
- bei akuten Ischiasbeschwerden
- bei akuten Entzündungen im Hüftgelenk

Die Schildkröte · Kurmasana

Diese Haltung steht für das Sichzurückziehen von der Welt, um im eigenen Inneren Schutz zu finden und die Sinnesorgane und den Geist zu regenerieren. Wenn Sie eine Weile in der Schildkröte verharren können, wird das vegetative Nervensystem vom anregenden Sympatikus auf den beruhigenden Vagus umschalten. Durch das intensive Sichzusammenziehen, die Entspannung der Bauchorgane, das Einziehen der Sinne und die tiefe Atmung wird außerdem die Verdauung angeregt.

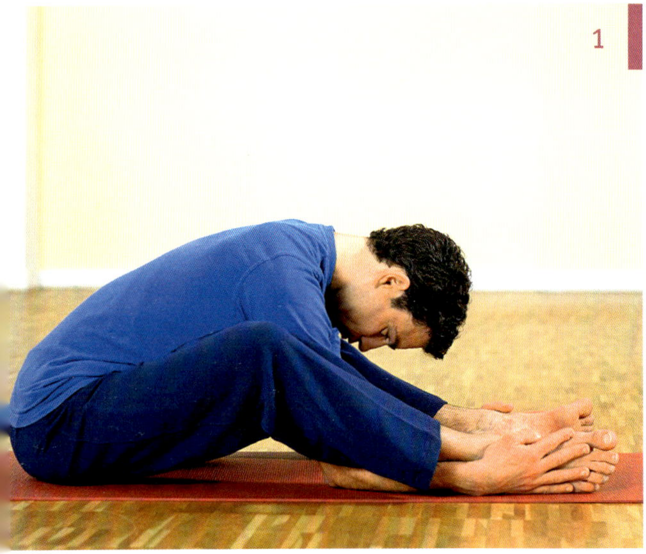
1

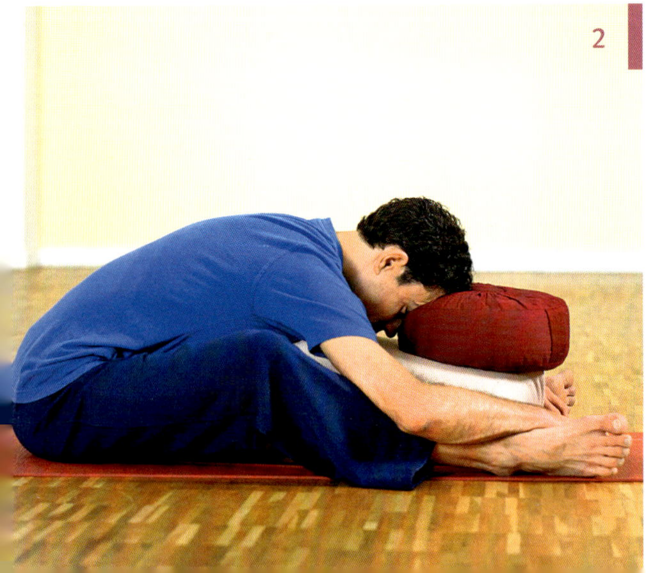
2

DIE GRUNDHALTUNG

- Setzen Sie sich mit gegrätschten Beinen auf Ihre weiche Yogamatte. Beugen Sie dann die Beine leicht an, sodass die Fußsohlen zueinander weisen.
- Schieben Sie die Arme unter den Beinen durch und versuchen Sie, eine Haltung zu finden, in der die Unterarme am Boden aufliegen oder möglichst bodennah sind.
- Entspannen Sie die Bauchdecke und stellen Sie sich vor, dass alle Organe des Bauchs wohlig Richtung Boden sinken dürfen. Lassen Sie dann auch Ihren Kopf sinken, und ziehen Sie sich ganz in sich zurück. (1)
- Atmen Sie tief und ruhig in den Bauchraum. Versuchen Sie, ihn immer noch tiefer zu entspannen. Gleichzeitig lassen Sie sich ganz gelöst immer tiefer in die Vorbeuge sinken – ohne irgendwo ankommen zu wollen.
- Verweilen Sie so einige Atemzüge lang mit geschlossenen Augen.
- Wenn Sie die Haltung verlassen wollen, drücken Sie sich mithilfe der Hände langsam hoch in den Sitz. Spüren Sie im Bauchraum nach. Wie belebt fühlt er sich jetzt an?

WIRKUNG AUS AYURVEDISCHER SICHT

VATA: Reduziert deutlich Vata, wenn die Schildkröte ausreichend lange gehalten wird. Die beste Atemform, um Vata zu besänftigen, ist die ruhige, tiefe Atmung. Das Asana in Bewegung ist unüblich und nicht förderlich!

PITTA: Reduziert Pitta und reguliert Agni, das Verdauungsfeuer. Die beste Atemform ist eine ruhige, tiefe Atmung mit Betonung der Ausatmung. Das Asana in Bewegung ist unüblich und nicht förderlich!

KAPHA: Erhöht prinzipiell Kapha, bis auf die bessere Beweglichkeit in den Hüftgelenken. Die beste Atemform ist eine fließende, tiefe, vollständige Atmung. Das Asana in Bewegung ist unüblich und nicht förderlich!

VARIANTE

Für empfindliche Rücken

Sie benötigen ein dickes Kissen oder eine dick zusammengerollte Decke.

› Setzen Sie sich mit gegrätschten Beinen auf Ihre weiche Yogamatte. Beugen Sie dann die Beine leicht an, sodass die Fußsohlen zueinander weisen.

› Legen Sie das Kissen oder die Decke zwischen die Beine, dicht am Unterbauch. Lassen Sie erst den Bauch und dann allmählich den Oberkörper auf diese Stütze sinken, und umfangen Sie sie mit den Armen. (2)

› Richten Sie sich so ein, dass Sie das ganze Gewicht Ihres Körpers völlig gelöst an das Kissen oder die Decke abgeben können.

› Verweilen Sie in dieser Haltung, und atmen Sie ruhig und tief in den Bauchraum und den Rücken. Entspannen Sie die Bauchorgane und den Rücken so intensiv wie möglich.

› Um die Haltung zu verlassen, richten Sie sich langsam auf. Spüren Sie eine kleine Weile im Bauchraum nach.

ALLGEMEINE WIRKUNG

Entspannt die Organe des Bauchraums, vor allem bei Reizdarm • entlastet die Organe des kleinen Beckens (Blase, Gebärmutter) • regt die Verdauung an, hilft bei Blähungen • dehnt den unteren Rücken und die Außenseiten der Beine • öffnet den Rücken als Atemraum • trainiert das Zwerchfell bei tiefer Atmung, dadurch bessere Bauchatmung • beruhigt das Nervensystem • hilft bei Schlafstörungen

Vorsicht ist geboten …

- bei ungeklärten Schmerzen im unteren Rücken und bei akuten Bauchschmerzen
- bei saurem Aufstoßen (Reflux)
- bei Fehlstellungen zwischen Hüftgelenkspfanne und Oberschenkelkopf (Coxa vara/ Coxa valga)
- bei Schmerzen bedingt durch Hüftgelenksarthrose oder bei massiven Hüftschmerzen während der Wechseljahre

Üben Sie die Schildkröte nicht …

- bei Eingeweidebrüchen im Bauchraum (zum Beispiel große Zwerchfellhernien)
- bei massiv überdehnter Bauchdecke direkt nach der Geburt
- bei akuten Entzündungen im Bauchraum
- bei akuten Beschwerden im unteren Rücken
- bei akuten Ischiasbeschwerden
- bei akuten Entzündungen im Hüftgelenk

Die Winkelhaltungen · Konasana

Der Sitz auf dem Boden mit gegrätschten Beinen, im Hatha-Yoga Winkelhaltung genannt, ist eine der ältesten Sitzhaltungen der Menschheit. Noch heute sitzen in Afrika Frauen so stundenlang auf der Erde mit dem Mühlstein oder Ähnlichem zwischen den Beinen und arbeiten. Im Westen ist diese Sitzhaltung, die den Beckenraum aktiviert und vermehrt durchblutet, leider fast in Vergessenheit geraten.

Den meisten westlichen Menschen fällt diese Haltung nicht leicht. Benutzen Sie bei Bedarf ein flaches Kissen, um das Becken leichter aufrichten zu können.

WINKELHALTUNG IM SITZEN

Wir beschreiben hier eine gemäßigte Vorbeuge mit geradem Rücken, die besonders gelenkfreundlich ist.

› Setzen Sie sich auf Ihre weiche Yogamatte und grätschen Sie die Beine. Probieren Sie aus, wie weit das möglich ist, ohne dass Ihr Becken nach hinten kippt. Legen Sie eventuell ein Kissen unters Gesäß.

› Ziehen Sie mit den Händen die Gesäßmuskeln nach hinten und außen, und dehnen Sie die Fersen, so weit wie es Ihnen angenehm ist, in den Raum.

› Neigen Sie den Rumpf aus den Hüftgelenken nach vorn, und halten Sie Ihren Rücken aufrecht. Stützen Sie sich mit den Händen zwischen den Beinen ab.

› Entspannen Sie Ihren Bauch und stellen Sie sich vor, dass seine Organe ganz schwer erdwärts sinken wollen, wobei der Körper ihnen folgt.

› Atmen Sie tief und ruhig weiter, und lassen Sie sich – noch immer mit gera-

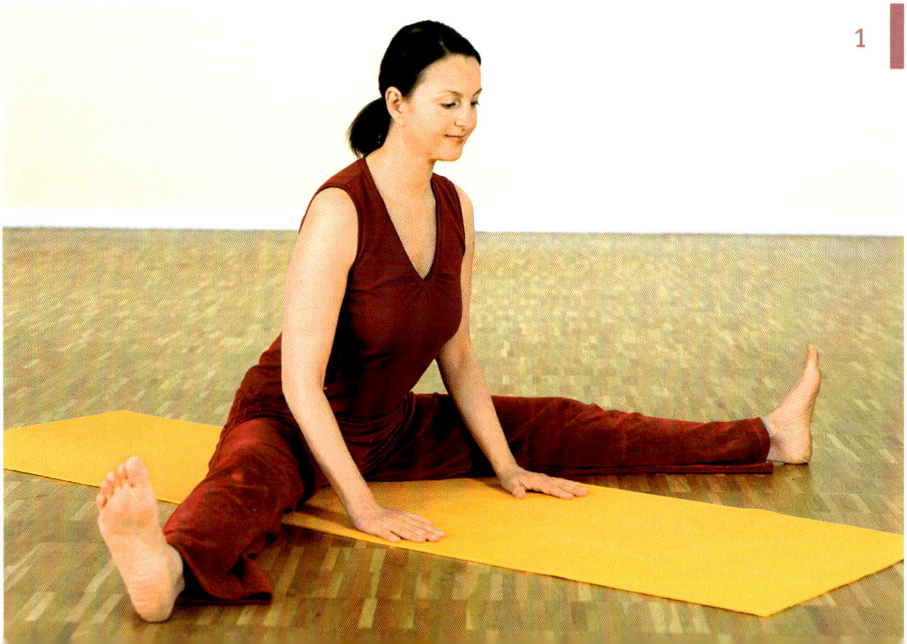

1

dem Rücken – immer weiter in die Winkelhaltung hineinsinken. (1)

- Verweilen Sie so mindestens eine Minute, möglichst jedoch länger.
- Um die Haltung zu verlassen, drücken Sie sich mit Unterstützung der Hände wieder hoch und spüren in einem Sitz Ihrer Wahl den Wirkungen dieser Haltung nach.

DIE GESCHLOSSENE WINKELHALTUNG
BADDHA KONASANA

Üben Sie am besten mit dem Gesäß dicht an der Wand, sodass der Rücken von der Wand gestützt werden kann.

- Setzen Sie sich auf Ihre weiche Yogamatte, die Beine gegrätscht. Legen Sie die Fußsohlen aneinander und ziehen Sie die Füße zu sich heran. Probieren Sie aus, wie weit Sie die Fersen zum Becken ziehen können, ohne dass das Becken nach hinten kippt. (2) Legen Sie eventuell ein Kissen unters Gesäß.
- Ziehen Sie mit den Händen die Gesäßmuskeln nach hinten und außen. Neigen Sie den Rumpf aus den Hüftgelenken nach vorn, und halten Sie Ihren Rücken aufrecht. Stützen Sie sich mit den Händen zwischen den Beinen ab.
- Entspannen Sie Ihren Bauch und stellen Sie sich vor, dass seine Organe ganz schwer in den Raum zwischen den Beinen sinken wollen, wobei der Körper ihnen folgt.
- Atmen Sie tief und ruhig weiter, und lassen Sie sich – mit geradem Rücken – immer tiefer in die geschlossene Winkelhaltung hineinsinken.
- Verweilen Sie so mindestens eine Minute, möglichst jedoch länger.

2

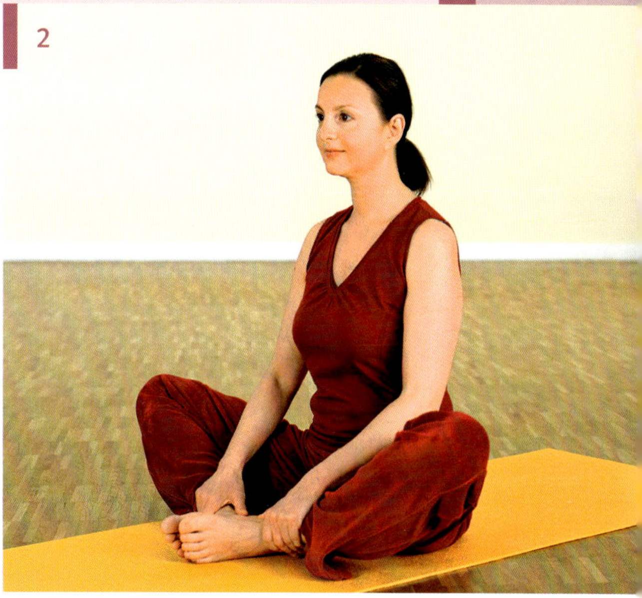

- Um die Haltung zu verlassen, drücken Sie sich mit Unterstützung der Hände wieder hoch und spüren in einem Sitz Ihrer Wahl den Wirkungen dieser Haltung nach.

DIE WINKELHALTUNG IM LIEGEN
SUPTA KONASANA

Diese Variante empfiehlt sich, wenn Sie große Mühe haben, im Grätschsitz den Rücken aufzurichten, oder wenn Ihre Hüftgelenke bei einer solchen Vorbeuge schmerzen. Diese Variante fördert außerdem besonders den venösen Rückstrom aus den Beinen.

- Legen Sie Ihre weiche Yogamatte dicht an die Wand. Legen Sie sich seitlich so hin, dass Ihr Gesäß die Wand berührt. Drehen Sie sich dann auf den Rücken.
- Strecken Sie die Beine an der Wand nach oben. Überprüfen Sie, wie weit Sie sie strecken können, und rutschen Sie mit dem Gesäß entsprechend etwas dichter an die Wand oder von ihr weg.

WIRKUNG AUS AYURVEDISCHER SICHT

VATA: Reduziert deutlich Vata, am besten, wenn die (geschlossene) Winkelhaltung lange gehalten wird. Die beste Atemform, um Vata zu besänftigen, ist die ruhige, tiefe Atmung. Das Asana in Bewegung ist unüblich.

PITTA: Reduziert Pitta und reguliert Agni, das Verdauungsfeuer. Die beste Atemform ist eine ruhige, tiefe Atmung mit Betonung der Ausatmung. Das Asana in Bewegung ist unüblich.

KAPHA: Erhöht Kapha. Die beste Atemform ist eine fließende, vollständige Atmung. Die Atmung darf sich deutlich vertiefen. Das Asana in Bewegung ist unüblich.

- Lassen Sie die Beine in die Grätsche sinken. Entspannen Sie die Innenseite der Oberschenkel und Knie, und streichen Sie zur Unterstützung mit den Händen über die gedehnten Bereiche.
- Entspannen Sie die Schultern, den Nacken und den Mundraum, und atmen Sie ruhig und tief weiter. Verweilen Sie so einige Minuten. (3)
- Um die Haltung zu verlassen, schließen Sie die Beine und rollen sich wieder auf die Seite. Bleiben Sie so noch zwei bis drei Atemzüge lang liegen, bevor Sie sich langsam wieder aufrichten.

3

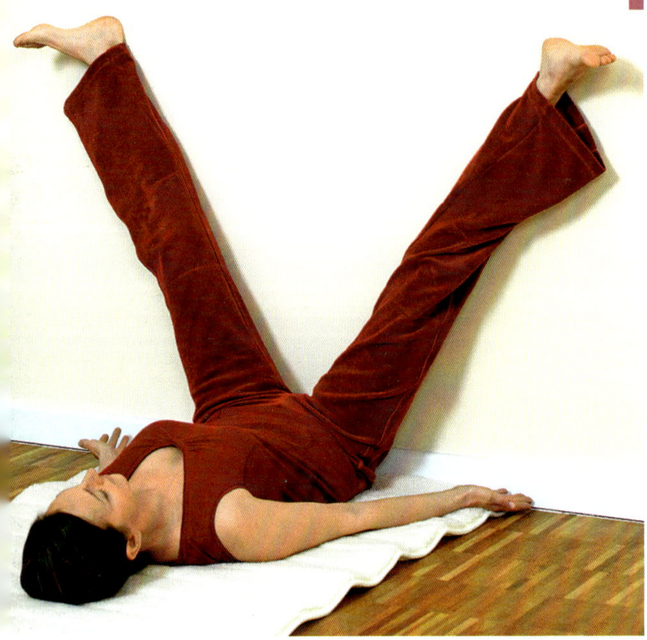

ALLGEMEINE WIRKUNG

Entspannt die Organe des Bauchraums • entlastet die Organe des kleinen Beckens (Blase, Gebärmutter) • dehnt den unteren Rücken und die Kreuzbein-Darmbein-Gelenke • dehnt die Beininnenseiten • die Winkelhaltung im Liegen entstaut schnell und effektiv die Beine • die geschlossene Winkelhaltung dehnt die Leisten • vertieft die Atmung • beruhigt das Nervensystem, hilft auf den Vagus umzuschalten

Vorsicht ist geboten ...

- bei Schmerzen bedingt durch Hüftgelenksarthrose und bei massiven Hüftschmerzen während der Wechseljahre

Üben Sie die Winkelhaltungen nicht ...

- bei akuten Entzündungen im Bauchraum
- bei akuten Entzündungen im Hüftgelenk
- bei tiefen Beinvenenthrombosen mit Emboliegefahr: Üben Sie dann nur im Sitzen.

Das Krokodil · Makarasana

In den Krokodilhaltungen wird der Schultergürtel fixiert und das Becken um die Körperachse gedreht. Sie sind Drehhaltungen, in denen man lange verweilen kann und die meist während und nach dem Üben als sehr entspannend für den Brustraum und den unteren Rücken empfunden werden.

Da die großen Drehhaltungen des Yoga einer intensiven Vorbereitung im Sinne der Erwärmung und Mobilisierung bedürfen (um den Gewebestoffwechsel zu verbessern), üben Sie sie am besten immer gegen Ende Ihres Asana-Programms.

DIE GRUNDHALTUNG

- Legen Sie sich auf einer weichen und warmen Matte auf den Rücken. Breiten Sie beide Arme seitlich in Schulterhöhe aus und drehen Sie die Handflächen zum Boden. Lassen Sie Ihre Schultern in die Breite und Tiefe zum Boden hinunter »schmelzen«.
- Stellen Sie beide Beine angebeugt auf. Heben Sie etwas das Becken, verlagern Sie es gut eine Handbreit weiter nach links und legen Sie es wieder ab.
- Strecken Sie das linke Bein aus. Stellen Sie den Fuß des angebeugten rechten Beins auf das linke Knie oder den linken Oberschenkel. Dehnen Sie sich weit über die linke Ferse in den Raum.
- Führen Sie langsam das angebeugte Bein über das gestreckte zur linken Seite. Halten Sie inne, wenn sich Ihre rechte Schulter vom Boden lösen will. (1)
- Kommen Sie mit jedem Ausatmen etwas mehr in die Drehung, indem Sie

1

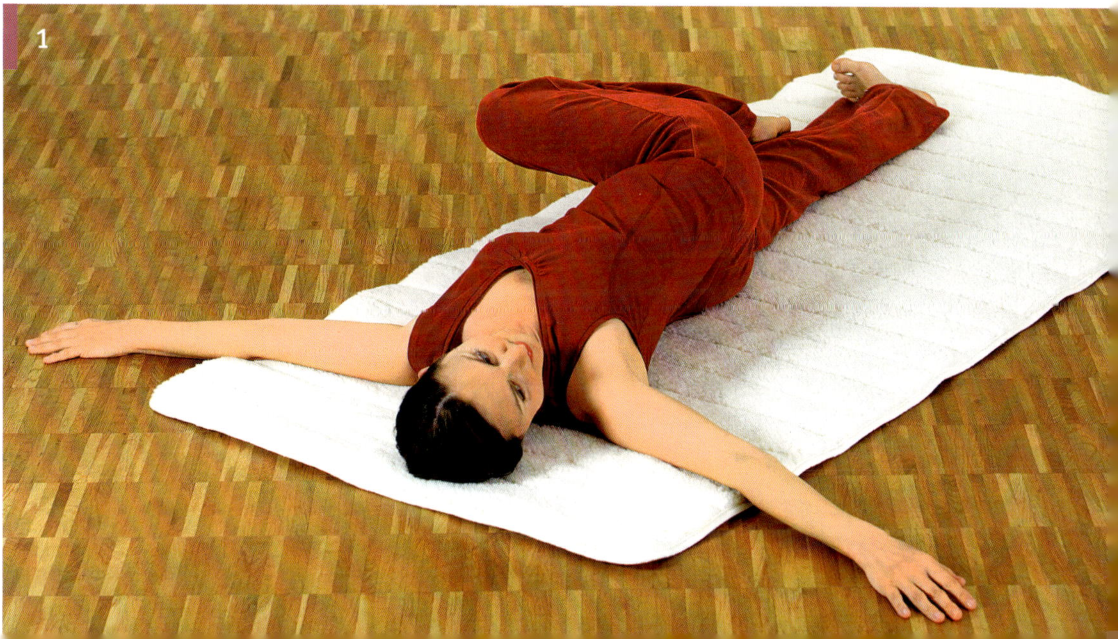

die Beine weiter sinken lassen und mit den rechten unteren Rippen bodenwärts streben.

- Nehmen Sie einatmend die Drehung wieder etwas zurück.
- Verweilen Sie in der Haltung, so lange es Ihnen angenehm ist, und lassen Sie sie in Ihrem Atemrhythmus pulsieren. Achten Sie darauf, ganz entspannt im Nacken zu bleiben. Drehen Sie dafür eventuell den Kopf in die Gegenrichtung oder heben Sie etwas das Kinn.
- Um die Haltung zu verlassen, führen Sie das rechte Bein zur Mitte zurück und stellen es auf. Stellen Sie auch das linke Bein auf. Vergleichen Sie die Wahrnehmung in Ihren beiden Körperseiten.
- Stellen Sie beide Beine angebeugt auf. Heben Sie etwas das Becken, verlagern Sie es gut eine Handbreit weiter nach links, und legen Sie es wieder ab.

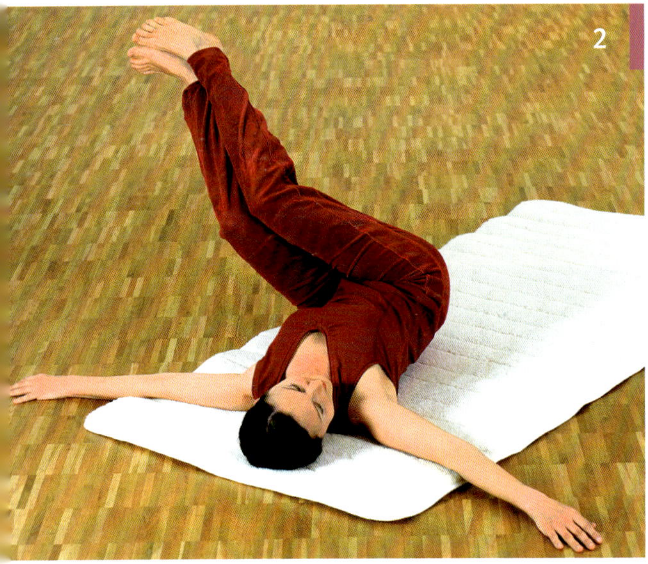
2

- Strecken Sie das rechte Bein aus, und stellen Sie den Fuß des angebeugten linken Beins auf das rechte Knie oder den Oberschenkel. Wiederholen Sie die Haltung nach rechts gedreht.
- Spüren Sie in der Rückenlage nach, und beobachten Sie, wie sich Ihr Atem ausgedehnt hat, wie Ihr Schultergürtel aufliegt und wie Sie sich in Ihrem unteren Rücken erfahren.

Manchmal kann man übrigens während der Drehung ein Knacken in der Wirbelsäule hören. Man nennt das »Eigenchiropraktik«: ein oder mehrere Wirbelgelenke renken sich wieder ein.

DYNAMISCHE VARIANTE

Zur Stärkung der Bauchmuskulatur

Indem die Beine etwas mehr gestreckt werden und die Bewegung in der Atempause kurz unterbrochen wird, muss die diagonale Bauchmuskulatur das Gewicht der Beine tragen. Regelmäßig geübt, kräftigt das die wichtige Stützmuskulatur der Bauchwand, was wiederum die Aufrichtemuskulatur des Rückens entlastet.

- Legen Sie sich auf einer weichen und warmen Matte auf den Rücken. Breiten Sie beide Arme seitlich in Schulterhöhe aus und drehen Sie die Handflächen zum Boden. Lassen Sie Ihre Schultern in die Breite und Tiefe zum Boden hinunter »schmelzen«.
- Stellen Sie beide Beine angebeugt auf, und ziehen Sie dann eines nach dem anderen dicht an den Bauch. Strecken Sie die Beine nach oben und halten Sie sie möglichst dicht beieinander.
- Lassen Sie nun beide Beine mit dem Ein- oder Ausatmen bis etwa 45° über

WIRKUNG AUS AYURVEDISCHER SICHT

VATA: Reduziert deutlich Vata, wenn das Krokodil ausreichend lange gehalten wird. Die beste Atemform, um Vata zu besänftigen, ist Ujjayi oder die ruhige, tiefe Atmung, die das Asana ohnehin anbietet. Das Asana in Bewegung sollte langsam und mit Atempausen geübt werden.

PITTA: Reduziert Pitta und reguliert Agni, das Verdauungsfeuer, wenn es gelingt, dass Körper und Geist in der Haltung zur Ruhe kommen. Die beste Atemform ist eine ruhige, vollständige Atmung mit Betonung der Ausatmung. Das Asana in Bewegung sollte langsam und sehr genau geübt werden.

KAPHA: Reduziert etwas Kapha, da die Wirbelsäule beweglicher wird, mehr noch, wenn mit seitlich gestreckten Beinen geübt und die Atempause verlängert wird. Schwitzen ist erwünscht. Die beste Atemform ist eine fließende, vollständige Atmung mit Pausen. Das Asana in Bewegung sollte langsam und intensiv geübt werden.

dem Boden nach links sinken. Schmiegen Sie gleichzeitig die rechte Schulter fest an den Boden. Halten Sie einen Moment inne, ohne weiterzuatmen.

› Führen Sie die Beine mit dem Aus- oder Einatmen zurück zur Mitte. (2)
› Wiederholen Sie diese Bewegung mit der Pause etwa 12-mal zu jeder Seite im Rhythmus Ihres Atems. Lassen Sie die Beine immer nur so weit sinken, dass der ganze Schultergürtel im Bodenkontakt bleiben kann, also eventuell weniger als 45°.
› Um die Übung zu beenden, lassen Sie die Beine in der Mitte zur Ruhe kommen. Stellen Sie einen Fuß nach dem anderen zum Boden. Drücken Sie mit beiden Fußsohlen in oder gegen den Boden, und heben Sie für einige Atemzüge Becken und unteren Rücken in die Schulterbrücke.
› Senken Sie den Rücken wieder ab, strecken Sie ein Bein nach dem anderen aus, und spüren Sie in der Rückenlage nach. Werden Sie sich bewusst, wie Sie sich nun in Ihrem Bauchraum erleben.

ALLGEMEINE WIRKUNG

Dehnt die Brustmuskulatur • dehnt die Muskulatur im Lendenbereich • hilft, die Schultern und den Nacken zu entspannen • mobilisiert den knöchernen Brustkorb und die Zwischenrippenmuskeln • kräftigt die Bauchdecke (Variante mit nach oben gestreckten Beinen) • hilft langfristig, seitliche Abweichungen der Wirbelsäule (Skoliosen) zu mindern • regt die Lungenspitzen- und besonders die Flankenatmung an • reguliert und optimiert die Verdauung, hilft bei Blähungen

Vorsicht ist geboten …

- bei Hexenschuss
- bei Reizung des Ischiasnervs oder anderen Nervenwurzelreizungen
- im Spätstadium der Schwangerschaft
- bei schlecht verheilten (verzogenen) Narben im Brustraum oder rund um die Taille: Uben Sie dann sehr achtsam und nur nach einem guten Aufwarmprogramm.

Üben Sie das Krokodil nicht …

- bei akuten Bandscheibenbeschwerden
- bei akuten Entzündungen im Bauchraum
- einige Wochen nach Operationen am Rumpf

Der Drehsitz · Ardha Matsyendrasana

Er ist eines der harmonisierendsten Asanas des Hatha-Yoga, denn er verbindet unsere linke und rechte Körperseite energetisch, ebenso das Becken über die Wirbelsäule mit dem Kopf, sodass sich zum Beispiel »Kopflastigkeit« oder »Linkslastigkeit« ausgleichen lässt. Wesentlich für die Wirkungen ist, dass der Bauch einen intensiven Kontakt zur Innenseite des aufgestellten Oberschenkels findet, denn nur so kann das Verdauungsfeuer angeregt werden.

Üben Sie den Drehsitz nur gut erwärmt und vorbereitet, zum Beispiel durch die Kundalini-Übungen (Seite 143).

DIE GRUNDÜBUNG

- Setzen Sie sich auf Ihre rutschfeste Yogamatte, und strecken Sie die Beine aus. Wenn Sie Mühe haben, das Becken aufzurichten, legen Sie sich ein flaches Kissen oder eine zusammengefaltete Decke unters Gesäß.
- Dehnen Sie Ihr rechtes Bein über die Ferse. Beugen Sie das linke Bein an, und stellen Sie den linken Fuß außen neben das rechte Knie oder den Unterschenkel. Achten Sie dabei darauf, dass die gesamte linke Fußsohle Bodenkontakt hat (und nicht nur die Außenkante).
- Ziehen Sie die Gesäßhälften nach hinten und außen. Legen Sie die Hände um das linke Knie. Richten Sie sich aus

1

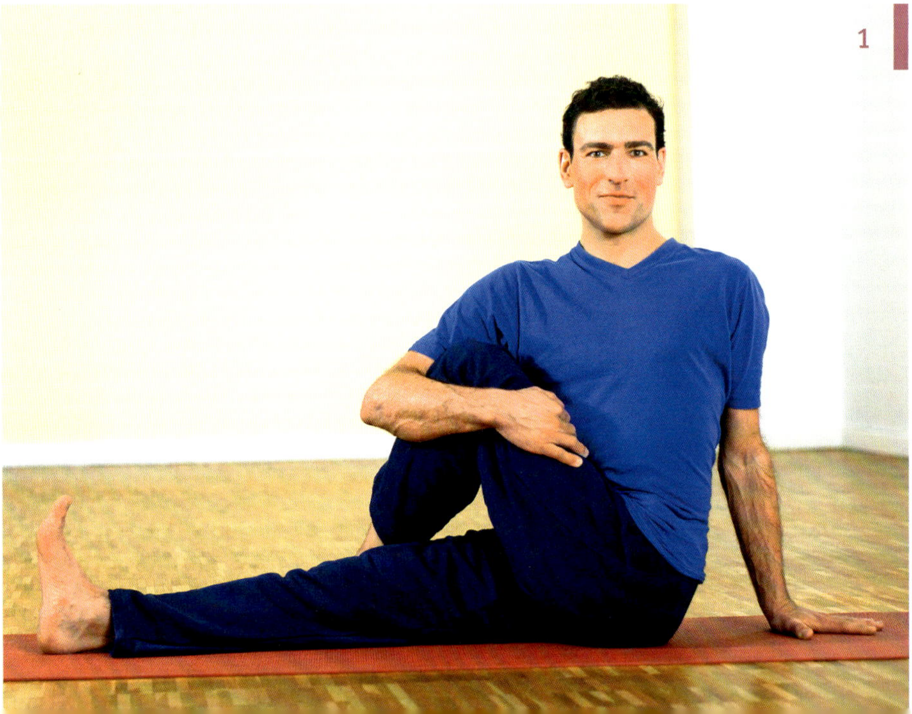

WIRKUNG AUS AYURVEDISCHER SICHT

VATA: Reduziert sanft Vata und harmonisiert dieses Dosha, wenn der Drehsitz ausreichend lange gehalten wird. Die beste Atemform, um Vata zu besänftigen und zu harmonisieren, ist die ruhige, vollständige Atmung. Das Asana in Bewegung ist unüblich und nicht förderlich!

PITTA: Reduziert sanft Pitta und reguliert Agni, das Verdauungsfeuer. Die beste Atemform ist eine ruhige, vollständige Atmung. Das Asana in Bewegung ist unüblich und nicht förderlich!

KAPHA: Reduziert sanft Kapha, da es die Beweglichkeit in der Wirbelsäule und den Hüftgelenken verbessert. Die beste Atemform, um Kapha zu besänftigen, ist eine fließende, vollständige Atmung. Das Asana in Bewegung ist unüblich und nicht förderlich!

der Kraft der Arme auf, und heben Sie den Brustkorb.

› Umfangen Sie mit dem rechten Arm das linke Knie und legen Sie die Hand außen an den linken Oberschenkel. Drehen Sie den Rumpf nach links.
› Stellen Sie die linke Hand hinter dem Gesäß auf. Drücken Sie sich mit der Handfläche oder den Fingerspitzen vom Boden weg. Beugen Sie den Arm etwas an, sodass die Schulter nicht hochgeschoben wird. (1)
› Drehen Sie die linke Hüfte etwas nach vorn und die rechte etwas nach hinten. Nehmen Sie den Kopf so weit mit in die Drehung nach links, wie es Ihnen im Nacken angenehm ist.
› Verweilen Sie so während einiger ruhiger Atemzüge, und bleiben Sie ganz aufgerichtet.
› Kommen Sie behutsam zur Mitte zurück, beugen Sie auch das rechte Bein an, umfangen Sie beide Beine, und lassen Sie die Stirn auf die Knie oder Unterarme sinken.
› Wiederholen Sie die Übung, indem Sie das linke Bein ausstrecken, das rechte aufstellen und sich nach rechts drehen.

ALLGEMEINE WIRKUNG

Reguliert und verbessert die Verdauung und das Verdauungsfeuer, hilft zum Beispiel bei Blähungen (Vata-Störung), aber auch bei Reizdarm (Pitta-Störung) und trägem Darm (Kapha-Störung) • verbessert die Beweglichkeit der Wirbelsäule • hilft langfristig, seitliche Abweichungen der Wirbelsäule (Skoliosen) zu mindern • mobilisiert den knöchernen Brustkorb und die Zwischenrippenmuskeln • dehnt die Muskulatur im Lendenbereich • regt die Flankenatmung an • gleicht energetische Ungleichgewichte zwischen den Körperhälften aus • beruhigt den Geist • harmonisiert alle Doshas

Vorsicht ist geboten …

- bei Hexenschuss
- bei Reizung des Ischiasnervs oder anderen Nervenwurzelreizungen
- im Spätstadium der Schwangerschaft: Üben Sie den Drehsitz dann auf einem Stuhl.
- bei schlecht verheilten (verzogenen) Narben im Brustraum oder rund um die Taille: Üben Sie sehr achtsam und nur nach einem guten Aufwärmprogramm.

Üben Sie den Drehsitz nicht …

- bei akuten Bandscheibenbeschwerden
- bei akuten Entzündungen im Bauchraum
- einige Wochen nach Operationen am Rumpf

Die Schulterbrücke · Setu Bandha

Dieses Asana, das eine Umkehrhaltung und eine Rückbeuge miteinander verbindet, ist eine der nützlichsten Yogahaltungen überhaupt. Je nachdem, worauf Sie beim Üben den Fokus legen, können Sie von der Schulterbrücke vielfältige Wirkungen erwarten. Wenn Sie also nur ganz wenig Zeit zum Üben haben, sollte die Schulterbrücke auf jeden Fall Bestandteil Ihrer Übungspraxis sein!

DIE GRUNDÜBUNG

- Kommen Sie auf Ihrer rutschfesten Matte in die Rückenlage. Stellen Sie die Beine angebeugt auf, die Füße hüftgelenkbreit und parallel, die Großzehenballen an die Unterlage geschmiegt. Die Arme liegen neben dem Körper.
- Drücken Sie kraftvoll mit den Außenkanten der Fersen in oder gegen den Boden, bis Sie spüren, dass sich die Muskeln des Beckenbodens kontrahieren. Dadurch wird sich die Rückseite der Taille an den Boden schmiegen und die untere Beckenöffnung etwas nach oben weisen. Lassen Sie den unteren Rücken durchhängen wie eine Hängebrücke und den Bauch einsinken. Dehnen Sie die Leisten nach oben.
- Heben Sie Becken und Rücken weiter nach vorn und oben, bis zwischen den Schultern und den Knien eine schiefe Ebene entsteht. (1)
- Achten Sie darauf, die Beine parallel zu halten, die Füße nicht auswärtszudrehen und weiter kraftvoll mit den Fersen in oder gegen den Boden zu drücken.
- Verweilen Sie so mehrere Atemzüge lang, und verbinden Sie sich mit der Erfahrung von Kraft in Ihren Beinen und Ihrem unteren Rücken. Achten Sie darauf, im Schultergürtel und Nacken völlig entspannt zu bleiben. Lassen Sie die leichte Dehnung des Nackens zu.
- Um die Haltung zu verlassen, heben Sie die Fersen und legen Ihren Rücken Wirbel für Wirbel langsam zum Boden zurück.
- Spüren Sie in der Rückenlage nach und nehmen Sie die Auswirkungen der Schulterbrücke auf Ihren Rücken, auf den Bauchraum, die Atmung und den Geist wahr.

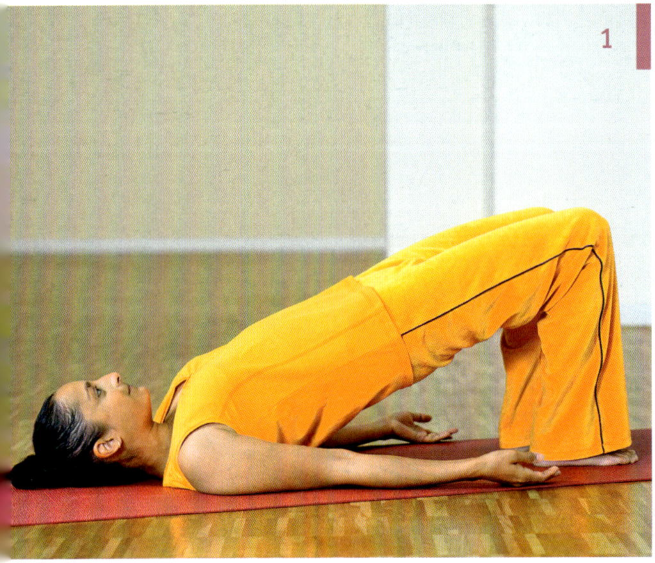
1

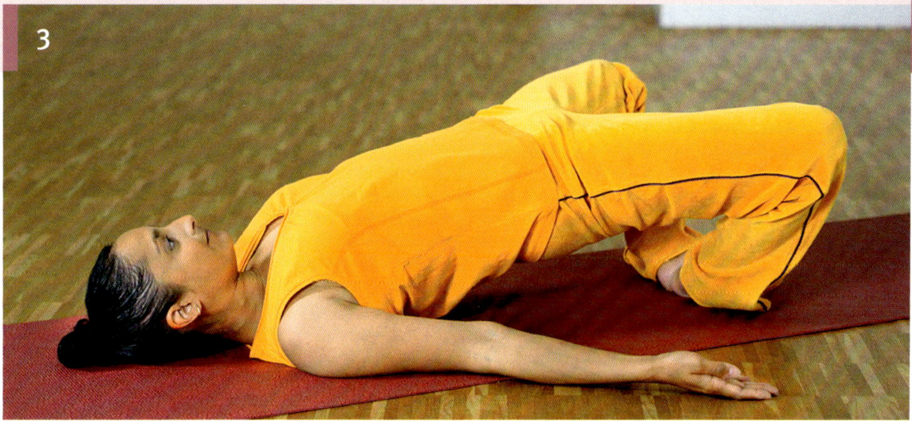

VARIANTE 1: ARME SEITLICH

Entspannt die Schultern

- Breiten Sie in der Ausgangshaltung die Arme seitlich in Schulterhöhe aus. Entspannen Sie die Arme und den Schultergürtel auf dem Boden in die Breite und in die Tiefe.
- Heben Sie einatmend langsam Becken und Rücken. Werden Sie sich bewusst, wie Sie Ihr Gewicht zunehmend auf die Muskeln des Schultergürtels verlagern, und lassen Sie diesen noch mehr zum Boden hinunter »schmelzen«. (2)
- Senken Sie ausatmend einen Wirbel nach dem anderen zum Boden zurück. Versuchen Sie dabei einen möglichst intensiven – und entspannten – Kontakt der Schultern zum Boden zu bewahren.
- Wiederholen Sie diese Bewegung einige Male möglichst langsam und bewusst im Rhythmus Ihres Atems.
- Schließlich verweilen Sie einige Atemzüge lang in der Schulterbrücke mit den seitlich ausgebreiteten Armen. Versuchen Sie, mithilfe Ihres Atems Ihre Schultern immer noch tiefer und breiter sinken zu lassen. Achten Sie darauf, bei jedem Ausatmen das Brustbein weit nach unten und innen zu locken.

VARIANTE 2: SCHULTERBRÜCKE MIT DEN BEINEN IN DER WINKELHALTUNG

- Legen Sie in der Rückenlage die Fußsohlen aneinander und ziehen Sie sie in Richtung Gesäß. Lassen Sie jedes Knie zu seiner Seite sinken, und entspannen Sie die Leisten.
- Drücken Sie mit den Fußaußenkanten kraftvoll gegen den Boden, und heben Sie das Becken. Dehnen Sie Ihre Leistenbeugen weit nach oben. Entspannen Sie die Oberschenkelinnenseiten. (3)
- Verweilen Sie so mehrere Atemzüge.
- Spüren Sie anschließend eine Weile in der Rückenlage mit ausgestreckten Beinen nach.

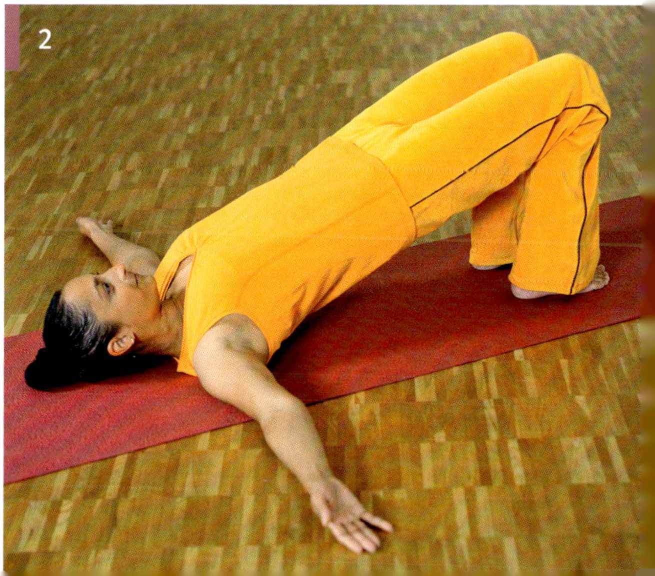

WIRKUNG AUS AYURVEDISCHER SICHT

VATA: Reduziert Vata, wenn die Schulterbrücke ausreichend lange gehalten wird. Die beste Atemform, um Vata zu besänftigen, ist die ruhige, tiefe Atmung mit der Betonung auf einer verlängerten Ausatmung. Das Asana in Bewegung sollte langsam ausgeführt werden.

PITTA: Hält Pitta im Gleichgewicht, solange das Asana mit Leichtigkeit gehalten wird, und verbessert sanft den Stoffwechsel im Rumpf- und Kopfbereich. Die beste Atemform ist eine ruhige, tiefe Bauchatmung. Der Atem soll sich nicht wesentlich beschleunigen. Das Asana in Bewegung sollte langsam ausgeführt werden.

KAPHA: Reduziert Kapha, wenn die Schulterbrücke länger gehalten wird und bei vertiefter Atmung. Die beste Atemform, um Kapha zu besänftigen, ist eine intensive, vollständige Atmung. Das Asana in Bewegung sollte langsam ausgeführt werden und zwischen den Bewegungen immer wieder länger gehalten werden.

VARIANTE 3: HÄNDE AUF DEM BAUCH

Regt die Verdauung an, entspannt den Bauchraum, stärkt die Bauchatmung

› Kommen Sie hoch in die Schulterbrücke. Legen Sie beide Hände breit und gewichtig auf die Bauchdecke, entweder links und rechts neben den Nabel oder oberhalb und unterhalb.

› Bei jedem Einatmen setzen Sie der Atembewegung der Bauchdecke mit den Händen etwas Widerstand entgegen. Bei jedem Ausatmen üben Sie mit den Händen etwas Druck aus und helfen damit der Bauchdecke, sich nach innen und unten zurückzuziehen.

› Wiederholen Sie dies so lange, wie Sie entspannt in der Schulterbrücke verweilen können.

ALLGEMEINE WIRKUNG

Regeneriert und entspannt bei ruhiger Atmung • entspannt die Schultermuskulatur und dehnt sanft den Nacken • regt den zentralen Stoffwechsel (Pitta und Agni) sanft an • verbessert sanft die Elastizität und den Blutfluss der Herzkranzgefäße, ohne die Herzmuskulatur nennenswert zu belasten • regt die Bauchatmung an, kräftigt das Zwerchfell • hilft, regelmäßig geübt, bei niedrigem Blutdruck • kräftigt die Muskulatur von Beinen, Gesäß und unterem Rücken • dehnt die Vorderseite der Oberschenkel und der Leisten intensiv • dehnt sanft die Rumpfvorderseite • entstaut die Beine

Vorsicht ist geboten ...

- bei einer instabilen Halswirbelsäule, nach Schleudertrauma
- bei unbehandeltem hohem Blutdruck: Bevorzugen Sie dynamische Varianten.
- bei Kopfschmerzen
- bei Ohrensausen (Tinnitus)
- bei fortgeschrittener Schwangerschaft

Üben Sie die Schulterbrücke nicht ...

- bei sehr stark erhöhtem Blutdruck
- bei erhöhtem Augeninnendruck oder Gefahr der Netzhautablösung
- bei Schwindelanfällen, die ihre Ursache im Innenohr haben
- bei Migräne
- bei akuten Bandscheibenverletzungen im Bereich der Halswirbelsäule
- bei Entzündungen im Kopfraum (Nebenhöhlen, Zähne, Ohren)

Der Schulterstand · Viparita Karani Mudra

Der Schulterstand ist eine Umkehrhaltung, in der das Gewicht des Körpers auf den Schulterblättern und Armen ruht und das Becken und die Beine mehr oder weniger gehoben sind. Im Yoga sind Umkehrhaltungen dadurch definiert, dass sich der Nabel höher als der Gaumen befindet. Das bedeutet konkret, dass man den Grad der Umkehr fein dosieren kann, sodass der Körper sich allmählich an die ungewohnte Haltung anpassen kann. Das lohnt sich, denn der Schulterstand gilt als eines der unverzichtbaren Asanas, das viele wohltuende Wirkungen hat, weswegen der berühmte Yogameister B.K.S. Iyengar ihn die »Mutter aller Asanas« nennt.

Die hier beschriebene Grundhaltung ist nicht der volle Schulterstand, in dem Rumpf und Beine senkrecht wie eine Kerze – ein geläufiger Name für diese Haltung – nach oben gestreckt werden. Diese intensive Dehnung der Wirbelsäule ist nur sehr gelenkigen Menschen möglich und im Rahmen unseres Themas nicht so sehr von Interesse.

DIE GRUNDHALTUNG

- Legen Sie sich eine zusammengefaltete Decke unter die Schultern, sodass der Kopf etwas nach hinten sinken kann und der Nacken nicht zu intensiv gedehnt wird.
- Kommen Sie auf der Decke in die Rückenlage, und legen Sie die Arme dicht neben dem Körper ab. Der obere Deckenrand sollte mit Ihrem Schultergürtel abschließen, und die Decke sollte so gefaltet sein, dass Ihre Oberarme in voller Länge darauf Platz finden. Achten Sie darauf, genug Platz für die Beine hinter sich zu haben.
- Nehmen Sie die Beine an den Bauch, drücken Sie kräftig mit den Unterar-

1

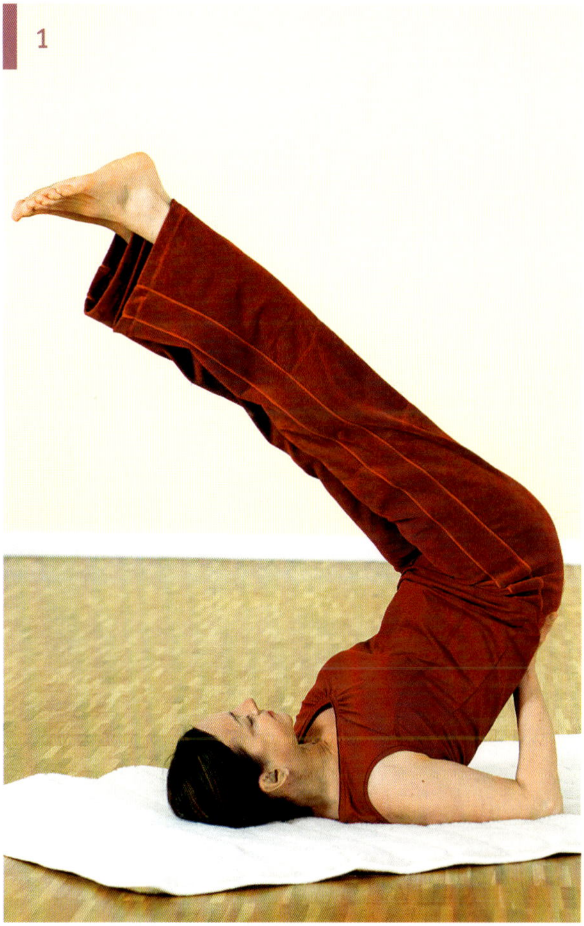

men in oder gegen den Boden, und strecken Sie gleichzeitig die Beine mit etwas (!) Schwung Richtung Kopf aus, sodass sich Ihr Becken hebt.

- Stützen Sie sich mit beiden Händen am Beckenkamm oder im Lendenbereich ab. Richten Sie sich so ein, dass sich Rumpf und Beine in der Schräge befinden und in etwa einen rechten Winkel bilden. Sie können die Beine entspannt halten oder über die Fersen dehnen – was Ihnen angenehmer ist. (1)
- Entspannen Sie den Mundraum, den Nacken, den Schultergürtel und den Bauchraum. Verweilen Sie so ruhig und tief atmend.
- Um die Haltung zu verlassen, lassen Sie die Knie Richtung Stirn sinken. Stützen Sie sich mit den Händen am Boden ab, rollen Sie langsam Rücken und Becken zurück, und lassen Sie dabei die Stirn den Knien folgen, sodass Sie den Kopf heben. (2)
- Sobald das Becken aufliegt, nehmen Sie Ihren Kopf in beide Hände und legen ihn mit gedehntem Nacken zum Boden.

2

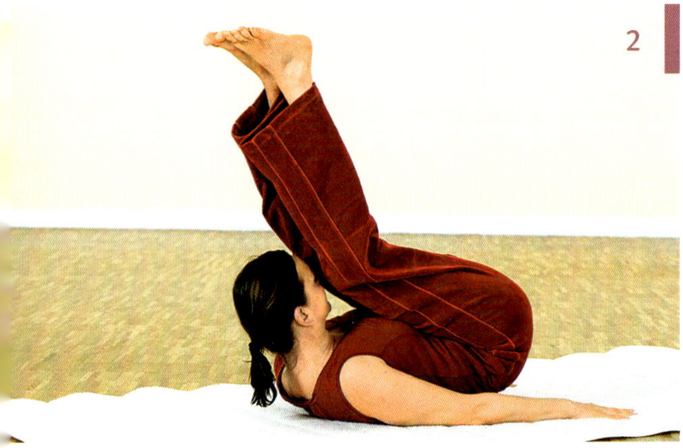

3

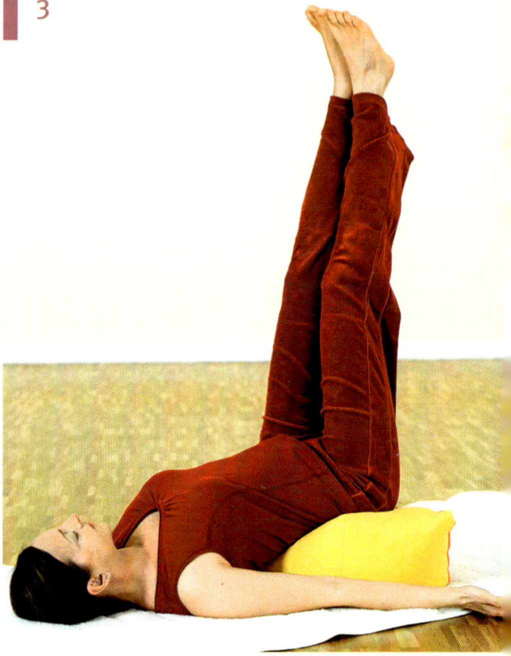

- Schließen Sie als Ausgleichshaltung gleich die Schulterbrücke (Seite 116) an und halten Sie sie während einiger Atemzüge. Spüren Sie anschließend in der Rückenlage (eventuell mit aufgestellten Beinen) nach.

VARIANTE: GESTÜTZTER SCHULTERSTAND

Diese Haltung lädt dazu ein, länger in ihr zu verweilen. Der gestützte Schulterstand eignet sich besonders zur Regeneration, auch direkt vor dem Schlafengehen. Halten Sie ein dickes Kissen oder zwei zusammengerollte Decken bereit.

- Kommen Sie in die Rückenlage. Stellen Sie die Beine angebeugt auf, drücken Sie mit den Fersen in oder gegen den Boden, und heben Sie das Becken.
- Schieben Sie das Kissen oder die Decken unter das Becken, und senken Sie

WIRKUNG AUS AYURVEDISCHER SICHT

VATA: Reduziert Vata, wenn der Schulterstand ausreichend lange gehalten wird. Die beste Atemform, um Vata zu besänftigen, ist die ruhige, tiefe Atmung mit der Betonung auf einer verlängerten Ausatmung. Das Asana in Bewegung ist unüblich und nicht förderlich!

PITTA: Regt Pitta sanft an, solange der Schulterstand mit Leichtigkeit gehalten wird, da der Stoffwechsel im Rumpf- und Kopfbereich gesteigert wird. Die beste Atemform ist eine ruhige, tiefe Bauchatmung. Die Atmung soll sich nicht wesentlich beschleunigen. Das Asana in Bewegung ist unüblich und nicht förderlich!

KAPHA: Reduziert Kapha, wenn der Schulterstand länger gehalten wird und bei vertiefter Atmung. Die beste Atemform, um Kapha zu besänftigen, ist eine intensive, vollständige Atmung. Die Atmung soll sich deutlich vertiefen. Das Asana in Bewegung ist unüblich und nicht förderlich!

dann langsam das Gesäß ab, bis es gut aufliegt. Entspannen Sie Nacken, Schultern und die Arme am Boden.

› Strecken Sie ein Bein nach dem anderen nach oben und halten Sie die Beine dort ganz entspannt. (3)

› Verweilen Sie einige Minuten in dieser Haltung, und verbinden Sie sich mit der beruhigenden Wirkung der tiefen Bauchatmung.

› Um den Schulterstand zu verlassen, stellen Sie ein Bein nach dem anderen wieder auf. Heben Sie das Becken und ziehen Sie das Kissen oder die Decken weg. Ziehen Sie die Beine an den Bauch, und verweilen Sie so noch einige Atemzüge lang.

ALLGEMEINE WIRKUNG

Regeneriert und entspannt den Körper bei ruhiger Atmung • regt den zentralen Stoffwechsel (Pitta und Agni) an • verbessert die Elastizität und den Blutfluss der Herzkranzgefäße • regt die Bauchatmung an, kräftigt das Zwerchfell • entstaut und entlastet die Beine

Vorsicht ist geboten …

- bei degenerativen Veränderungen in der Halswirbelsäule
- bei akuten Nackenverspannungen und daraus resultierenden Spannungskopfschmerzen
- bei Schilddrüsenüberfunktion
- bei Neigung zu Schwindelanfällen und Tinnitus
- bei sehr starkem Übergewicht: Üben Sie den gestützten Schulterstand.
- bei fortgeschrittener Schwangerschaft
- während der Monatsblutung: Bitte ausprobieren – viele Frauen finden gerade dann den Schulterstand sehr wohltuend!

Üben Sie den Schulterstand nicht …

- bei stark erhöhtem, unbehandeltem Blutdruck
- bei Herzinsuffizienz
- bei erhöhtem Augeninnendruck, grünem Star oder Netzhautablösung
- bei akuten Entzündungen im Kopfraum
- bei akuten Beschwerden der Halswirbelsäule (zum Beispiel Bandscheibenvorfall)
- bei Emboliegefahr in der Folge venöser Verschlusskrankheiten (zum Beispiel bei tiefer Beinvenenthrombose)
- während eines Migräneanfalls

Der Hund · Adho Mukha Shvanasana

Der Hund, der nach unten schaut, ist eine leichte Umkehrhaltung, in der man sich aus dem Vierfüßlerstand mit dem Becken nach hinten und oben dehnt. Dabei steht die intensive Dehnung der Wirbelsäule im Mittelpunkt. Sie ist eine wahre Allround-Haltung, die bei vielen Beschwerden hilft. In vielen Yogatraditionen wird der Hund auch als neutrale Ruheposition nach anspruchsvollen Asanas geübt. Sobald Sie die Haltung gut beherrschen, werden Sie merken, wie gut man in ihr ruhen kann!

DIE GRUNDHALTUNG: DER HUND, DER NACH UNTEN SCHAUT

- Spreizen Sie im Vierfüßlerstand die Finger, schmiegen Sie die Handwurzeln fest an den Boden, und stellen Sie die Zehen auf. Lassen Sie den Rücken in eine leichte Rückbeuge sinken.
- Schieben Sie mit dem Ausatmen das Gesäß nach oben und hinten in die Haltung des Hundes, der nach unten schaut, ohne den Rücken zu runden.
- Halten Sie die Arme wie zwei Stöcke, und dehnen Sie sich weit über die Sitzbeine himmelwärts. Heben Sie die Fersen. Ziehen Sie Ihre Schultern in die Breite und weit weg von den Ohren. Verweilen Sie in dieser steilen Dreieckshaltung drei Atemzüge lang. (1)
- Senken Sie dann die Fersen mit den Außenkanten ab, während Sie die Großzehenballen an den Boden schmiegen. Schieben Sie sich erneut nach oben und hinten. (2)
- Verweilen Sie so weitere drei Atemzüge lang, und lassen Sie dann die Knie behutsam zum Boden sinken.
- Spüren Sie in Yoga Mudra (Seite 81) oder in einem aufrechten Sitz Ihrer Wahl nach, wie Sie nun Ihre Aufrichtung und Schulterhaltung erfahren und in welchem Maße sich Ihr Atem vertieft hat.

Wenn Ihr Rücken sehr empfindlich oder steif ist, beugen Sie die Beine etwas an. Je mehr Sie sie anbeugen, desto besser werden Sie Ihren Rücken strecken können.

ZUM EINSTIEG: VIERFÜSSLERSTAND UND HUND IM WECHSEL

Üben Sie diese Variante, wenn Sie allmählich Kraft im Schultergürtel aufbauen wollen und vor allem dann, wenn Ihr Organismus mit Umkehrhaltungen noch nicht so vertraut ist. Wenn Ihre Muskulatur kräftiger wird, können Sie im Vierfüßlerstand die Knie etwas überm Boden schweben lassen (Kleine Krafthaltung, Seite 125).

- Spreizen Sie im Vierfüßlerstand die Finger, schmiegen Sie die Handwurzeln fest an den Boden, und stellen Sie die Zehen auf. Lassen Sie den Rücken in eine leichte Rückbeuge sinken.
- Schieben Sie mit dem Ausatmen das Gesäß nach oben und hinten in die Haltung des Hundes, der nach unten schaut, ohne den Rücken zu runden.
- Streben Sie über den Scheitelpunkt einatmend nach vorn, verlagern Sie das

Gewicht Richtung Hände, und senken Sie die Knie wieder ab. Kehren Sie zurück in den Vierfüßlerstand. Wenn es Ihnen möglich ist, senken Sie die Knie nicht ganz ab (Kleine Krafthaltung). (3) Achten Sie dabei darauf, dass Ihr Rücken möglichst durchgebogen bleibt.

- Wechseln Sie einige Male zwischen diesen beiden Haltungen hin und her, und verweilen Sie abschließend noch einige Atemzüge im Hund.

HUND MIT ERHOBENEM BEIN

Diese Variante kräftigt die Muskeln der Schultern noch stärker, dehnt ganz intensiv die Muskeln, die die Achselhöhlen bilden, und wird meist als sehr angenehm für den unteren Rücken empfunden.

- Spreizen Sie im Vierfüßlerstand die Finger, schmiegen Sie die Handwurzeln fest an den Boden, und stellen Sie die Zehen auf. Lassen Sie den Rücken in eine leichte Rückbeuge sinken.
- Schieben Sie mit dem Ausatmen das Gesäß nach oben und hinten in die Haltung des Hundes, der nach unten schaut, ohne den Rücken zu runden.
- Heben Sie das rechte Bein langsam gedehnt weit nach hinten und oben. (4) Achten Sie dabei darauf, dass beide Beckenseiten auf einer Höhe bleiben.
- Lassen Sie die Achseln in Richtung Boden sinken, und streben Sie mit dem Brustbein zu den Knien. Verweilen Sie so einige ruhige, tiefe Atemzüge lang.
- Senken Sie dann das Bein langsam wieder ab und stellen Sie den Fuß auf. Dehnen Sie sich einige Atemzüge lang im Hund durch, und heben Sie dann in gleicher Weise das linke Bein.

1
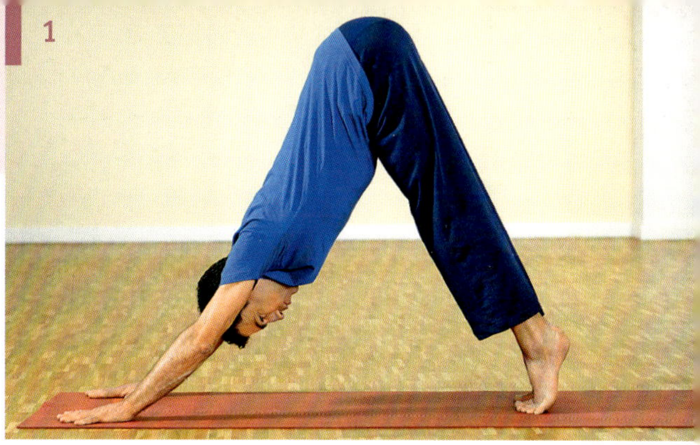

2
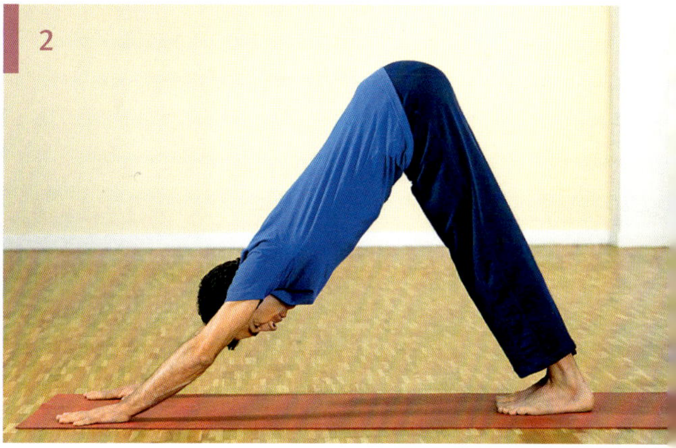

3
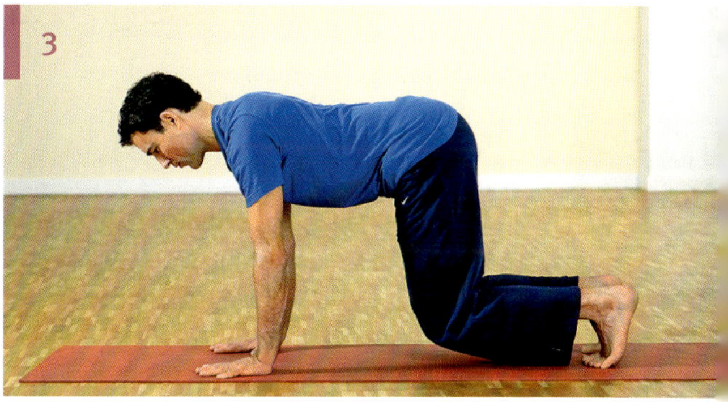

4
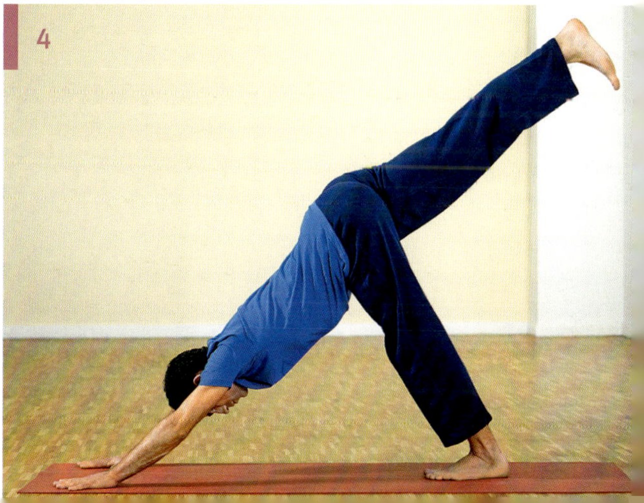

WIRKUNG AUS AYURVEDISCHER SICHT

VATA: Reduziert intensiv Vata, wenn der Hund ausreichend lange gehalten wird. Die beste Atemform, um Vata zu besänftigen, ist Ujjayi oder die Verlängerung der Ausatmung, die das Asana ohnehin anbietet. Das Asana in Bewegung (etwa Katze–Hund) soll zur Vata-Besänftigung langsam ausgeführt werden.

PITTA: Reduziert leicht Pitta, solange der Hund mit Leichtigkeit gehalten werden kann. Die beste Atemform, um Pitta zu besänftigen, ist eine ruhige, sanfte, vollständige Atmung. Die Atmung soll sich nicht wesentlich beschleunigen und vertiefen. Das Asana in Bewegung (etwa Katze–Hund) soll zur Pitta-Besänftigung langsam ausgeführt werden.

KAPHA: Reduziert intensiv Kapha, wenn der Hund sehr lange gehalten wird. Schwitzen ist erwünscht. Die beste Kapha-besänftigende Atemform ist eine leichte Feueratmung oder intensive, vollständige Atmung. Sie soll sich deutlich vertiefen. Das Asana in Bewegung soll zur Kapha-Besänftigung schnell, rhythmisch, aber genau ausgeführt werden.

› Verweilen Sie einige Atemzüge, und lassen Sie dann das Bein wieder sinken.

› Dehnen Sie sich einige Atemzüge im Hund, bringen Sie dann ein Knie nach dem anderen zum Boden, und richten Sie sich behutsam auf in den Sitz.

ALLGEMEINE WIRKUNG

Die Wirkungen variieren natürlich etwas je nach der Version des Hundes, die Sie gerade geübt haben. Allen Varianten gemeinsam:
Dehnt die Brustmuskulatur und die Achselhöhlen • entlastet die untere Wirbelsäule und die Halswirbelsäule (sofern die Schultern in die Breite gezogen werden!) • kräftigt die Schultermuskulatur • regt die Bauch- und Lungenspitzenatmung an, kräftigt die Atmung allgemein durch die leichte Umkehrhaltung (und die Dehnung des Lungenmeridians) • dehnt die Rückseiten der Beine, vor allem an den Oberschenkeln und Achillessehnen

Vorsicht ist geboten ...

- bei Reizung des Ischiasnervs
- bei unbehandeltem Bluthochdruck: Üben Sie den Hund ausschließlich im dynamischen Wechsel mit dem Vierfüßlerstand (Seite 122).
- bei entzündlichen oder degenerativen Prozessen in den Schulter-, Ellenbogen- oder Handgelenken: Üben Sie den Hund, indem Sie sich auf die Unterarme stützen, statt auf die Hände.
- bei Kopfschmerzen
- bei Tinnitus – aber bitte ausprobieren: Es gibt auch viele Betroffene, denen der Hund sehr hilft!
- bei Neigung zu Schwindel
- bei fortgeschrittener Schwangerschaft
- bei starkem Übergewicht oder starker Unbeweglichkeit

Üben Sie den Hund nicht ...

- bei unbehandeltem stark erhöhtem Blutdruck
- bei erhöhtem Augeninnendruck und Gefahr der Netzhautablösung
- bei arteriellen Verschlusskrankheiten und Emboliegefahr
- bei Migräne oder starken Kopfschmerzen
- bei fieberhaften Infekten und Entzündungen der Nasennebenhöhlen, der Zähne oder der Ohren

Brett und Seitstütz · Caturanga Dandasana und Vasishtasana

Bretthaltungen und Seitstütze sind intensiv kräftigende Stützhaltungen. Sie sind sehr beliebt im Hatha-Yoga, denn sie stärken unsere innere Kraft und das Durchhaltevermögen. Die Bretthaltung kennt man in zwei Varianten: mit der Vorderseite nach oben (zu finden als Tischhaltung, Seite 128) und nach unten weisend. Dazu kommt noch die Kleine Krafthaltung, die auch gut für Anfänger geeignet ist.

DAS BRETT – MIT DER VORDERSEITE NACH UNTEN WEISEND

- Kommen Sie auf einer rutschfesten Matte in den Vierfüßlerstand. Stellen Sie die Hände schultergelenkbreit auf, die Mittelfinger parallel zueinander, und spreizen Sie die Finger. Ziehen Sie die Schultern in die Breite und Tiefe, und heben Sie etwas das Brustbein.
- Strecken Sie ein Bein nach dem anderen nach hinten aus, und stellen Sie die Zehen auf.
- Richten Sie Rumpf und Beine so aus, dass Sie flach wie ein leicht schräges Brett über dem Boden schweben. (1)
- Dehnen Sie sich weit über die Fersen in den Raum, und streben Sie über den Scheitelpunkt nach vorn. Sollte das nicht ausreichen, um Ihren Beckenboden zu aktivieren, spannen Sie zusätzlich etwas den Schließmuskel des Afters an, damit Ihre Mitte nicht absinkt.
- Verweilen Sie so ruhig und tief atmend. Wenn Sie zu ermüden beginnen, senken Sie ein Knie nach dem anderen zum Boden ab und lassen das Becken zu den Fersen sinken.
- Spüren Sie einige Atemzüge lang in der Yoga-Mudra-Haltung (Seite 81) nach.

VARIANTE: DIE KLEINE KRAFTHALTUNG

Auch für Anfänger geeignet

- In der Ausgangshaltung stellen Sie die Zehen auf und heben die Knie nur um maximal 5 cm. (2)
- Verweilen Sie so ruhig und tief atmend.

1

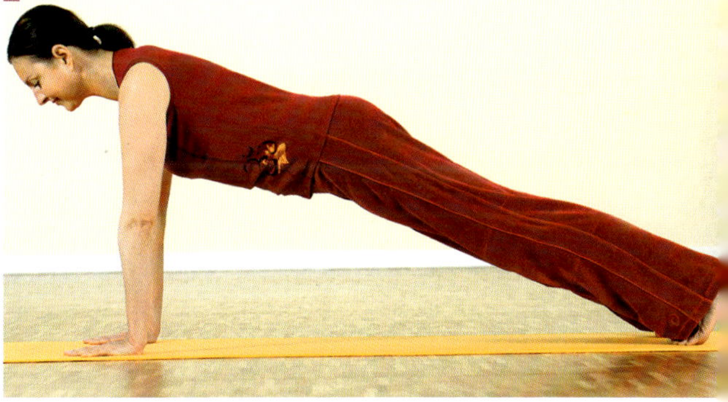

2

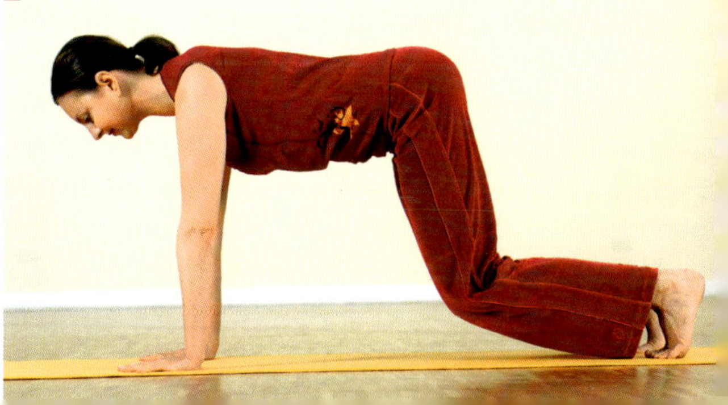

- Wenn Sie zu ermüden beginnen, senken Sie ein Knie nach dem anderen zum Boden ab und lassen das Becken zu den Fersen sinken.
- Spüren Sie einige Atemzüge in der Yoga-Mudra-Haltung (Seite 81) nach.

SEITSTÜTZ

Seitstütze sind zwar anstrengend, aber sie helfen, die ganze Muskulatur zu kräftigen, die den Schultergürtel hält und stabilisiert.

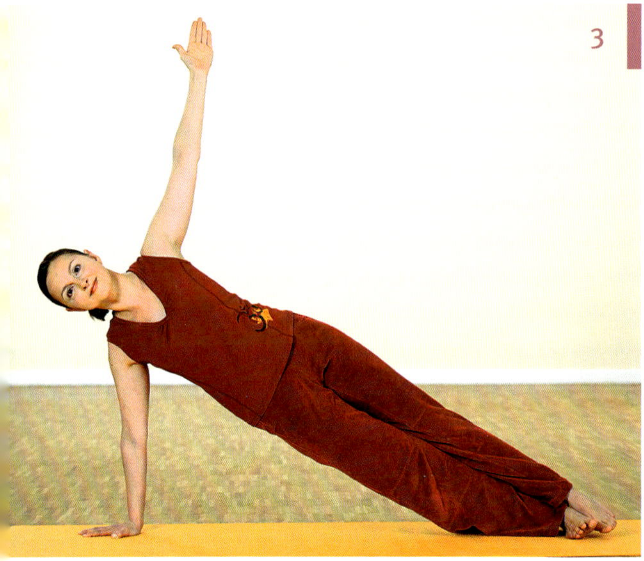
3

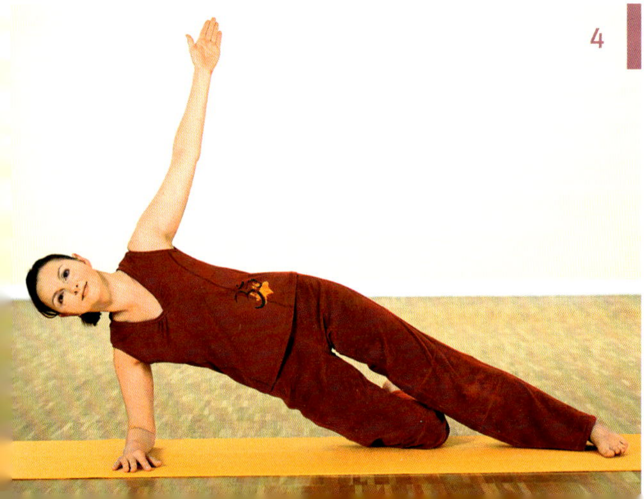
4

Sie zu üben ist besonders dann wichtig, wenn die Innenränder Ihrer Schulterblätter etwas vom Rücken abstehen (zum Beispiel im Vierfüßlerstand).

- Auf einer rutschfesten Unterlage legen Sie sich auf die rechte Seite, sodass Ihr Körper von Kopf bis Fuß eine Linie bildet. Legen Sie Ihre Füße übereinander und winkeln Sie sie an.
- Stellen Sie Ihre rechte Hand unter die rechte Schulter. Stützen Sie sich mit der linken Hand vor dem Becken ab. Spannen Sie den Beckenboden an.
- Drücken Sie sich vom Boden weg, bis Ihr Körper sich vom Kopf bis zum linken Fuß in einer Linie befindet.
- Heben Sie Ihren linken Arm in die Senkrechte, und lassen Sie dabei die Schulter ganz entspannt. Achten Sie darauf, dass Ihr Becken weder nach hinten ausweicht noch durchhängt. (3)
- Verweilen Sie einige ruhige Atemzüge lang in der Haltung. Kommen Sie langsam zum Boden zurück.
- Drehen Sie sich dann auf die linke Seite, richten Sie sich in einer Linie aus, und wiederholen Sie den Seitstütz.
- Kommen Sie anschließend in die Bretthaltung, und schieben Sie sich aus ihr heraus nach oben und hinten in die Haltung des Hundes, der nach unten schaut (Seite 122).

VARIANTE: HALBER SEITSTÜTZ

Für Anfänger geeignet

- Auf einer rutschfesten Unterlage legen Sie sich auf die rechte Seite, sodass Sie von Kopf bis Fuß eine Linie bilden.
- Beugen Sie den rechten Unterschenkel an, bis er sich im rechten Winkel zum

WIRKUNG AUS AYURVEDISCHER SICHT

VATA: Reduziert intensiv Vata, wenn die Stützhaltung ausreichend lange gehalten wird. Die beste Atemform, um Vata zu besänftigen, ist Ujjayi oder eine intensive, tiefe Atmung. Das Asana in Bewegung soll zur Vata-Besänftigung langsam ausgeführt werden.

PITTA: Erhöht Pitta durch die intensive Stoffwechselanregung. Gleichzeitig wird der Gewebestoffwechsel (Gewebe-Agni) verbessert. Die beste Atemform, um Pitta anzuregen, ist eine intensive, vollständige, tiefe Atmung. Das Asana in Bewegung soll zur Pitta-Anregung langsam ausgeführt werden.

KAPHA: Reduziert intensiv Kapha, wenn die Haltung sehr lange gehalten oder dynamisch mindestens 10-mal wiederholt wird. Schwitzen ist erwünscht! Die beste Atemform ist eine leichte Feueratmung oder eine intensive, vollständige, tiefe Atmung. Das Asana in Bewegung soll zum Kapha-Abbau rhythmisch und genau ausgeführt werden.

Oberschenkel befindet. Stützen Sie sich mit dem rechten Unterarm am Boden ab. Der Ellenbogen steht genau unter der Schulter.

› Drücken Sie sich kraftvoll vom Boden weg beziehungsweise in ihn hinein, und heben Sie das Becken, ohne mit ihm nach hinten auszuweichen.
› Heben Sie den linken Arm erst in die Senkrechte (4) und führen Sie ihn dann in die Verlängerung des Körpers. Drehen Sie Ihr Brustbein nach oben.
› Verweilen Sie so einige Atemzüge lang.
› Um die Haltung zu verlassen, senken Sie Ihr Becken langsam zum Boden ab.
› Wiederholen Sie die Haltung zur anderen Seite.

ALLGEMEINE WIRKUNG

Kräftigt die gesamte Muskulatur des Körpers – bis auf die des Gesichts, das entspannt bleiben sollte! • kräftigt im Seitstütz zusätzlich intensiv die quer verlaufende Muskulatur der Bauchdecke und die Muskeln, die die Schulterblätter stabilisieren • verbessert langfristig die Haltung des Schultergürtels • regt den Stoffwechsel an • vertieft die Atmung • verbessert das Gleichgewicht (bei den Seitstützen) • stärkt Durchhaltevermögen und Kraft • hervorragend für die Osteoporose-Prophylaxe

Vorsicht ist geboten …

- bei stark verspannter Nacken- und Schultermuskulatur: Üben Sie dann die Variante im Unterarmstand.
- bei Sehnenscheidenentzündung, Karpaltunnelsyndrom, Überbeinen im Bereich der Handgelenke: Üben Sie in einem solchen Fall mit Liegestützhilfen, oder stützen Sie sich auf die Fäuste.
- bei Bluthochdruck: Achten Sie dann unbedingt darauf, dass Ihr Atem ruhig weiterfließen kann! Betonen Sie die Ausatmung.
- bei fortgeschrittener Schwangerschaft (gilt nur fürs Brett)

Üben Sie die Stützhaltungen nicht …

- bei akuten Beschwerden in den Schultern und Armen (Schulter-Arm-Syndrom)
- bei akuten Beschwerden im unteren Rücken
- bei akutem Bandscheibenvorfall

Der Tisch · Purvottanasana

Der Tisch ist eine Stützhaltung auf Händen und Füßen, bei der die Vorderseite des Körpers nach oben weist. Diese Haltung braucht sehr viel Kraft, gibt aber auch viel Kraft, und zwar besonders all den Muskeln, die den Schultergürtel stabilisieren. Gleichzeitig ist dieses Asana besonders geeignet, die kulturell bedingt zumeist stark verkürzten kleinen Brustmuskeln zu dehnen.

Wenn der Tisch regelmäßig geübt wird, wird sich die Haltung des oberen Rückens deutlich verbessern, sodass es leichter fällt, sich im Sitzen aufzurichten und vor allem in dieser Aufrichtung zu bleiben.
Um die Muskulatur an der Rückseite des Schultergürtels aufzutrainieren, üben Sie den Tisch dynamisch. Um die verkürzte Brustmuskulatur zu dehnen, versuchen Sie, eine Reihe von Atemzügen im Tisch zu verweilen.

DIE GRUNDÜBUNG

- Im Langsitz stellen Sie Ihre Füße hüftgelenkbreit parallel vor dem Becken auf. Je nach Armlänge stellen Sie entweder die Fäuste schulterbreit hinter das Becken – oder die Handflächen, Fingerspitzen fußwärts weisend.
- Ziehen Sie die Muskeln zwischen den Sitzbeinen etwas zusammen und halten Sie sie während der gesamten Übung kontrahiert.
- Drücken Sie mit den Handflächen oder Fäusten kraftvoll gegen den Boden, bis sich Ihr Brustkorb hebt und Sie das Gefühl haben, ins Hohlkreuz zu gehen (es fühlt sich nur so an!). Ziehen Sie Ihren Schultergürtel in die Breite und Tiefe. Halten Sie Hals und Nacken in Verlängerung der Wirbelsäule.
- Führen Sie einatmend Ihr Becken nach vorn und oben, bis sich Ihr Rumpf in der Waagrechten befindet und einer

1

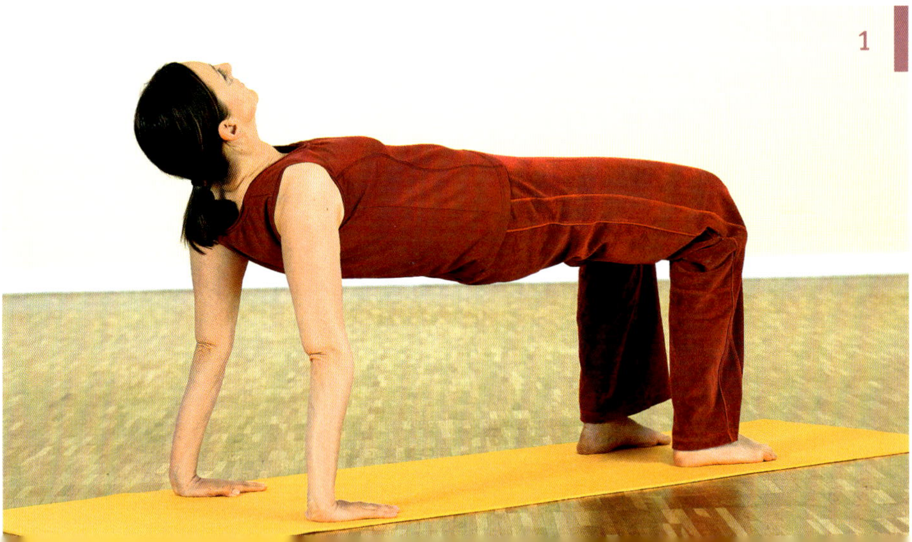

WIRKUNG AUS AYURVEDISCHER SICHT

VATA: Reduziert intensiv Vata, wenn der Tisch ausreichend lange gehalten wird. Die beste Atemform, um Vata zu besänftigen, ist Ujjayi oder eine ruhige, vollständige Atmung. Das Asana in Bewegung soll zur Vata-Besänftigung langsam ausgeführt werden.

PITTA: Reduziert Pitta, solange der Tisch mit Leichtigkeit gehalten werden kann. Die beste Atemform, um Pitta zu besänftigen, ist eine ruhige, sanfte, vollständige Atmung. Die Atmung soll sich nicht wesentlich beschleunigen und vertiefen. Das Asana in Bewegung soll zur Pitta-Besänftigung langsam ausgeführt werden.

KAPHA: Reduziert Kapha, wenn der Tisch lange gehalten wird. Schwitzen ist erwünscht. Die beste Atemform, um Kapha zu besänftigen, ist eine intensive, vollständige Atmung. Sie soll sich deutlich vertiefen. Das Asana in Bewegung soll zur Kapha-Besänftigung schnell, rhythmisch, aber genau ausgeführt werden.

Tischplatte gleicht. Achten Sie darauf, dass Füße und Beine parallel bleiben, also die Füße sich nicht nach außen drehen oder die Knie seitlich abweichen. Lassen Sie den Bauch einsinken, und heben Sie die Leisten. (1)

- Lassen Sie ausatmend das Becken wieder nach hinten und unten sinken bis fast zum Boden. Bleiben Sie dabei weit im Brustkorb und Schultergürtel.
- Wiederholen Sie diese Bewegung mehrmals in Ihrem Atemrhythmus, oder verweilen Sie einige Atemzüge lang in der Tischhaltung.
- Wenn Sie zu ermüden beginnen, dann bringen Sie das Becken langsam zum Boden. Legen Sie die gefalteten Hände um ein Knie, und lassen Sie Ihren Rumpf nach hinten sinken, bis die Arme ganz gestreckt sind und das Körpergewicht an ihnen hängt.
- Rollen Sie sich langsam in die Rückenlage ab. Spüren Sie nach, wie breit und gelöst Ihre Schultern nun auf dem Boden ruhen.

ALLGEMEINE WIRKUNG

Kräftigt und stabilisiert die gesamte haltungsgebende Muskulatur des Schultergürtels, insbesondere die Sägemuskeln • dehnt die Brustmuskulatur • dehnt alle Verkürzungen der Muskeln, Sehnen und Bänder an den Leisten • kräftigt die rumpfaufrichtende Muskulatur, die Muskeln des Gesäßes und an der Rückseite der Oberschenkel • kräftigt die haltgebenden Muskeln an der Innenseite der Halswirbelsäule und stabilisiert so die Halswirbelsäule

Vorsicht ist geboten ...

- bei chronischen Beschwerden der Handgelenke und/oder Unterarme wie Sehnenscheidenentzündungen, Karpaltunnelsyndrom, Tennisellenbogen, Arthrose: Benutzen Sie dann Liegestützhilfen!
- bei starken Schulter- und Nackenverspannungen und Schleudertrauma: Üben Sie in einem solchen Fall ausschließlich eine dynamische Variante.

Üben Sie den Tisch nicht ...

- bei akuten Entzündungen der Hand-, Ellenbogen- oder Schultergelenke

Der Baum · Vrikshasana

Der Baum ist eine Gleichgewichtshaltung im Einbeinstand, mit der sich sehr gut Qualitäten wie Verwurzelung, innere Aufrichtung und inneres Gleichgewicht einüben lassen. Das gelingt umso besser, je mehr Sie in Ihrer Vorstellung zum Baum werden, der unerschütterlich in seinem Leben verwurzelt steht.

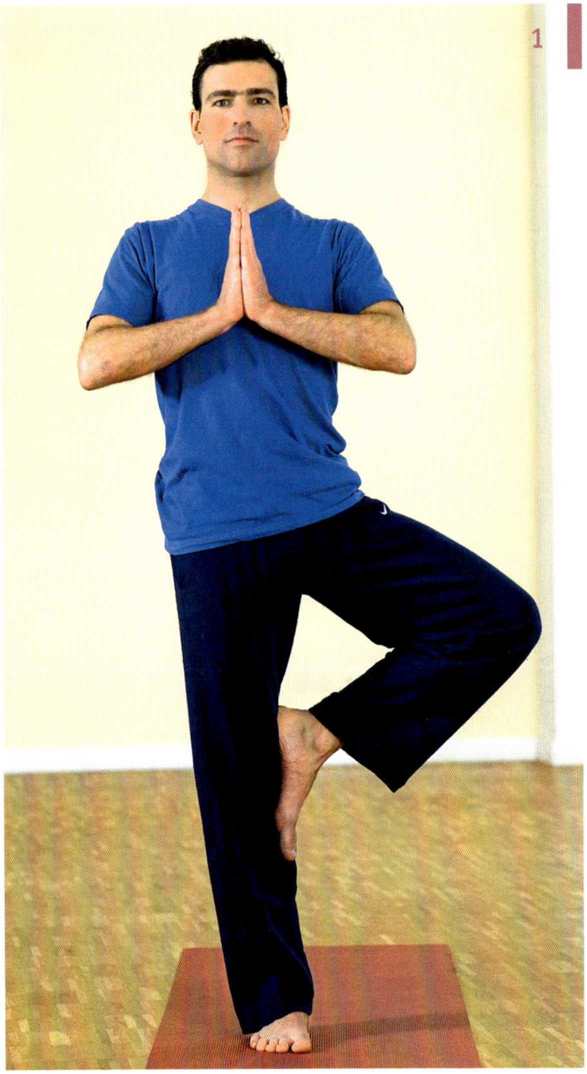

1

DIE GRUNDÜBUNG

- Stellen Sie sich auf eine ebene und rutschfeste Unterlage. Verlagern Sie das Gewicht auf das Bein, das normalerweise Ihr Standbein ist. Schmiegen Sie den Großzehenballen an den Boden, und drücken Sie die Außenkante der Ferse in oder gegen den Boden, sodass sich die Hüfte des Standbeins wieder zur Mittelachse hin verlagert und sich das Becken in der Mitte aufrichtet. Verwurzeln Sie sich über den Fuß Ihres Standbeins in die Tiefe und Breite.
- Heben Sie den Fuß des Spielbeins und setzen Sie ihn an die Innenseite des Knies oder Oberschenkels. Üben Sie Druck mit der Fußsohle aus, und drücken Sie mit dem Bereich des Standbeins, an dem Ihr Fuß anliegt, kraftvoll zurück. So rutscht der Fuß nicht ab.
- Legen Sie die Handflächen zur Grußhaltung aneinander, und lassen Sie die Schultern nach unten-außen sinken. (1) Sie können die Arme auch seitlich nach oben strecken oder die Hände in der Grußhaltung über den Kopf nehmen.
- Verweilen Sie so ruhig atmend. Das Standbein bleibt ganz aktiv über die Fußsohle im Kontakt mit dem Boden. Sie bleiben dadurch an der vertikalen Achse des Körpers ausgerichtet.

WIRKUNG AUS AYURVEDISCHER SICHT

VATA: Reduziert deutlich Vata, wenn der Baum ausreichend lange gehalten wird, da die Haltung intensiv erdet. Die beste Atemform, um Vata zu besänftigen, ist eine ruhige, tiefe Atmung.

PITTA: Reduziert Pitta, da das innere und äußere Gleichgewicht verbessert wird. Die beste Atemform, um Pitta zu reduzieren, ist eine ruhige, vollständige Atmung.

KAPHA: Reduziert Kapha, wenn der Baum lange genug ausgeführt wird. Die beste Atemform, um Kapha zu reduzieren, ist eine intensive, vollständige Atmung. Sie soll sich deutlich vertiefen.

- Um das Gleichgewicht leichter zu halten, fixieren Sie einen Punkt am Boden oder am Horizont.
- Wenn Ihr Standbein ermüdet, stellen Sie den Fuß auf den Boden. Nach einer kurzen Pause wechseln Sie auf das andere Bein.
- Spüren Sie in der Haltung des Bergs (Seite 74) nach, und bleiben Sie der Verwurzelung und inneren Ausrichtung an der vertikalen Achse verbunden.

VARIANTE

Für Anfänger und bei Hüftproblemen

- Stellen Sie den Fuß des Spielbeins an den Innenknöchel des Standbeins. Drehen Sie das Bein aus der Hüfte so weit wie möglich nach außen. Üben Sie ansonsten so, wie oben beschrieben.

ALLGEMEINE WIRKUNG

Kräftigt die rumpfaufrichtende Muskulatur, vor allem die Muskeln der Füße, der Beine und des Beckenbodens • verbessert die »Muskelpumpe« und fördert den venösen und lymphatischen Rückfluss • verbessert das Körperbewusstsein für die Aufrichtung und Ausrichtung der inneren Achsen (Alignement) • stärkt das Standvermögen, die Stabilität und die Flexibilität von Körper und Geist • verbessert die Konzentrationsfähigkeit • vermittelt die Erfahrung der Verwurzelung und Erdung • lehrt Gleichmut und Toleranz mit sich selbst • harmonisiert alle drei Doshas, wenn korrekt ausgeführt

Vorsicht ist geboten ...

- bei überstreckbaren Kniegelenken: Achten Sie darauf, die Kniegelenke in den Energielinien (im Alignement) zu halten.
- bei starkem Hohlkreuz: Halten Sie unbedingt während der gesamten Übung den Beckenboden aktiviert.
- bei Gleichgewichtsstörungen und Schwindel: Üben Sie alle Gleichgewichtsübungen möglichst regelmäßig. Bleiben Sie dabei in der Nähe einer Wand, um sich eventuell abstützen zu können. Steigern Sie die Übungsdauer nur allmählich, und seien Sie nachsichtig mit sich selbst, wenn Sie wackeln und schwanken.

Üben Sie den Baum nicht ...

- bei akuten Beschwerden in den Hüft- und Kniegelenken
- bei schwerer Gelenksarthrose in den Knien oder Füßen oder wenn die Knie wegen Entzündungen geschwollen und heiß sind
- bei akuten Beschwerden im unteren Rücken
- bei akutem Bandscheibenvorfall

Shivas Tanzhaltung · Natarajasana

Die hier ausgewählten »Tanzhaltungen« sind Gleichgewichtshaltungen im Einbeinstand, bei denen das Spielbein nach hinten gebeugt oder nach vorn gestreckt wird. Die Haltung mit dem Bein hinten ist durch die intensive Dehnung rund ums Brustbein stark aktivierend, die mit dem Bein vorn vor allem sehr stark zentrierend.

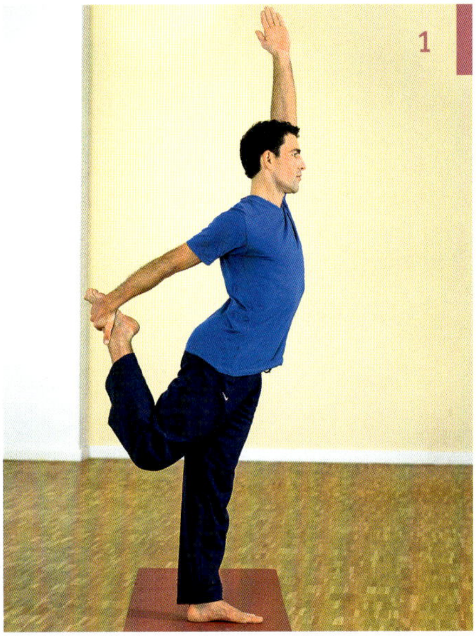

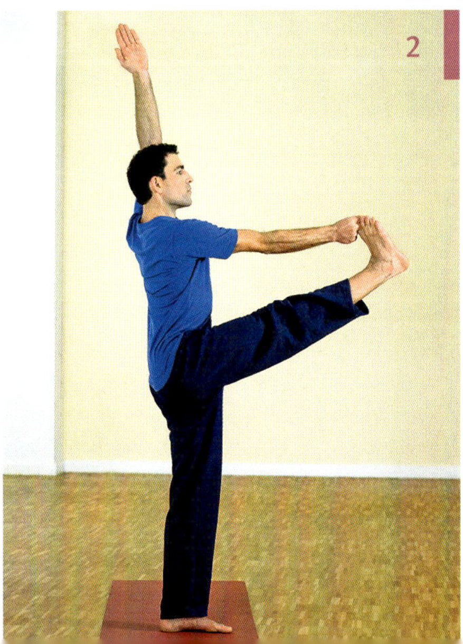

MIT NACH HINTEN GEBEUGTEM BEIN

- Stellen Sie sich auf eine rutschfeste Unterlage. Verlagern Sie das Gewicht auf das Bein, das normalerweise Ihr Standbein ist.
- Schmiegen Sie den Großzehenballen an den Boden, und drücken Sie die Außenkante der Ferse in oder gegen den Boden, sodass sich die Hüfte des Standbeins zur Mittelachse hin verlagert und sich das Becken in der Mitte aufrichtet. Verwurzeln Sie sich über den Fuß Ihres Standbeins in die Tiefe und Breite.
- Stützen Sie sich mit der Hand auf der Hüfte der Standbeinseite ab. Beugen Sie das Spielbein nach hinten an und ziehen Sie seine Ferse zum Gesäß. Fassen Sie den Fuß und ziehen Sie ihn so weit wie möglich nach hinten-oben.
- Achten Sie darauf, dass der untere Rücken möglichst lang gedehnt bleibt.
- Heben Sie nun den Arm auf der Seite des Standbeins in die Senkrechte, und dehnen Sie sich auf dieser Seite vom Fuß bis in die Fingerspitzen in die Weite. Heben Sie das Brustbein und lassen Sie Weite im Brustraum entstehen. (1)
- Verweilen Sie so, und atmen Sie ruhig und tief weiter. Wenn Ihr Standbein ermüdet, lassen Sie den Fuß los, stellen ihn auf und senken den Arm.

WIRKUNG AUS AYURVEDISCHER SICHT

VATA: Reduziert deutlich Vata, wenn die Gleichgewichtshaltung ausreichend lange gehalten wird. Die beste Atemform, um Vata zu besänftigen, ist eine ruhige, tiefe Atmung.

PITTA: Reduziert Pitta, da das innere und äußere Gleichgewicht verbessert wird. Die beste Atemform, um Pitta zu reduzieren, ist eine ruhige, vollständige Atmung.

KAPHA: Reduziert Kapha, wenn die Haltung lange genug ausgeführt wird. Die beste Atemform, um Kapha zu reduzieren, ist eine intensive, vollständige Atmung. Die Atmung soll sich deutlich vertiefen.

› Wiederholen Sie die Haltung mit dem anderen Bein als Standbein.

VARIANTE: MIT NACH VORN GESTRECKTEM BEIN

Üben Sie, wie zuvor beschrieben, ändern Sie dabei nur die Position des Spielbeins:

› Ziehen Sie das Spielbein an den Bauch, und fassen Sie den Fuß mit der Hand derselben Körperseite (eventuell mithilfe eines Gurtes). Strecken Sie das Bein weit nach vorn und oben.

› Strecken Sie den anderen Arm nach oben. Dehnen Sie sich über die ganze Länge zwischen Erde und Himmel. (2)

› Lassen Sie Ihre Schultern in die Breite und Tiefe sinken, und halten Sie Ihr Standbein ganz gestreckt.

ALLGEMEINE WIRKUNG

Kräftigt die gesamte aufrichtende Muskulatur, vor allem aber die Muskeln der Füße, der Beine und des Beckenbodens • dehnt die Vorderseite und Leiste des Spielbeins • verbessert die »Muskelpumpe« des Standbeins und fördert den venösen und lymphatischen Rückfluss • verbessert das Körperbewusstsein für die Aufrichtung und Ausrichtung der inneren Achsen (Alignement) • stärkt das Standvermögen, die Stabilität und die Flexibilität von Körper und Geist • verbessert die Konzentrationsfähigkeit • vermittelt die Erfahrung der Verwurzelung und Erdung • lehrt Gleichmut und Toleranz mit sich selbst

Vorsicht ist geboten ...

- bei überstreckbaren Kniegelenken: Achten Sie darauf, die Kniegelenke in den Energielinien (im Alignement) zu halten.
- bei starkem Hohlkreuz: Achten Sie unbedingt darauf, während der gesamten Übungsdauer den Beckenboden aktiviert und das Becken aufgerichtet zu halten.
- bei Gleichgewichtsstörungen und Schwindel: Üben Sie alle Gleichgewichtsübungen möglichst regelmäßig. Bleiben Sie dabei in der Nähe einer Wand, um sich abstützen zu können. Steigern Sie die Übungsdauer nur allmählich, und seien Sie nachsichtig mit sich selbst, wenn Sie wackeln und schwanken.

Üben Sie die Tanzhaltungen nicht ...

- bei akuten Beschwerden in den Hüft- und Kniegelenken
- bei schwerer Gelenksarthrose in den Knien oder Füßen oder wenn die Knie wegen Entzündung geschwollen und heiß sind
- bei akuten Beschwerden im unteren Rücken
- bei akutem Bandscheibenvorfall

Das Boot · Navasana

Das Boot ist eine kraftvolle Gleichgewichtshaltung im Schwebesitz. Der Oberkörper und die Beine werden dabei aus der Leibesmitte heraus gehalten. Das Boot steht hier symbolisch für das Gefährt, mit dem wir auf dem Strom des Lebens unterwegs sind. Die Übung stärkt dieses Gefährt, sodass es den Stürmen, die wir zu durchstehen haben, gut gewachsen ist.

DIE GRUNDÜBUNG

- Setzen Sie sich auf Ihre Matte, stellen Sie die angebeugten Beine auf, und richten Sie sich auf.
- Umfassen Sie die Kniekehlen, und heben Sie mit der Kraft der Arme Ihren Brustkorb weit nach vorn und oben – bis Sie den Eindruck haben, leicht ins Hohlkreuz zu gehen.
- Verlagern Sie das Gewicht etwas nach hinten, lösen Sie die Füße vom Boden, strecken Sie die Beine langsam schräg nach oben und lassen Sie die Kniekehlen los. Kommen Sie so in den Schwebesitz. Achten Sie darauf, dass Ihr Rücken ganz gestreckt bleibt.
- Strecken Sie die Arme seitlich neben dem Körper aus. (1) Sollten Sie dadurch das Gleichgewicht verlieren, halten Sie wieder die Kniekehlen.
- Verweilen Sie in der Haltung. Atmen Sie ruhig und tief weiter ein und aus.
- Um die Haltung zu verlassen, stellen Sie die Füße wieder auf, umfangen die Beine und lassen die Stirn auf die Knie sinken.

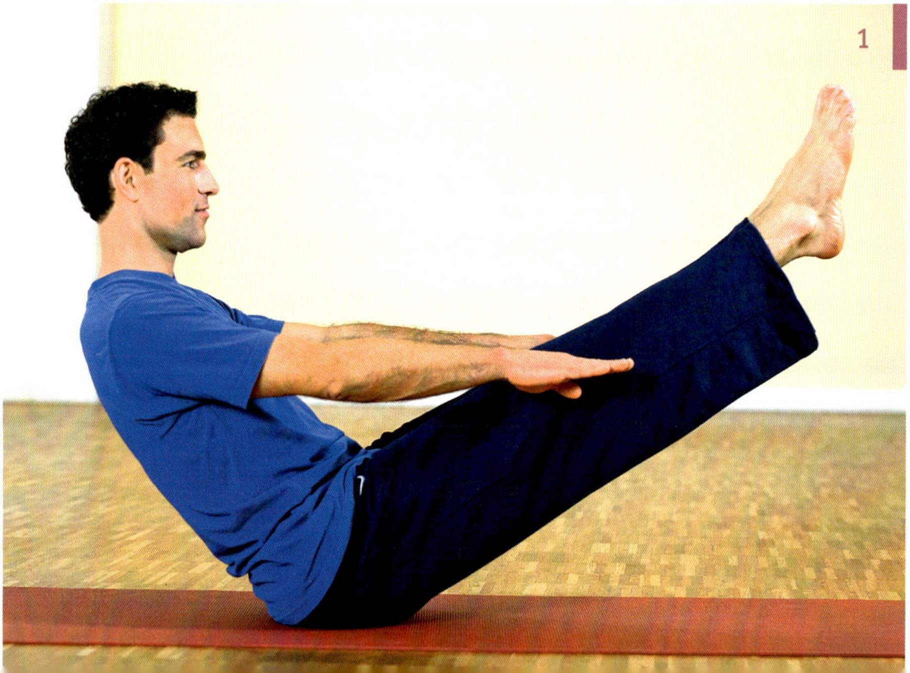

WIRKUNG AUS AYURVEDISCHER SICHT

VATA: Reduziert intensiv Vata, wenn das Boot ausreichend lange gehalten wird. Die beste Atemform, um Vata zu besänftigen, ist Ujjayi oder die Verlängerung der Ausatmung. Das Asana in Bewegung (das »Ruderboot«) soll zur Vata-Besänftigung sehr langsam ausgeführt werden.

PITTA: Reduziert leicht Pitta, solange das Boot mit Leichtigkeit gehalten werden kann. Gleichzeitig wird Agni verbessert. Die beste Atemform, um Pitta zu besänftigen, ist eine ruhige, sanfte, vollständige Atmung. Sie soll sich nicht wesentlich beschleunigen und vertiefen. Das Asana in Bewegung (das »Ruderboot«) soll zur Pitta-Besänftigung langsam ausgeführt werden.

KAPHA: Reduziert intensiv Kapha, wenn das Boot sehr lange gehalten (oder dynamisch geübt) wird. Schwitzen ist erwünscht. Die beste Atemform ist eine leichte Feueratmung oder in der dynamischen Variante eine intensive, vollständige Atmung. Sie soll sich deutlich vertiefen. Das Asana in Bewegung soll zum Kapha-Abbau schnell, rhythmisch, aber genau ausgeführt werden.

Wichtig ist der gestreckte Rücken. Rundet er sich zu sehr, kann man das Gleichgewicht nicht halten und rollt nach hinten. Je mehr Kraft Sie in Bauch und Rücken haben, desto kleiner kann der Winkel zwischen Rumpf und Beinen werden und desto anspruchsvoller die Haltung.

DAS HALBE BOOT · ARDHA NAVASANA

› Legen Sie in der Rückenlage die gefalteten Hände an den Übergang vom Hinterkopf zum Nacken. Ziehen Sie die Ellenbogen zueinander, sodass sie nach oben weisen, und heben Sie dann Ihren Kopf in der Schale der Hände.

› Nehmen Sie beide Beine an den Bauch. Ziehen Sie den linken Oberschenkel fest heran, und strecken Sie das rechte Bein über die Ferse gedehnt aus. Senken Sie es möglichst bis fast zum Boden ab. Verweilen Sie so einige Atemzüge.

› Wechseln Sie dann die Seiten, indem Sie das rechte Bein an den Bauch ziehen und das linke wegstrecken.

ALLGEMEINE WIRKUNG

Kräftigt die Rumpfmuskulatur, vor allem die Muskulatur der Bauchdecke • kräftigt die Hüftbeuger • verbessert langfristig die Haltung in der Aufrichtung • regt intensiv das Verdauungsfeuer (Agni) und den Stoffwechsel an • vertieft die Atmung • verbessert das Gleichgewicht • stärkt das Durchhaltevermögen und die Kraft

Vorsicht ist geboten ...

- bei stark verspannter Nackenmuskulatur: Üben Sie das Halbe Boot im Wechsel mit der Schulterbrücke (Seite 116).
- bei Bluthochdruck: Ihr Atem muss ruhig weiterfließen! Betonen Sie die Ausatmung.
- bei fortgeschrittener Schwangerschaft

Üben Sie das Boot nicht ...

- bei akuten Beschwerden im unteren Rücken
- bei Bandscheibenvorfall und Gleitwirbel
- bei Entzündungen im Bauchraum
- bei Entzündungen in den Hüftgelenken
- bei extrem schwacher Bauch- und/oder Rückenmuskulatur

Die Gelenkübungen · Sukshama Vyayama

Unser Wohlbefinden hängt ganz entscheidend davon ab, wie gut die Lebensenergie, der Prana, in unserem Körper zirkulieren kann. Wenn er überall durchlässig und frei von Anspannungen oder Gewebeschlacken ist, dann strömt nicht nur die Lebensenergie ungehindert, sondern auch Blut und Lymphe, die Transportmittel für Nährstoffe und Schlacken, können alle Gewebe gut »durchspülen«.

STAUUNG AN DEN GELENKEN

In der Regel ist unser Körper nur bedingt durchlässig. Denn wir bewegen längst nicht alle Gelenke täglich ausreichend. Einige Gelenke – zum Beispiel die Hüft- und Kniegelenke – zwingen wir bei stundenlangem Sitzen, ständig in einer geschlossenen Position zu verharren, was häufig zu kalten Füßen und allmählich versteifenden Gelenken der Beine führt. Die Beine werden dann regelrecht unterernährt: Sie bekommen weniger frisches Blut, und das verbrauchte, venöse Blut kann nicht frei zum Herzen zurückströmen. An den geschlossenen Gelenken stauen sich Blut und Lymphe mit Gewebeschlacken, und auch die Lebensenergie kann nicht mehr pulsieren und stockt.
Natürlich ist es schon sehr hilfreich, immer wieder aufzustehen, die Gelenke zu strecken und vor allem zu laufen, damit die Durchblutung und die Durchströmung wieder angeregt werden.
Manchmal nützt jedoch all die Alltagsbewegung nicht, da noch etwas anderes unsere Gelenke blockiert.

Finden Sie Ihren Körperpanzer

Ob wir beweglich sind oder nicht, hängt auch davon ab, wie stark wir uns ständig zurückhalten müssen. Vielleicht sind Sie eigentlich ein quirliger, temperamentvoller Mensch und mussten sich immer wieder sagen lassen, dass Sie nicht so rumzappeln sollen, dass Sie still sitzen sollen …
Irgendwann verging Ihnen dann die Lust auf Bewegung, und Sie haben Ihre Muskeln so fest eingestellt, dass sie die freie Bewegung an den Gelenken – das Wippen und »Zappeln« – nicht mehr zulassen.
Oder vielleicht gehören Sie zu den Menschen, die gelernt haben, dass man im Leben am wenigsten auf Widerstand trifft, wenn man sich zurückhält, also kaum Gefühle zeigt, möglichst leise spricht, nur wenig Mimik und Gestik einsetzt …
Die Gefühle sind aber trotzdem da – einfach weil unser Gehirn und unser Bauch sie ständig mittels ihrer Botenstoffe und Hormone produzieren. Wollen wir sie nicht spüren, müssen wir Zurückhaltung üben. Tun wir das wieder und wieder, wird daraus im Laufe der Jahre eine regelrechte Panzerung: der Muskel- oder Körperpanzer!
Wird diese Panzerung in Teilen des Körpers zu stark – wie häufig im Nacken und in den Schultern – oder wenn sie sich allmählich um den ganzen Körper legt, beginnt unsere Gesundheit zu leiden.

Erspüren Sie deswegen sorgfältig, wo Sie solche Panzerungen haben. Machen Sie sich bewusst, warum Sie sich diese erschaffen haben, wovor Sie sich also schützen möchten und was Sie zurückhalten. Fragen Sie sich dann, ob Sie solche Panzerungen jetzt wirklich brauchen.

Die Gelenkübungen bringen die Lebensenergie wieder sanft in Fluss

Die alten Yogameister haben beobachtet, dass wir dann, wenn wir länger in Reglosigkeit verharren, weniger Kontakt zu unseren Gefühlen haben und sie dadurch besser beherrschen können. Das wird in der Yogapraxis gezielt geübt, um damit zu verhindern, dass wir von unseren Gefühlen beherrscht werden.
Leider können dadurch aber auch unsere Lebendigkeit, unsere Beweglichkeit und eben das freie Strömen der Energie auf der Strecke bleiben. Damit das nicht passiert, haben die Yogameister eine zweigleisige Vorgehensweise entwickelt: einerseits die Entwicklung von Ruhe und Kraft in den Asanas – und andererseits von Beweglichkeit und Durchlässigkeit mittels der Bewegungsabläufe und der Gelenkübungen.
Die hier gezeigten Gelenkübungen sind eine Auswahl aus der Reihe, die Dhirendra Brahmacharya 1974 in dem vergriffenen Buch »Yoga hilft heilen« (Bauer Verlag) veröffentlichte. Er bezieht sich dabei auf uralte Traditionen Indiens, sodass jede dieser Übungen – auch wenn sie auf den ersten Blick vielleicht gar nicht wie eine Yogaübung aussieht – doch eine ist, und zwar im Sinne einer Prana-Übung.
Dhirendra Bramacharya schrieb in seiner Einleitung zu den Yogic Sukshma Vyayama: »Diese einfachen Übungen erfordern wenig körperliche Anstrengung und haben dennoch eine sehr wohltuende Wirkung auf den ganzen Organismus. Menschen aller Alterstufen können sie ausführen, und sie sind auch für körperlich Schwache und Gebrechliche unschädlich.« (Yoga hilft Heilen, Seite 27)

ALLGEMEINE WIRKUNG

Verbessern Beweglichkeit, Schmierung und Stoffwechsel im Gelenkbereich sowie die Versorgung des Gelenkknorpels • beugen Arthrosen vor • verbessern die Bewegungskoordination und das Körperbewusstsein • bringen die Lebensenergie (Prana) wieder in Fluss

Vorsicht ist geboten …

- bei Schmerzen im Gelenkbereich
- nach Verletzungen

Üben Sie die Gelenkübungen nicht …

- bei akuten Entzündungen
- bei frischen Verletzungen

WIRKUNG AUS AYURVEDISCHER SICHT

VATA: Stabilisieren Vata, vor allem wenn die Übungen langsam und bewusst ausgeführt werden.

PITTA: Stabilisieren Pitta, vor allem wenn die Übungen nicht zu ehrgeizig durchgeführt werden.

KAPHA: Reduzieren sanft Kapha, insbesondere im Gelenkbereich.

1. DIE ZEHENGELENKE MOBILISIEREN

- Stellen Sie sich aufrecht hin, die Füße hüftgelenkbreit und parallel zueinander. Heben Sie abwechselnd die rechte und die linke Ferse. Lassen Sie die Zehen am Boden, und verlagern Sie das Gewicht etwas mehr in Richtung Großzehe. (1)
- Fahren Sie damit ein bis zwei Minuten in einem schnellen Tempo fort. Spüren Sie anschließend in den Füßen und Beinen nach.

2. DIE FUSSGELENKE MOBILISIEREN

- Stellen Sie Ihre Füße hüftgelenkbreit und parallel zueinander. Stützen Sie sich mit den Händen in der Taille ab. Heben Sie Ihren rechten Fuß und führen Sie ihn in kreisenden Bewegungen in den Fußgelenken über außen nach unten und über innen nach oben. (2)
- Fahren Sie damit etwa eine Minute lang fort, und wechseln Sie von Zeit zu Zeit die Drehrichtung. Üben Sie ebenso mit dem linken Fuß. Spüren Sie anschließend in den Beinen nach.

3. DIE KNIE MOBILISIEREN

- Stellen Sie Ihre Füße hüftgelenkbreit und parallel zueinander. Stützen Sie sich mit den Händen in der Taille ab. Heben Sie Ihr rechtes Bein, lassen Sie den Unterschenkel hängen und führen Sie ihn in kreisenden Bewegungen im Kniegelenk mal in die eine, mal in die andere Drehrichtung. (3)
- Fahren Sie damit etwa eine Minute lang fort. Üben Sie anschließend mit dem linken Fuß. Spüren Sie dann in den Beinen nach.

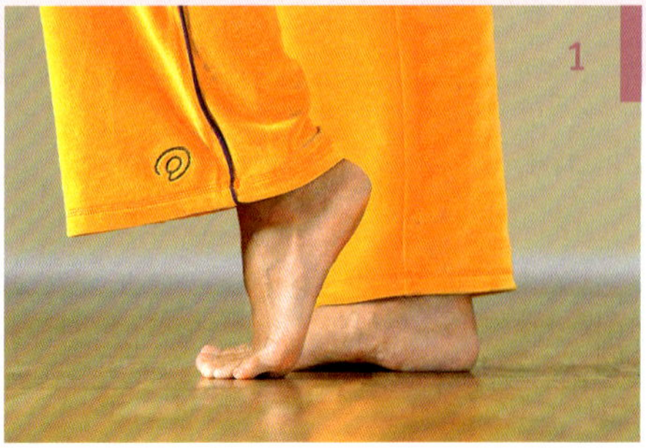
1

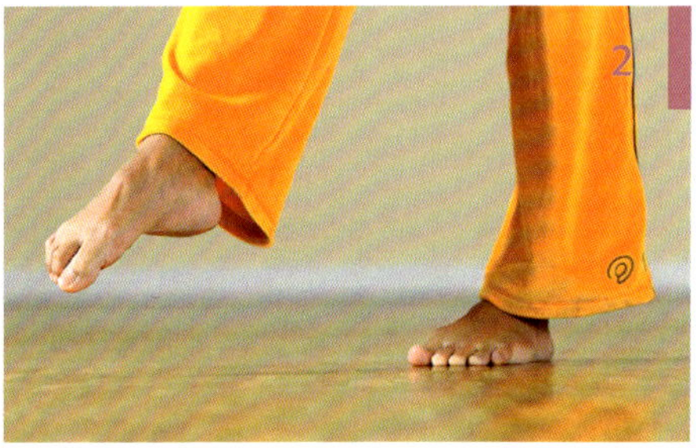
2

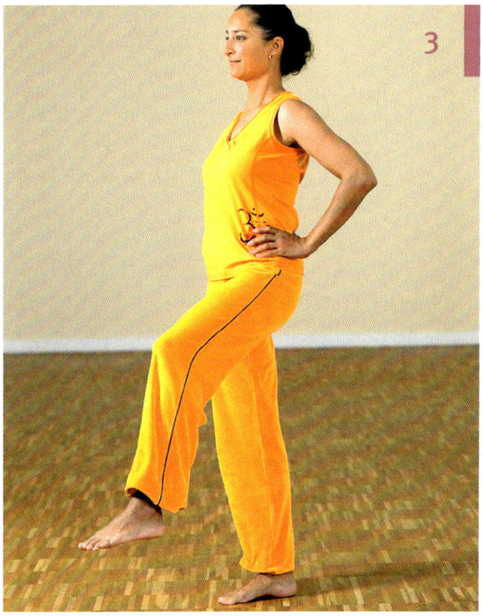
3

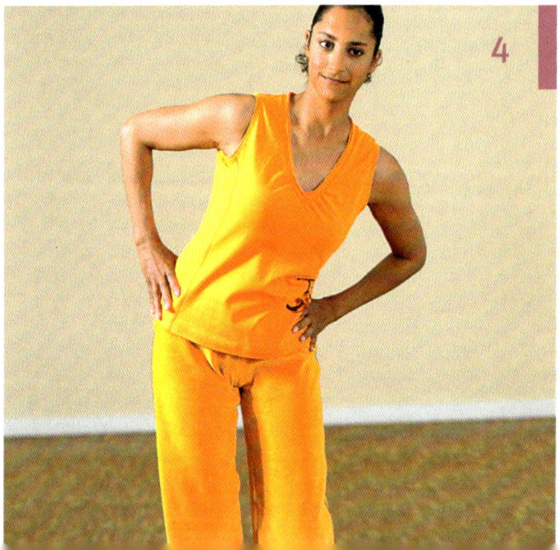
4

4. DIE HÜFTGELENKE MOBILISIEREN

- Stellen Sie die Füße parallel und etwa beckenbreit, und legen Sie die Hände seitlich an die Taille. Machen Sie kreisende Bewegungen mit dem Becken – so als würden Sie einen Hula-Hoop-Reifen bewegen –, und halten Sie den Oberkörper, die Knie und Füße dabei möglichst ruhig. (4)
- Wechseln Sie von Zeit zu Zeit die Drehrichtung, und versuchen Sie, möglichst fließende und runde Bewegungen entstehen zu lassen. Fahren Sie damit eine Weile fort, und spüren Sie anschließend im Becken nach.

5. ALLE GELENKE DES BECKENS BEWEGLICH HALTEN

- Kommen Sie auf der weichen Matte in die Rückenlage. Stellen Sie das linke Bein angebeugt auf, und nehmen Sie das rechte Bein an den Bauch. Führen Sie es nun angebeugt weit zur rechten Seite, ohne dass das linke Becken den Boden verlässt. Dann strecken Sie es langsam dicht über dem Boden aus, führen es zur Mitte und ziehen es langsam wieder an den Bauch. (5)
- Wiederholen Sie diese langsame, ellipsenförmige Bewegung einige Male. Es ist möglich – aber nicht gefährlich –, dass es dabei in den Gelenken des Beckens kräftig rumpelt.
- Strecken Sie die Beine auf dem Boden aus, und vergleichen Sie Ihre Wahrnehmung in den beiden Körperseiten. Üben Sie dann mit dem linken Bein. Werden Sie sich anschließend bewusst, wie Ihre Beine nun aufliegen und wie Sie Ihren Rücken wahrnehmen.

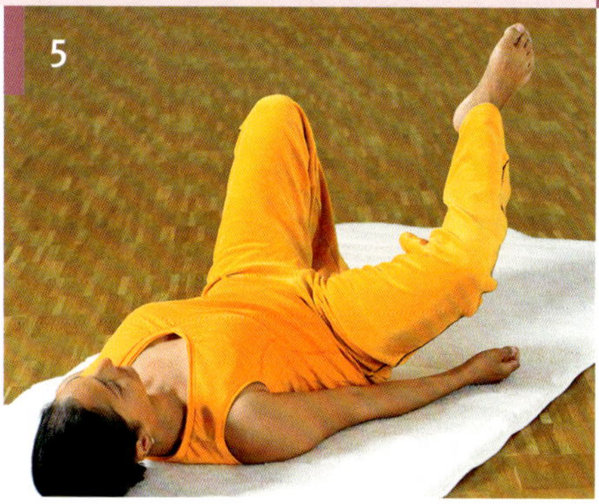

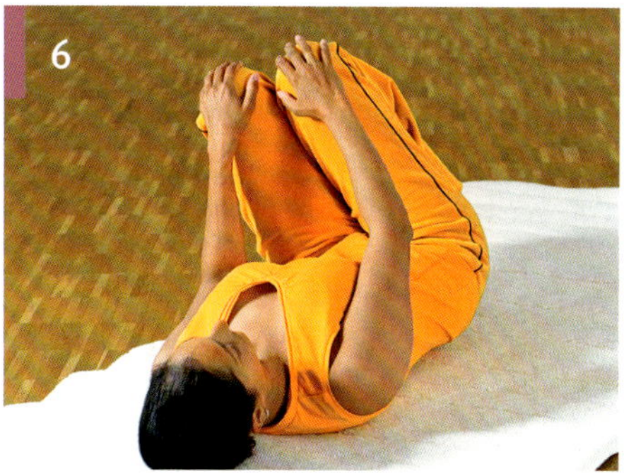

6. BLOCKIERUNGEN DES UNTEREN RÜCKENS LÖSEN

- In der Rückenlage ziehen Sie die Beine an den Bauch und umfangen jedes Knie mit einer Hand. Führen Sie Ihre Knie in großen Kreisen in die eine und die andere Drehrichtung, sodass Sie dadurch das Becken rund um das Kreuzbein kreisförmig massieren. (6)
- Fahren Sie damit einige Minuten fort. Spüren Sie anschließend einige Atemzüge lang in der Rückenlage nach.

7. BLOCKIERUNGEN DES LENDENBEREICHS LÖSEN

- Kommen Sie auf der weichen Matte in einen Sitz mit gekreuzten Beinen. Legen Sie sich eventuell ein flaches Kissen unter, wenn Sie Mühe haben, das Becken aufzurichten. Stellen Sie die Hände seitlich neben dem Becken auf. Neigen Sie den Rumpf mit gedehnter Wirbelsäule nach vorn, und führen Sie ihn dann in kreisenden Bewegungen mal in die eine, mal in die andere Drehrichtung. Dabei bleibt das Becken der Ruhepol der Bewegung, und der Rumpf bleibt so gerade, als hätten Sie den sprichwörtlichen Stock verschluckt. (7)

- Fahren Sie damit eine Weile fort, und atmen Sie ruhig weiter. Spüren Sie anschließend in einem aufrechten Sitz Ihrer Wahl nach.

8. BLOCKIERUNGEN IM BRUSTKORB LÖSEN

- Kommen Sie in einen aufrechten Sitz Ihrer Wahl, am besten in den Fersensitz. Drehen Sie den Brustkorb nach links und rechts um die innere Achse, und lassen Sie dabei die Arme entspannt um den Körper herum schwingen. Dabei bleibt das Becken der Ruhepol der Bewegung, und der Kopf geht einfach mit. (8)
- Fahren Sie damit etwa eine Minute lang fort, und spüren Sie anschließend noch eine kleine Weile im Sitz nach.

9. SPANNUNG IN DEN SCHULTERGELENKEN LÖSEN

- Stellen Sie sich hin, sodass die Arme ungehindert hängen können. Verlagern Sie das Gewicht etwas nach links, wodurch der linke Arm etwas tiefer hängt. Lassen Sie ihn nun ganz entspannt aus seinem Schultergelenk heraus hängen, und beschreiben Sie kleine Kreise mit dem Arm. Dabei

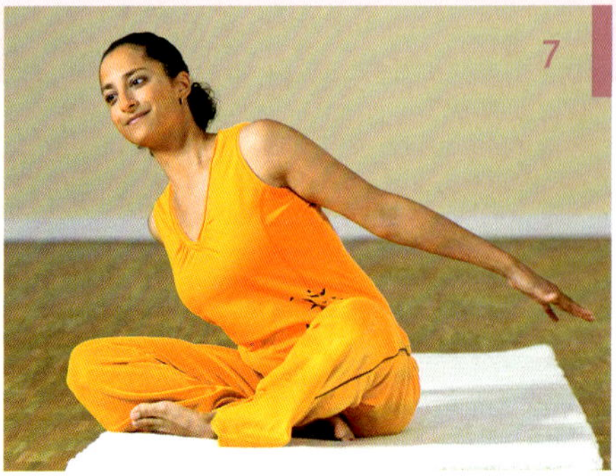

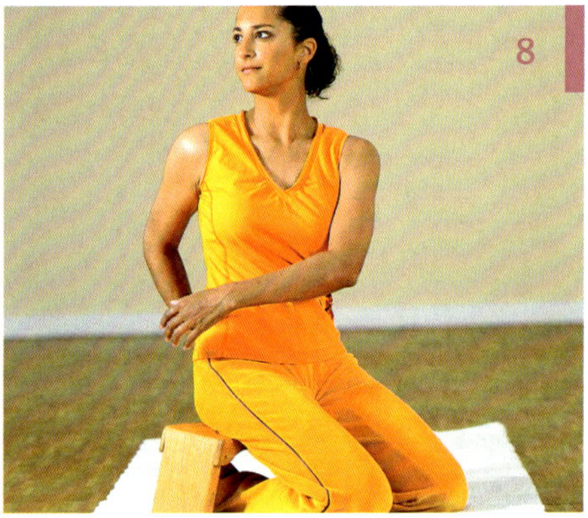

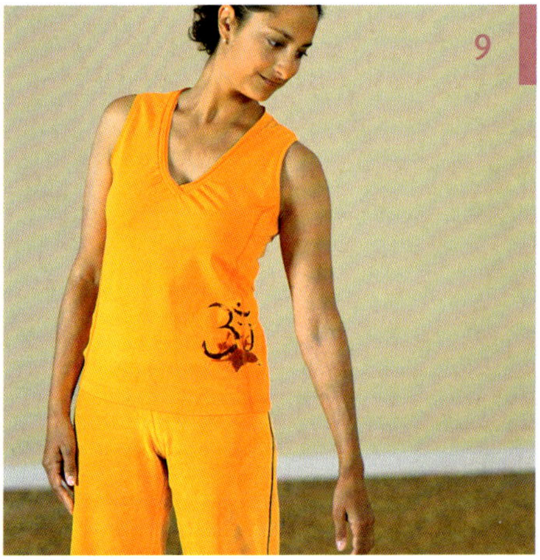

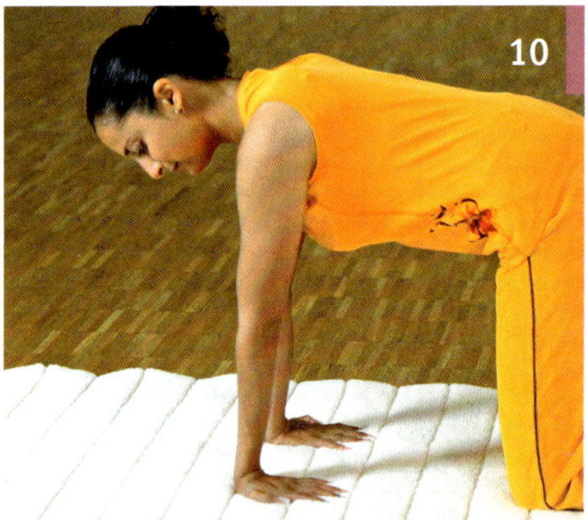

sollte die Empfindung entstehen, dass der Arm immer schwerer (und vielleicht auch länger) wird. (9)

- Fahren Sie damit einige Minuten fort. Vergleichen Sie in einer kurzen Zwischenpause, wie sich Ihre linke und Ihre rechte Schulter anfühlen und wie weit ihr Abstand von den Ohren ist. Wahrscheinlich wird Ihnen eine Schulter höher als die andere erscheinen. Üben Sie dann genauso mit dem rechten Arm, und spüren Sie anschließend in beiden Schultern nach.

10. DEHNEN DER INNENSEITEN DER UNTERARME

- Kommen Sie in den Vierfüßlerstand, und drehen Sie die Hände so, dass die Fingerspitzen zu den Knien weisen. Schmiegen Sie Ihre Handflächen möglichst flach an den Boden. (10)
- Wenn die Innenseiten der Unterarme noch nicht spürbar gedehnt werden, dann bewegen Sie Ihr Gesäß Richtung Fersen, ohne die Handflächen vom Boden zu lösen. Spüren Sie anschließend mit den Händen im Schoß nach.

11. SPANNUNG IN DEN HANDGELENKEN LÖSEN 1

- Legen Sie beide Handflächen vor der Brust aneinander. Drehen Sie sie dann nach außen, sodass die Daumen über außen nach vorn wandern und die Handrücken aneinanderliegen. Drehen Sie nun die Hände so, dass die Fingerspitzen über innen (körperwärts), nach unten, vorn und wieder nach oben weisen, wodurch die Handflächen wieder zusammenkommen. (11)

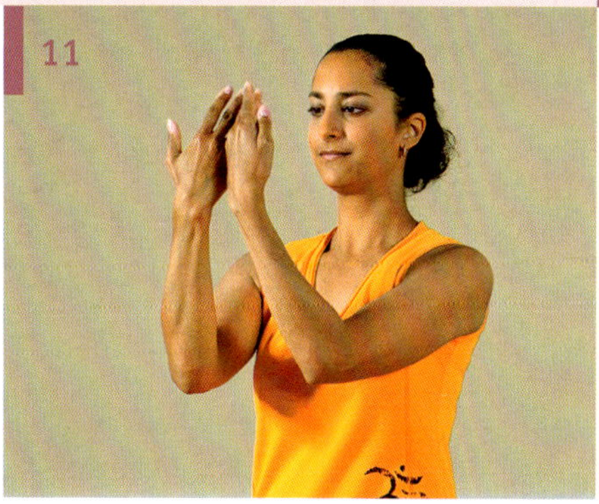

11

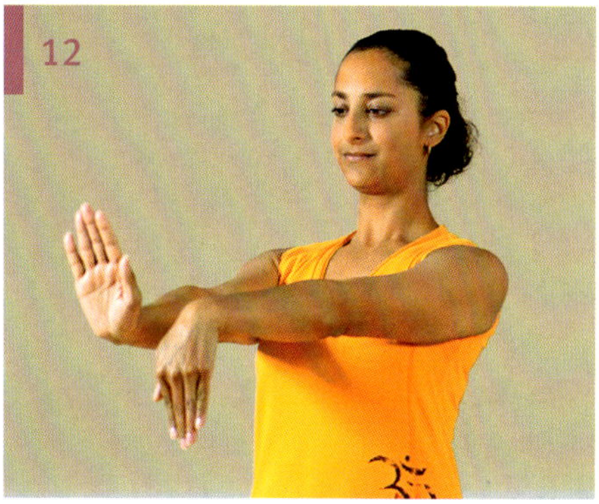

12

- Fahren Sie damit fort und lassen Sie eine möglichst fließende Bewegung entstehen. Wechseln Sie von Zeit zu Zeit die Drehrichtung, und achten Sie darauf, dass die Hände zu jedem Zeitpunkt dieser Bewegung Kontakt zueinander halten. Spüren Sie anschließend in den Händen und Handgelenken nach.

12. SPANNUNG IN DEN HANDGELENKEN LÖSEN 2

- Strecken Sie die Arme nach vorn, und heben und senken Sie im schnellen Wechsel die Hände in den Handgelenken. (12)
- Fahren Sie damit etwa eine Minute lang fort. Lassen Sie die Arme dann wieder sinken, und spüren Sie nach.

13. DIE HÄNDE BELEBEN

- Strecken Sie die Arme vor sich aus, und machen Sie im schnellen Wechsel Fäuste und strecken Sie die Finger weit gespreizt nach vorn. (13)
- Fahren Sie damit fort, und lassen Sie eine möglichst kraftvolle Bewegung entstehen. Spüren Sie anschließend in den Händen nach.

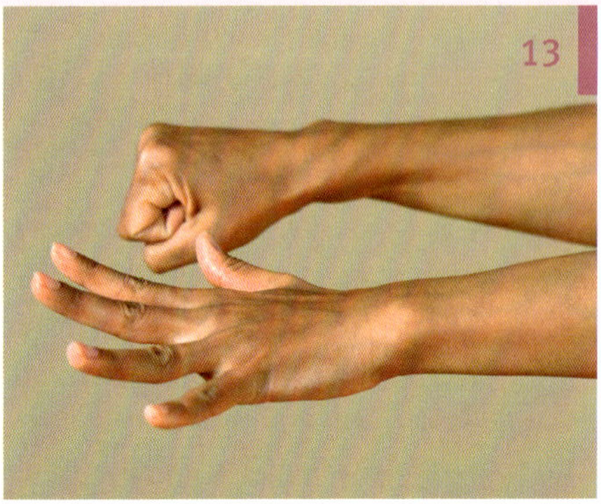

14. DIE HÄNDE KRÄFTIGEN

- Kommen Sie in den Vierfüßlerstand und stellen Sie Ihre Hände auf die Fingerspitzen. Halten Sie die Finger ganz durchgedrückt, sodass beide Hände wie kleine Zelte stehen. Üben Sie kraftvoll Druck mit den Fingerspitzen gegen den Boden aus, bis sich Ihre Hände ganz warm anfühlen. (14)
- Spüren Sie anschließend in den Händen nach.

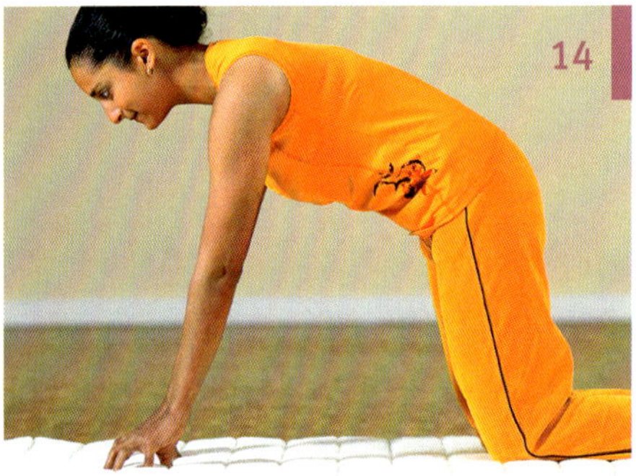

15. SPANNUNG IM NACKEN LÖSEN 1

- Kommen Sie in den Vierfüßlerstand, und heben Sie den Kopf weit hoch. Lassen Sie ihn dann ganz sinken. (15)
- Fahren Sie damit ungefähr eine Minute lang im Rhythmus Ihres Atems fort.

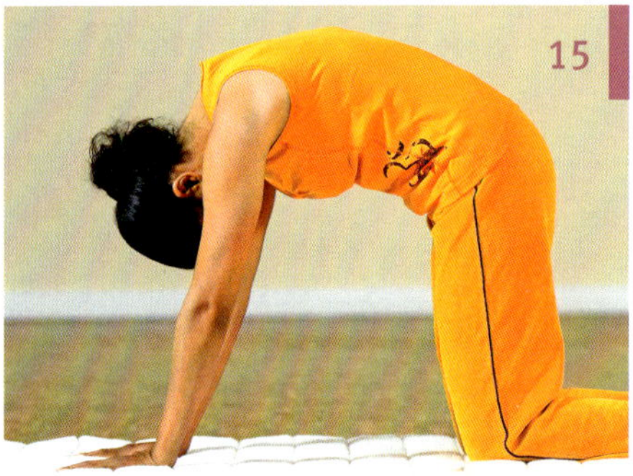

16. SPANNUNG IM NACKEN LÖSEN 2

- Kommen Sie in die Rückenlage, und stellen Sie die Beine angebeugt auf. Rollen Sie Ihren Kopf in einer weichen und möglichst fließenden Bewegung nach links und rechts. Lassen Sie die Bewegung immer kleiner und feiner werden, bis sie wie von allein weitergeht. (16)
- Fahren Sie damit etwa eine Minute fort, und spüren Sie anschließend noch eine kleine Weile in der Rückenlage nach.

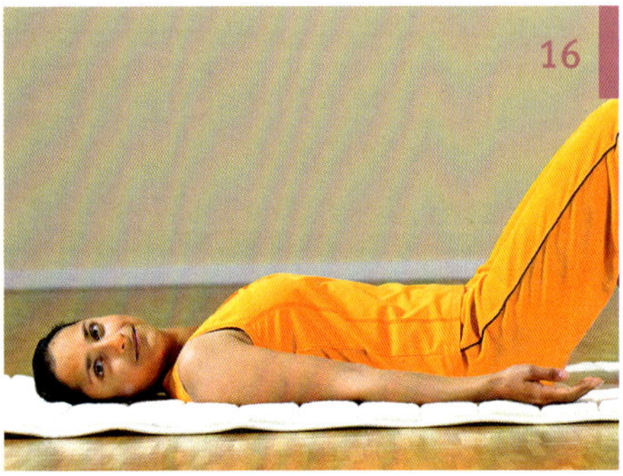

Die Kundalini-Übungen

Diese Übungen eignen sich ganz hervorragend dazu, den Körper zu erwärmen und ihn beweglicher zu machen. In den Übungsprogrammen werden sie immer als »Warm-up« eingesetzt, können jedoch auch für sich allein geübt werden. Wenn Sie sie regelmäßig machen und dabei allmählich die Übungszeit erweitern, werden Ihre Atemkraft und Ausdauer spürbar zunehmen.

Es ist wichtig, dass Sie in den Kundalini-Übungen Ihr eigenes Tempo finden. Beginnen Sie langsam und behutsam und steigern Sie Geschwindigkeit und Intensität allmählich, ohne dabei den Aspekt des Aufwärmens und Mobilisierens aus den Augen zu verlieren.

ALLGEMEINE WIRKUNG

Steigern intensiv den Stoffwechsel • vertiefen die Atmung • verbessern die Beweglichkeit • stärken Durchhaltevermögen, Kraft, Ausdauer

Vorsicht ist geboten ...

- bei Vata-Störungen: Üben Sie nur kurz.
- bei Pitta-Störungen: Üben Sie ohne Ehrgeiz.

Üben Sie die Kundalini-Übungen nicht ...

- bei akuten Beschwerden mit Fieber oder Schmerzen

1. RHYTHMISCHES DREHEN MIT DEN ARMEN IN DER KERZENLEUCHTERHALTUNG

- Kommen Sie in einen aufrechten und stabilen Sitz Ihrer Wahl. Lassen Sie sich nieder, und verwurzeln Sie sich ganz tief über Beine und Becken in der Erde.
- Werden Sie sich Ihrer vertikalen Achse bewusst. Sie beginnt in der Mitte des Beckenbodens und steigt auf durch die Mitte des Becken-, Bauch- und Brustraums, durch Hals und Kopf bis zum Scheitelpunkt. Richten Sie sich an dieser lotrechten Achse aus und mit ihrer Hilfe auf. Sie wird Ihre Drehachse.
- Heben Sie Ihre Arme in die Kerzenleuchterhaltung: die Oberarme in Schulterhöhe, die Unterarme senkrecht, und entspannen Sie Ihre Schultern in die Breite und Tiefe.

WIRKUNG AUS AYURVEDISCHER SICHT

VATA: Stabilisieren Vata, wenn die Übungen bewusst, nicht zu schnell und eher kurz ausgeführt werden. Bei zu schnellem und/oder sehr langem Üben erhöhen sie Vata.

PITTA: Stabilisieren Pitta, vor allem wenn die Übungen kraftvoll , nicht zu schnell und nicht zu ehrgeizig ausgeführt werden. Zu schnelles, sehr langes und ehrgeiziges Üben erhöht Pitta.

KAPHA: Reduzieren intensiv Kapha, vor allem durch langes, intensives Üben. Zur Kapha-Senkung soll der Körper ins Schwitzen kommen und eine intensive Anstrengung spürbar sein.

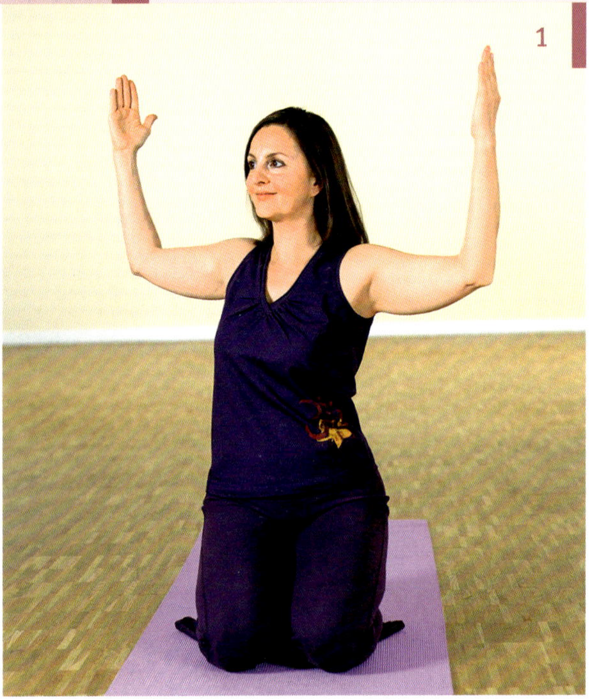
1

- Entspannen Sie die Muskeln Ihres Gesichts und Mundraums.
- Beginnen Sie langsam, Ihren Oberkörper um die Achse schwingen zu lassen. Finden Sie nach und nach zu einem Rhythmus, der Sie »trägt«. Lassen Sie Ihren Atem einfach weiterfließen. (1)
- Fahren Sie fort, den Brustkorb um Ihre vertikale Achse zu drehen, wobei das Becken als Ruhepol ganz unbewegt bleibt. Beginnen Sie mit einer Minute, und steigern Sie die Übungsdauer auf 3 bis 5 Minuten.
- Achten Sie darauf, dass Ihre Ellenbogen in Schulterhöhe bleiben, damit sich die Rippen gut gegeneinander bewegen können.
- Spüren Sie anschließend nach und werden Sie sich dessen bewusst, wie diese Übung auf Ihren Körper, den Atem und den Geist wirkt.

2. DIE ARME NACH HINTEN-OBEN SCHWINGEN

- Stellen Sie sich auf eine rutschfeste Unterlage, die Füße beckenbreit und parallel zueinander. Achten Sie darauf, etwas Platz um sich herum zu haben.
- Heben Sie beide Arme gedehnt nach rechts oben. Schauen Sie hoch zu Ihren Händen, und atmen Sie tief ein. (2)
- Lassen Sie Ihre Arme schwungvoll nach links oben »fliegen«, und schauen Sie den Händen hinterher. Atmen Sie dabei durch den Mund mit »ha!« aus.
- Schwingen Sie die Arme nach rechts zurück, und atmen Sie durch die Nase tief ein.
- Machen Sie diese Bewegung so, als wollten Sie alles, was Sie belastet und beschwert, weit hinter sich oder zur Seite wegschleudern.
- Fahren Sie ein bis zwei Minuten mit dieser Bewegung fort, und lassen Sie diese dabei immer schwungvoller und energischer werden.
- Spüren Sie anschließend noch einen Moment im Stand nach und beobachten Sie, in welchem Maße Sie diese Bewegung zu erwärmen und zu durchbluten vermochte.

3. ARME UND BEINE KREUZEN – MIT REINIGUNGSATEM

- Stellen Sie sich auf eine rutschfeste Unterlage, die Füße beckenbreit und parallel zueinander. Achten Sie darauf, etwas Platz um sich herum zu haben.
- Stellen Sie nun Ihren linken Fuß etwa 30 cm weiter nach hinten, und führen Sie beide Arme gestreckt nach rechts. Atmen Sie durch die Nase tief ein.

- Ziehen Sie Ihr linkes Bein kraftvoll nach rechts oben an den Bauch, und schwingen Sie gleichzeitig Ihre Arme nach links, sodass das linke Bein und die Arme sich kreuzen. Atmen Sie tief und kraftvoll durch den Mund aus. (3)
- Kehren Sie einatmend zurück in die Ausgangshaltung. Stellen Sie den linken Fuß mit der Ferse zurück zum Boden, und schwingen Sie Ihre Arme nach rechts.
- Fahren Sie mit dieser kreuzenden Bewegung fort, und atmen Sie jedes Mal intensiv aus. Nach etwa einer Minute halten Sie inne und spüren kurz nach.
- Stellen Sie dann Ihren rechten Fuß etwa 30 cm nach hinten, führen Sie die Arme nach links, und wiederholen Sie die Übung mit dem anderen Bein. Ziehen Sie das rechte Bein kraftvoll nach links oben an den Bauch, und schwingen Sie die Arme nach rechts. Üben Sie so eine weitere Minute.
- Zum Abschluss stellen Sie Ihre Füße wieder hüftgelenkbreit und parallel zueinander. Spüren Sie nach und werden Sie sich bewusst, wie warm, durchströmt und lebendig Sie sich fühlen.

4. DIE KATZE STRECKT IHR BEIN

Üben Sie diesen Ablauf erst, nachdem Sie sich mittels der vorher beschriebenen Drehungen erwärmt haben!

- Kommen Sie in den Vierfüßlerstand, und achten Sie darauf, dass Sie ausreichend Platz hinter sich haben, um ein Bein ausstrecken zu können.
- Strecken Sie Ihr linkes Bein weit nach hinten und oben. Heben Sie den Kopf, und atmen Sie ein. (4a)

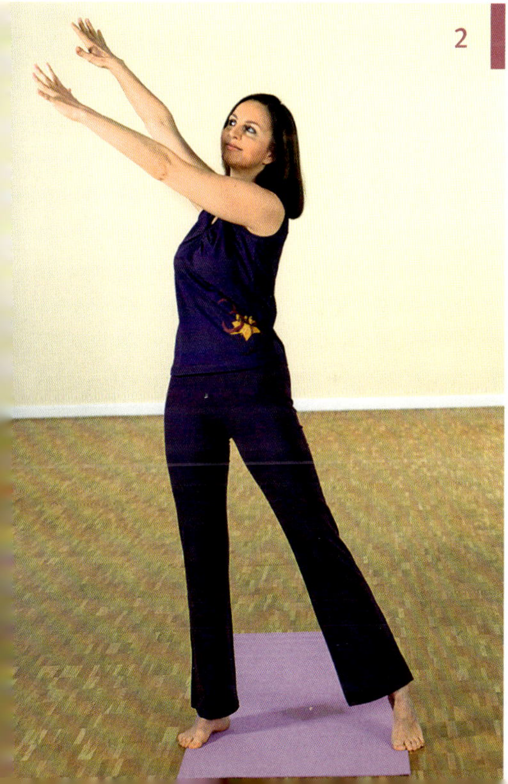

2

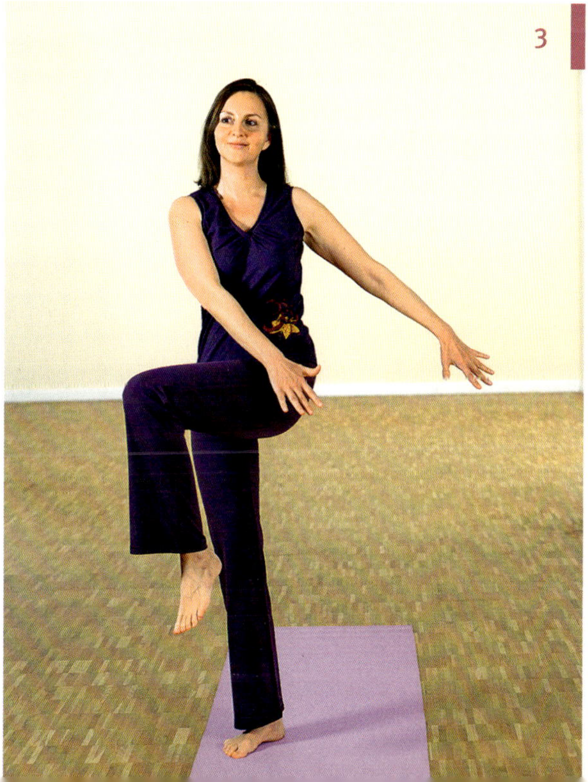

3

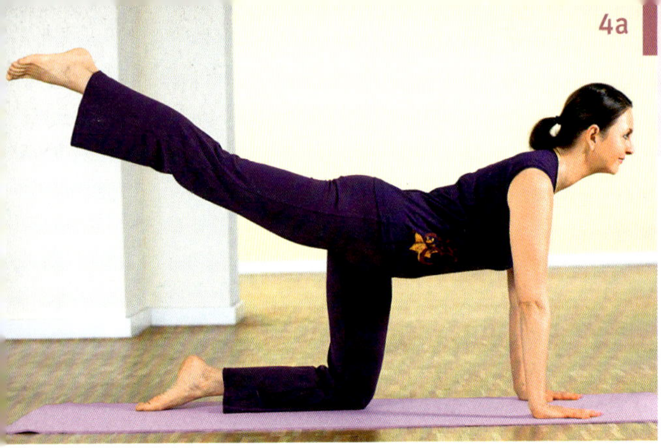

4a

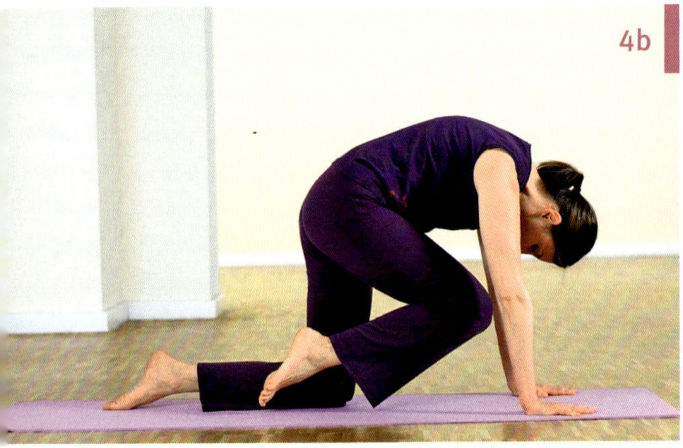

4b

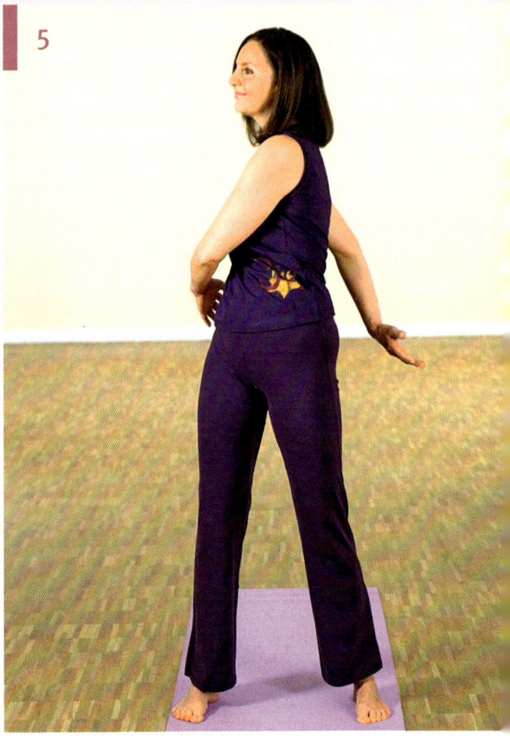

5

- Lassen Sie das linke Bein schwungvoll nach unten kommen. Beugen Sie es an und führen Sie das Knie zur Leibesmitte. Gleichzeitig senken Sie den Kopf. Atmen Sie kraftvoll durch den Mund aus. (4b)
- Schwingen Sie das Bein einatmend wieder nach hinten obenn und heben Sie den Kopf. (4a)
- Fahren Sie damit etwa eine Minute lang im schnellen Tempo fort.
- Machen Sie einen kurzen Zwischenstopp im Vierfüßlerstand. Wiederholen Sie die Übung mit dem rechten Bein.
- Spüren Sie anschließend einen Moment in einem Sitz Ihrer Wahl nach und beobachten Sie, wie sich Ihr Atem langsam wieder beruhigt. Spüren Sie die Wärme und das Strömen der Energie im unteren Rücken.

5. DIE ARME ENTSPANNT UM DEN KÖRPER SCHWINGEN LASSEN

- Stellen Sie sich auf eine rutschfeste Unterlage, die Füße gut beckenbreit und parallel zueinander. Achten Sie darauf, etwas Platz um sich herum zu haben. Entspannen Sie Gesicht und Mundraum.
- Werden Sie sich Ihrer inneren Achse bewusst. Beginnen Sie dann, sich um diese Achse zu drehen, und lassen Sie dabei die Arme locker um den Körper herum schwingen. (5)
- Halten Sie das Becken möglichst ruhig, und lassen Sie zu, dass die entspannten Hände mit einem Klaps auf den Seiten des Brustkorbs landen.
- Fahren Sie damit eine Weile fort, und lassen Sie Ihren Atem die ganze Zeit ruhig weiterfließen.

6a

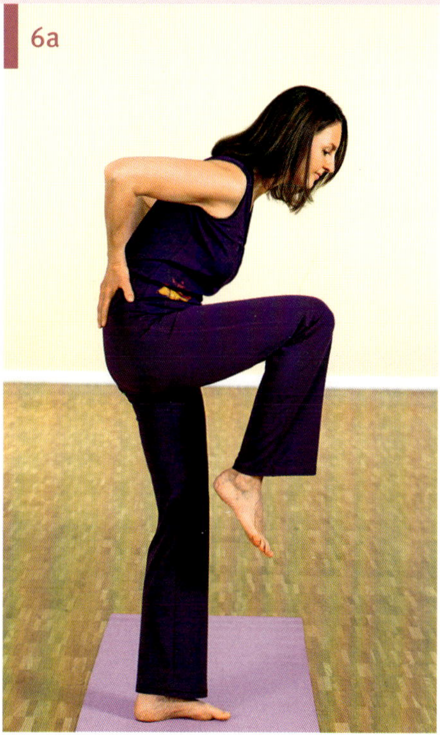

6b

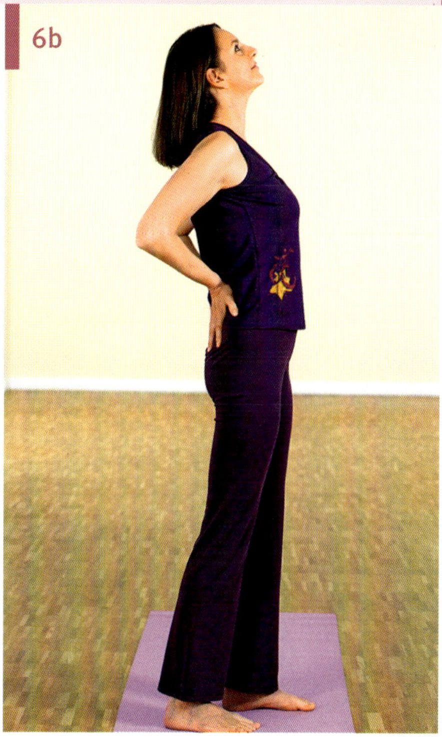

- Lassen Sie die Bewegung dann ausschwingen, und spüren Sie nach. In welchem Maße konnte sich Ihr Atemraum erweitern, wie durchströmt und warm fühlen Sie sich jetzt in den Armen und Schultern?

6. DIE BEINE RHYTHMISCH HERANZIEHEN

zur Entkrampfung des unteren Rückens

- Stellen Sie sich auf eine rutschfeste Unterlage, die Füße hüftgelenkbreit und parallel zueinander. Legen Sie die Hände an die Rückseite der Taille, sodass Sie Ihren unteren Rücken gut spüren können.
- Ziehen Sie nun abwechselnd das linke Knie Richtung rechte Schulter und das rechte Knie Richtung linke Schulter.
- Jedes Mal, wenn Sie das Knie nach schräg oben ziehen, machen Sie einen Knicks mit dem Standbein. (6a) Dadurch streckt sich der untere Rücken.
- Jedes Mal, wenn Sie den Fuß zurückstellen, strecken Sie Ihr Standbein wieder. Dadurch geht der untere Rücken in seine natürliche Wölbung. (6b)
- Spüren Sie das rhythmische Strecken und Zusammenziehen Ihres Rückens unter Ihren Händen.
- Fahren Sie damit eine Weile fort, und steigern Sie nach und nach das Tempo. Wenn Sie mögen, können Sie jedes Mal, wenn Sie sich zusammenziehen, mit einem reinigenden »ha!« ausatmen.
- Wenn Sie zu ermüden beginnen, halten Sie inne. Spüren Sie nach und werden Sie sich bewusst, wie warm und lebendig sich Ihr unterer Rücken anfühlt.

Der Sonnengruß · Surya Namaskar

Der Sonnengruß ist einer der grundlegenden Bewegungsabläufe des Hatha-Yoga – deshalb sollten Sie ihn regelmäßig üben. Da er zahlreiche intensive Rück- und Vorbeugen der Wirbelsäule enthält, ist es sehr ratsam, vorher die Muskulatur aufzuwärmen, wozu die Kundalini-Übungen (Seite 143) besonders geeignet sind.

Die Intensität der Sonnengrüße variiert mit dem Tempo, in dem Sie sie üben. Am intensivsten sind ganz schnell und ganz langsam geübte. Am wenigsten intensiv ist der Ablauf, wenn Sie Ihren Atem den Bewegungsfluss leiten lassen.
Es gibt viele unterschiedliche Formen des Sonnengrußes. Die hier gewählte Form ist den meisten Menschen nach einigem Üben gut zugänglich. Das ist wichtig, denn es sollte Ihnen ein Vergnügen sein, diesen Bewegungsablauf auszuführen.

DIE GRUNDÜBUNG

› Stellen Sie sich so auf Ihre rutschfeste Matte, dass diese größtenteils hinter Ihnen liegt. Im aufrechten Stand legen Sie die Hände zur Grußhaltung vor der Brust aneinander. Atmen Sie ein. (1)
› Führen Sie ausatmend die Hände mit den Fingerspitzen nach unten weisend in die Tiefe. (2)
› Heben Sie dann einatmend die Arme aus der Tiefe über die Weite in die Höhe. Legen Sie – wenn möglich – die

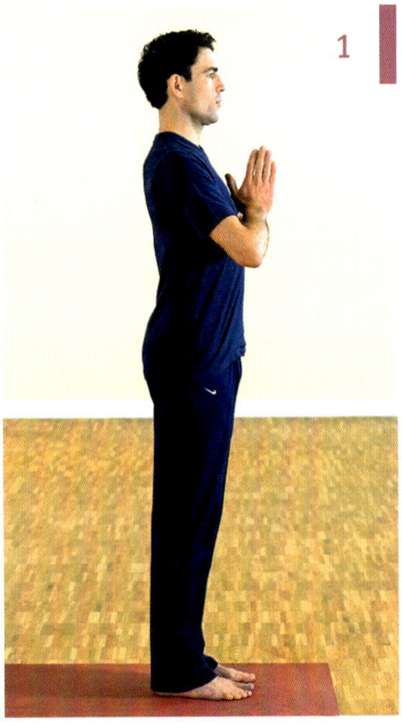
1

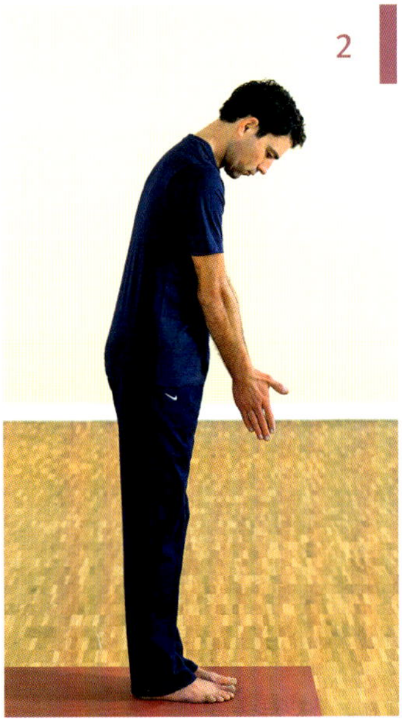
2

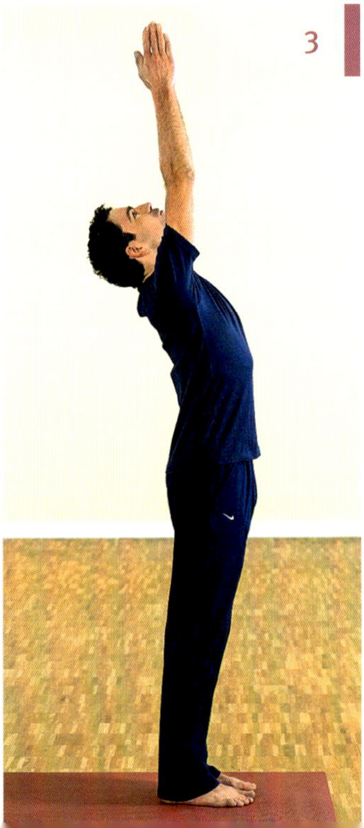
3

4

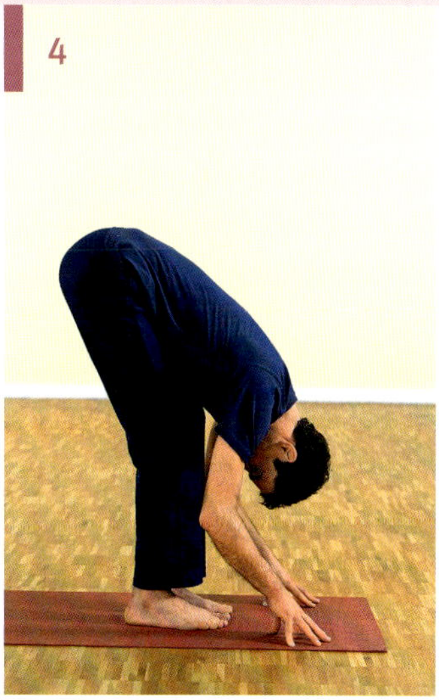

5

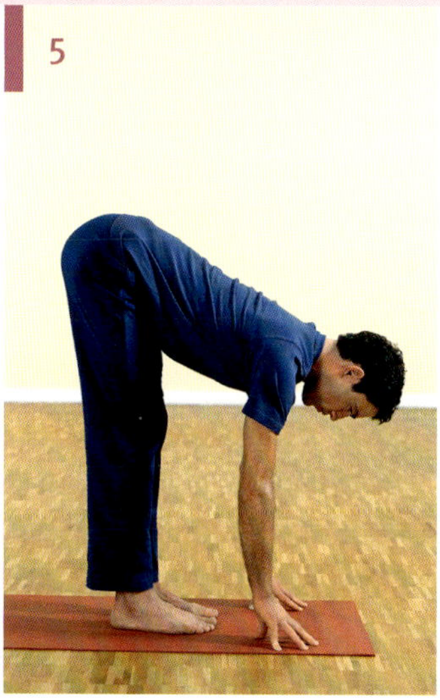

6

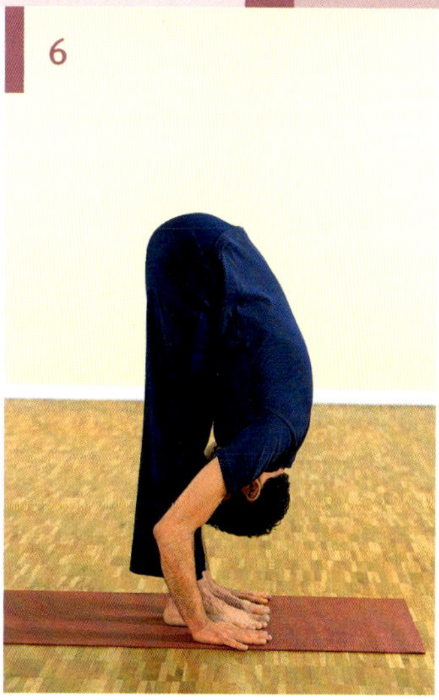

Handflächen aneinander, und heben Sie den Kopf oder den Blick. (3)

› Beugen Sie die Beine etwas an. Führen Sie die Arme ausatmend über die Weite in die Tiefe, und kommen Sie in die Rumpfbeuge. Stellen Sie die Fingerkuppen seitlich neben den Fußspitzen auf, und lassen Sie den Kopf sinken. (4)
› Strecken Sie einatmend die Wirbelsäule, und heben Sie den Kopf, bis sich der Rumpf in etwa parallel zum Boden befindet. Die Fingerspitzen können – wenn nötig – den Boden verlassen. (5)
› Lassen Sie ausatmend Rumpf und Kopf sinken, und strecken Sie die Beine so weit wie möglich. Stellen Sie die Hände seitlich neben den Füßen auf. (6)
› Machen Sie ausatmend mit Ihrem rechten Fuß einen großen Schritt (etwa 1,20 m) nach hinten. Stellen Sie die Zehen auf, und lassen Sie das Becken weit nach vorn und unten sinken, bis der linke Unterschenkel senkrecht steht. Strecken Sie das rechte Bein, und nehmen Sie dazu den rechten Fuß eventuell noch weiter nach hinten. (7)
› Richten Sie sich einatmend so weit auf, wie es für Ihren Rücken angenehm ist. Heben Sie Ihre Arme in die Weite oder Höhe, und schauen Sie geradeaus. (8)

7

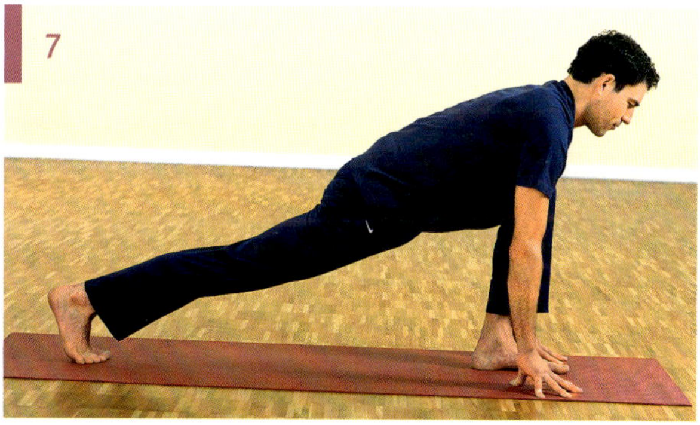

8

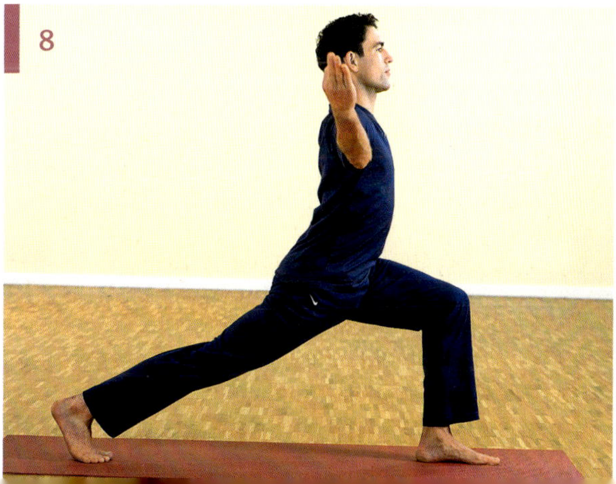

9

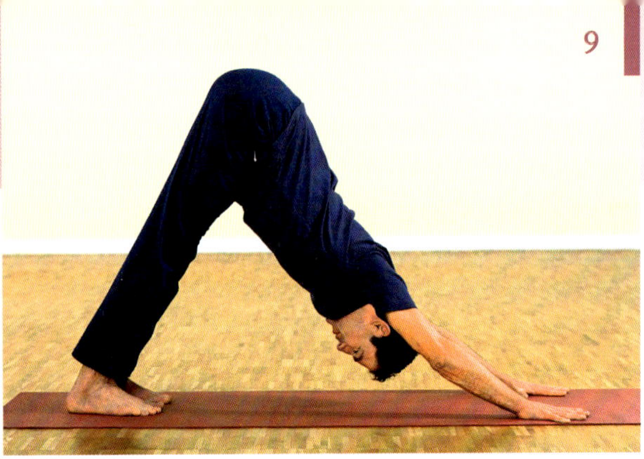

10

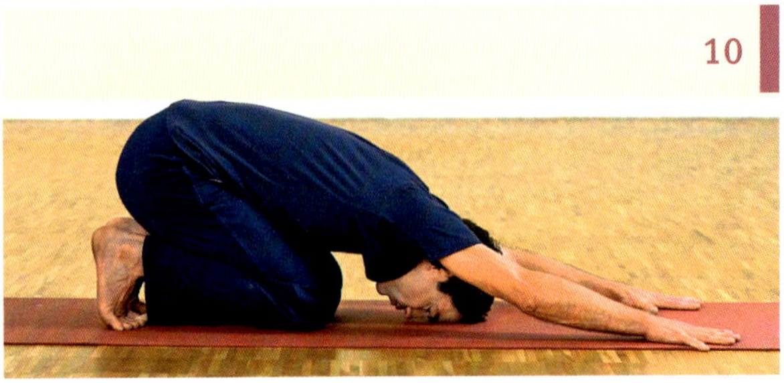

11

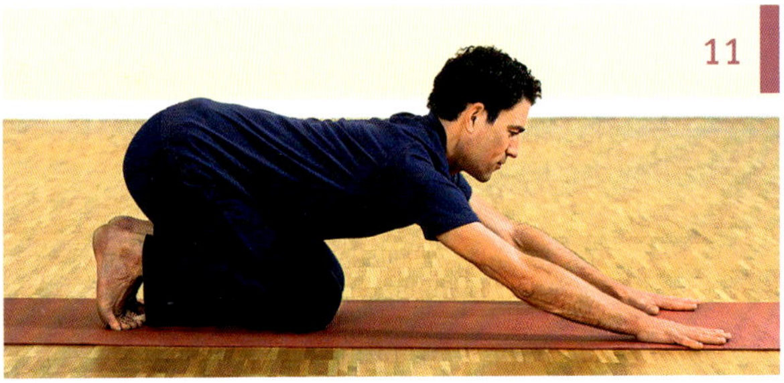

12

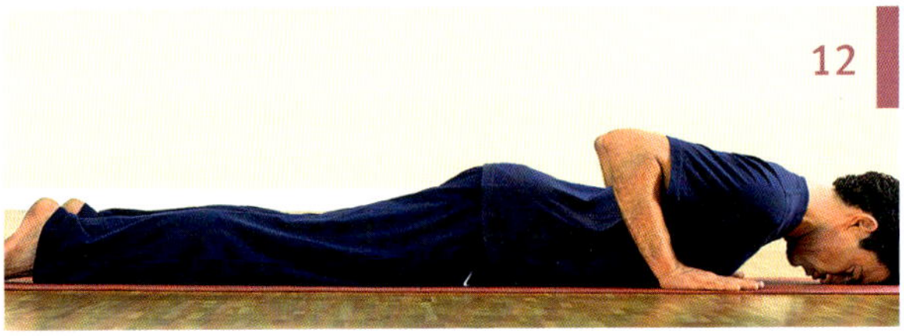

13

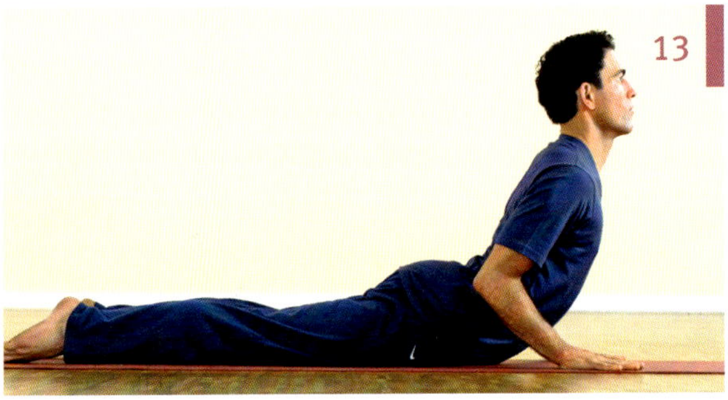

- Legen Sie die Hände seitlich neben dem linken Fuß auf. Führen Sie das linke Bein ausatmend nach hinten, und stellen Sie den linken neben den rechten Fuß. Verweilen Sie einen ruhigen Atemzug in der Haltung des Hundes. (9)
- Senken Sie ausatmend beide Knie behutsam zum Boden, lassen Sie das Gesäß zu den Fersen sinken, und legen Sie die Stirn – wenn möglich – auf. Die Zehen bleiben aufgestellt und die Arme schulterbreit nach vorn gestreckt. (10)
- Strecken Sie einatmend die Wirbelsäule und heben Sie den Kopf und den Oberkörper, ohne dass der Bauch den Kontakt zu den Oberschenkeln verliert. (11)
- Senken Sie den Kopf wieder ab. Heben Sie beide Ellenbogen nach oben und außen, und tauchen Sie ausatmend mit dem Gesicht möglichst dicht über dem Boden durch in die Bauchlage. Legen Sie die Fußrücken auf. (12)
- Stellen Sie die Hände seitlich neben dem Brustkorb auf. Dehnen Sie die Beine weit nach hinten, und richten Sie sich einatmend auf in die Haltung der Kobra, ohne dabei die Arme zu belasten. (13)
- Senken Sie den Oberkörper wieder ab. Stellen Sie die Zehen auf, und schieben Sie sich ausatmend über den Vierfüßlerstand zurück in die Haltung des Hundes. (14)
- Schwingen Sie den rechten Fuß weit nach vorn bis zwischen die Hände. Lassen Sie das Becken nach vorn und unten sinken, und richten Sie sich einatmend auf. Heben Sie Ihre Arme in die Weite oder in die Höhe, und schauen Sie geradeaus. (15)

- Legen Sie die Hände seitlich neben dem rechten Fuß zum Boden. Führen Sie das linke Bein ausatmend nach vorn und stellen Sie den linken neben den rechten Fuß. (16)
- Beugen Sie die Beine an, und lassen Sie das Becken sinken, als wollten Sie sich auf einen Hocker setzen. Führen Sie einatmend die Arme aus der Tiefe über die Weite in die Höhe. (17) Legen Sie, wenn möglich, die Handflächen aneinander, und heben Sie den Kopf oder den Blick. Kommen Sie aus der Kraft der Beine hoch in den Stand.
- Führen Sie ausatmend die Hände an der Mittellinie des Körpers vor die Brust, zurück in die Ausgangshaltung. (18)
- Wiederholen Sie den Sonnengruß, aber stellen Sie dieses Mal zuerst den linken Fuß nach hinten.
- Üben Sie die Sonnengrüße immer »paarweise«, und führen Sie immer abwechselnd erst den rechten, dann den linken Fuß nach hinten.

  Nehmen Sie bei Bedarf einige Atemzüge im Stand, bevor Sie mit einer Wiederholung beginnen.

14

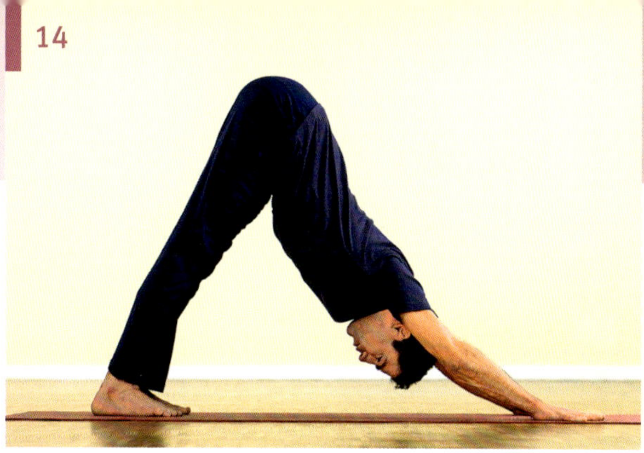

15

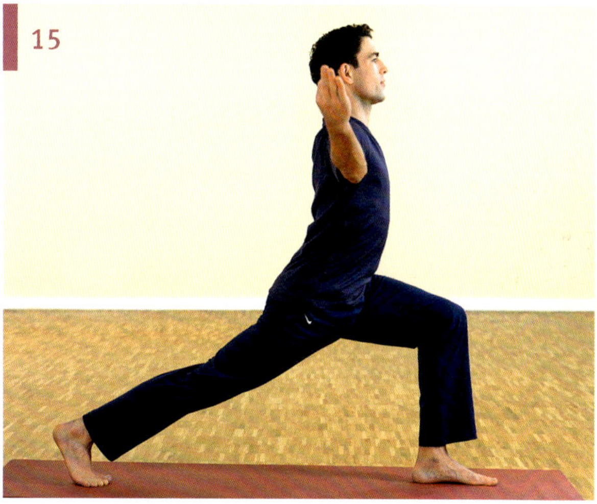

VARIANTE

Wenn Sie Mühe haben, den Fuß aus dem Hund weit genug vorzuschwingen

- Üben Sie den Sonnengruß wie oben angegeben. Atmen Sie im Hund aus und wieder ein.

16

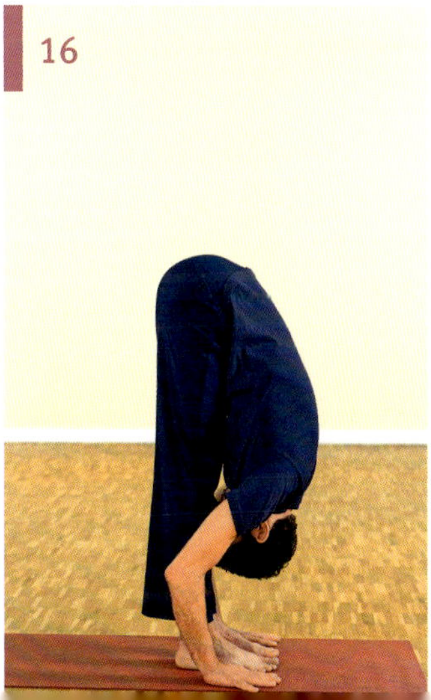

17

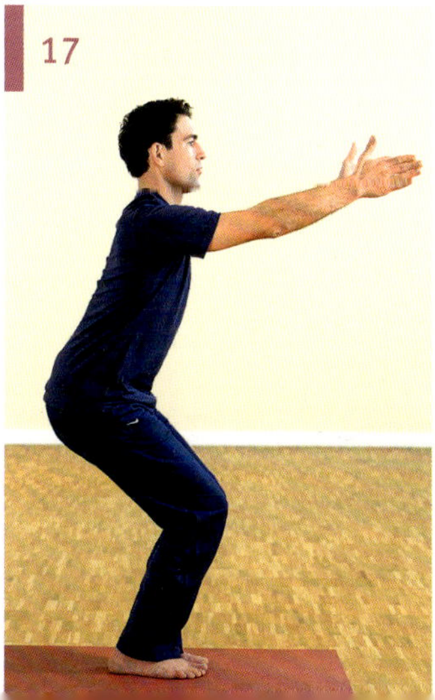

18

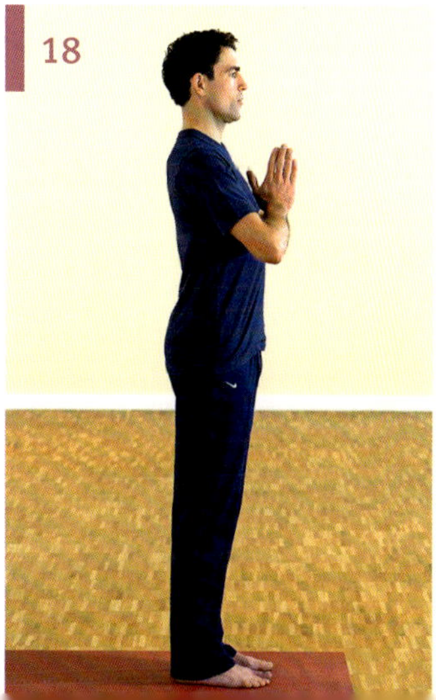

WIRKUNG AUS AYURVEDISCHER SICHT

VATA: Reduziert Vata, wenn der Sonnengruß ausreichend oft geübt wird. Die beste Atemform, um Vata zu besänftigen, ist eine intensive, tiefe Atmung oder Ujjayi. Der Ablauf soll zur Vata-Besänftigung langsam und sehr bewusst ausgeführt werden. Üben Sie kraftvoll. Ihr Körper sollte sich beim Üben erwärmen. Ihr Geist sollte ruhig werden. Aber überanstrengen Sie sich nicht.

PITTA: Harmonisiert Pitta durch die Optimierung des Stoffwechsels. Auch der Gewebestoffwechsel (Gewebe-Agni) wird verbessert und Schlacken werden abtransportiert. Um Pitta zu harmonisieren, ist eine ruhige, vollständige Atmung am besten. Die Atmung soll sich nicht wesentlich vertiefen. Der Ablauf soll zur Pitta-Harmonisierung langsam und sehr bewusst ausgeführt werden. Auspowern ist kontraproduktiv, denn es steigert Pitta!

KAPHA: Reduziert Kapha, wenn der Sonnengruß häufig wiederholt wird. Die anstrengenden Haltungen sollen lange gehalten werden. Schwitzen ist erwünscht! Die beste Atemform ist eine intensive, vollständige Atmung, ein kraftvolles Ujjayi, eventuell mit Atempausen. Die Atmung soll sich deutlich vertiefen. Der Ablauf kann zum Kapha-Abbau auch alternativ intensiv, rhythmisch und schnell ausgeführt werden (eventuell mit Sprüngen).

› Lassen Sie ausatmend das linke Knie sinken und die Zehen aufgestellt. Schwingen Sie Ihren rechten Fuß nach vorn zwischen die Hände. Schieben Sie ihn eventuell etwas weiter vor, bis der rechte Unterschenkel senkrecht steht.
› Lassen Sie das Becken nach vorn und unten sinken. Richten Sie sich einatmend auf, und achten Sie darauf, dass das hintere Bein ganz gestreckt ist.

ALLGEMEINE WIRKUNG

Harmonisiert Körper und Geist • kräftigt, aktiviert und regeneriert – je nach Ausführung – die Muskulatur des gesamten Körpers, außer der des Gesichts, das entspannt bleiben sollte • dehnt die Muskulatur der gesamten Rück- und Vorderseite des Körpers • fördert die Beweglichkeit in allen Gelenken • optimiert den Stoffwechsel • weitet den Brustkorb und vertieft die Atmung • verbessert den Abtransport von Stoffwechselschlacken (Ama) • stärkt Durchhaltevermögen, Ausdauer und Kraft • stärkt das Selbstbewusstsein und die innere Klarheit • hervorragende Übung für die Osteoporose-Prophylaxe

Vorsicht ist geboten …

- bei starkem Hohlkreuz: Achten Sie unbedingt darauf, während der gesamten Übung den Beckenboden aktiviert zu halten.
- bei starkem Übergewicht und Unbeweglichkeit: Üben Sie zuerst nur die einzelnen Asanas des Bewegungsablaufs.
- bei Pitta-Störung: Üben Sie den Sonnengruß nicht zu lange und intensiv, damit der Körper nicht weiter erhitzt wird!
- wenn Sie sich nicht wohlfühlen oder Schmerzen haben!

Üben Sie den Sonnengruß nicht …

- bei akuten Beschwerden mit Schmerzen und/oder Fieber
- bei schwerer Pitta-Störung (etwa bei Entzündungsschub): Üben Sie den Sonnengruß erst, wenn die Pitta-Störung beseitigt ist!

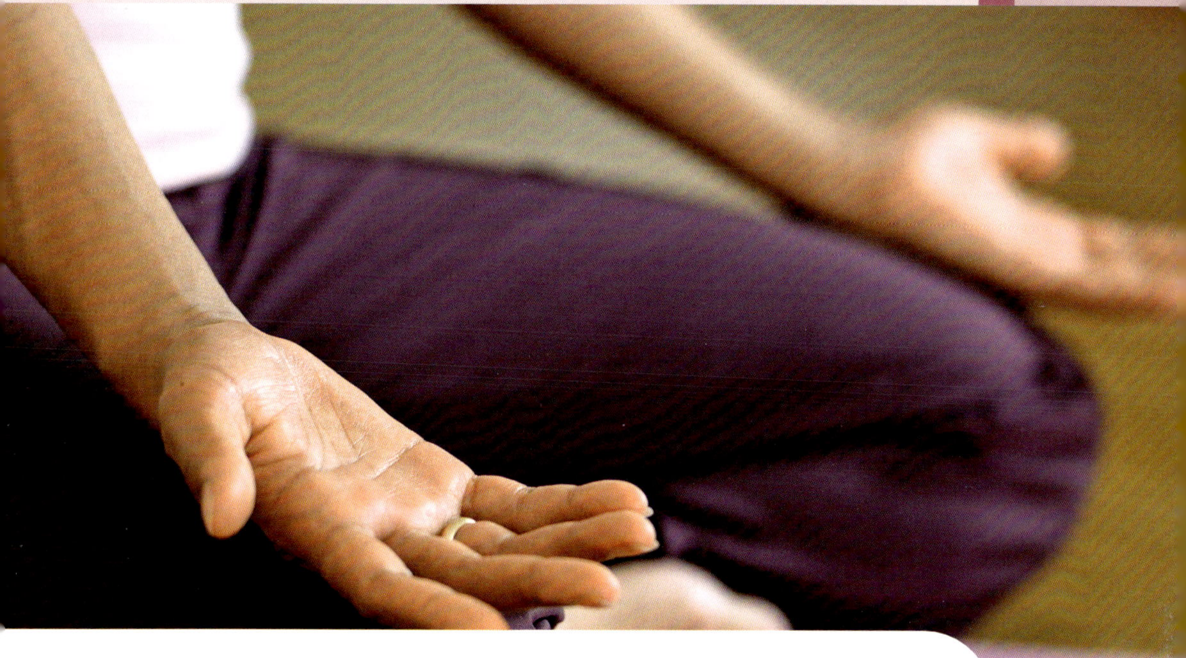

Reinigungsübungen

Obwohl der ganze Yogaweg im Grunde ein einziger innerer Reinigungsprozess ist, wurden im Hatha-Yoga auch noch ganz spezielle körperliche Reinigungsübungen entwickelt, die sicher in vieler Hinsicht von den Methoden des Ayurveda inspiriert worden sind.

Die meisten dieser Übungen – wie die Darmspülung, der Einsatz von Klistieren oder das bewusste Erbrechen – kommen nur bei bestimmten Erkrankungen zum Einsatz, und das nur unter Anleitung eines erfahrenen Ayurvedatherapeuten. Einige andere jedoch sollten Sie nach Möglichkeit zum festen Bestandteil Ihrer täglichen Hygiene werden lassen und sie genauso regelmäßig und selbstverständlich ausführen wie das Zähneputzen. Dazu gehören die beiden Reinigungsatmungen Nadi Shodhana und Kapalabhati, in bestimmten Fällen auch Agnisara Dhauti, die intensive Anregung des Verdauungsfeuers.

Die weiteren Reinigungsübungen – die Zungenreinigung und das Ölziehen – werden von uns als so wichtig erachtet, dass wir sie in das tägliche Übungsprogramm eingefügt haben, dessen Beschreibung Sie auf den Umschlagklappen finden.

Die Wechselatmung · Nadi Shodhana

Die Wechselatmung ist eine der Grundatemformen des Yoga. Sie kann zu jeder Tageszeit sinnvoll geübt werden, weil sie immer ausgleichend wirkt: Sie ist belebend, wenn Sie müde sind, und beruhigend, wenn Sie Mühe haben, abzuschalten und zur Ruhe zu kommen. Wechselatmung heißt, dass man abwechselnd über den einen und anderen Nasengang aus- und einatmet.

Für die Yogis sind die beiden Nasengänge mit den polaren Qualitäten verbunden, die unser Leben bestimmen. Schon vor Jahrhunderten fanden sie heraus, dass sich im Abstand von zirka drei Stunden mal der eine, mal der andere Nasengang durch leichtes Anschwellen der Schleimhaut etwas verschließt, wodurch der andere, freiere aktiviert wird. So steht mal der passive, mondhafte, mal der aktive, sonnenhafte Aspekt unserer Lebensenergie mehr im Vordergrund. Für unsere körperliche und psychische Gesundheit wäre es ganz wichtig, diesem Wechsel zwischen Aktivitäts- und Ruhephasen zu folgen. Da wir das aber in unserem Alltag nicht tun können, gerät unser inneres Gleichgewicht durcheinander. Mithilfe der Wechselatmung können wir es wieder herstellen. In den meisten Yogatraditionen wird sie so ausgeführt, dass die Nasengänge abwechselnd mit den Fingern geschlossen werden. In der folgenden Form wechseln wir jedoch vom einen zum anderen Nasengang in der Vorstellung. Auf diese Weise wird die Übung subtiler, und man irritiert zudem nicht die diversen Reflexzonen der Nasenmuscheln. Auch vermeidet man, dass die Nase verklebt.

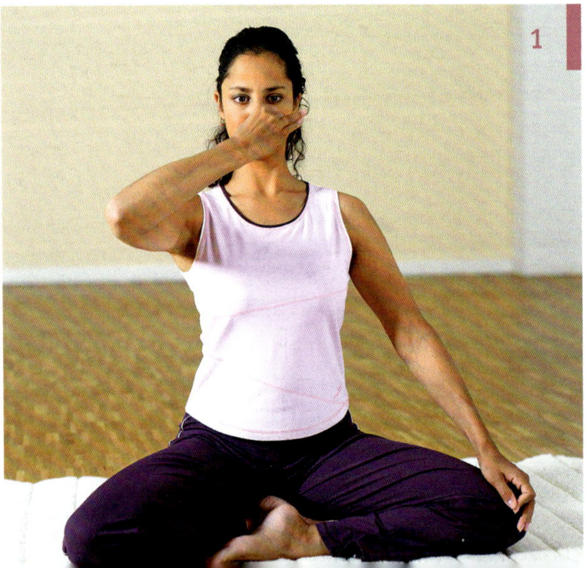

1

DIE GRUNDÜBUNG IM SITZ

- Setzen Sie sich bequem und aufrecht hin. Legen Sie die Hände so auf die Knie oder Oberschenkel, dass die Arme entspannt gestreckt sind.
- Verbinden Sie sich mit Ihrem Atem, der über beide Nasengänge ein- und ausströmt, und entspannen Sie sich atmend mehr und mehr.
- Atmen Sie dann über beide Arme und Nasengänge ein bis hoch zur Mitte der Stirn, wenden Sie den Kopf ein wenig nach links, und atmen Sie von der Mitte der Stirn über den linken Arm aus.
- Atmen Sie über links wieder ein, und drehen Sie den Kopf dabei zur Mitte

WIRKUNG AUS AYURVEDISCHER SICHT

VATA: Reduziert deutlich Vata, wenn die Wechselatmung ausreichend lange geübt wird. Die Atmung sollte ruhig und langsam sein. Eine Betonung der Ausatmung oder Atempausen in der Leere wirken zusätzlich Vata-reduzierend.

PITTA: Reduziert deutlich Pitta und reguliert Agni, das Verdauungsfeuer, wenn die Wechselatmung ausreichend lange geübt wird. Die Atmung sollte ruhig und langsam sein. Eine Betonung der Ausatmung oder Atempausen in der Leere wirken zusätzlich Pitta-reduzierend; die Betonung der Einatmung und der Atempausen in der Fülle wirkt Pitta-steigernd!

KAPHA: Stabilisiert Kapha, wenn die Wechselatmung ausreichend lange geübt wird Die beste Atemform, um Kapha zu stabilisieren, ist eine fließende, vollständige Atmung mit Atempausen in der Atemfülle. Die Atmung darf sich deutlich vertiefen.

zurück. Wenden Sie den Kopf dann etwas nach rechts, und atmen Sie von der Mitte der Stirn über den rechten Arm aus.

› Fahren Sie mit dieser Wechselatmung fort: Atmen Sie auf einer Seite aus und wieder ein – Seitenwechsel – atmen Sie aus und wieder ein – Seitenwechsel – und so weiter.

› Fahren Sie damit so lange fort, wie es Ihnen angenehm ist, und spüren Sie anschließend nach, wie sich dieses Tun auf Ihren Atem und Ihren Geist ausgewirkt hat.

VARIANTE

Zur Intensivierung der Atmung

› Üben Sie wie oben angegeben, aber verschließen Sie das Nasenloch, das gerade nicht benutzt wird, mit einer Fingerkuppe. (1) Dadurch werden Sie gezwungen, die Luft kraftvoll durch das offene Nasenloch einzusaugen und auszustoßen. Diese Anstrengung kräftigt das Zwerchfell – unseren Hauptatemmuskel –, aktiviert die Verdauung und regt den Kreislauf und damit den Blutdruck an.

ALLGEMEINE WIRKUNG

Harmonisiert Körper und Geist • regt die Atemkraft an, vertieft die Atmung • verbessert den Atemfluss, die Aufnahme von Lebensenergie und die Abgabe verbrauchter Energie • gleicht die Körperhälften energetisch aus • synchronisiert die Gehirnhälften • harmonisiert alle drei Doshas

Vorsicht ist geboten ...

- bei Schwellungen der Nasenschleimhaut oder Verkrümmungen der Nasenscheidewand, bei Polypen etc.: Üben Sie die Wechselatmung nur im Geiste, das heißt, ohne die Nase mit den Fingern zu verschließen.
- bei Erkrankungen, die mit der Empfindung von Atemnot einhergehen: Üben Sie die Wechselatmung im Geiste, das heißt, ohne die Nase mit den Fingern zu verschließen.

Üben Sie die Wechselatmung nicht ...

- bei völliger Behinderung der Nasenatmung

Die reinigende Atmung · Kapalabhati

Kapalabhati ist ein Reinigungsatem mit verstärkter Ausatmung. Aus der Sicht des Ayurveda können alle Stoffwechselschlacken (Ama, Seite 33) durch längeres Kapalabhati wirkungsvoll ausgeschieden werden. Sehr gute Erfahrungen mit der Reinigungsatmung wurden auch bei verstopften oder sogar entzündeten Nebenhöhlen gemacht, die auf diese Weise wieder belüftet werden können und deren Schleimhaut besser durchblutet wird.

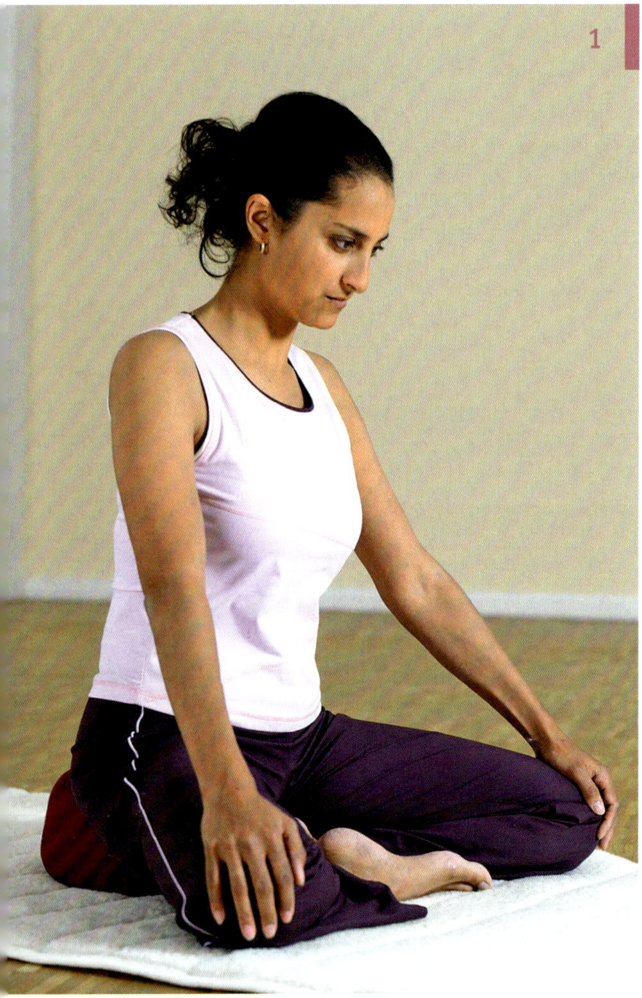
1

Besonders wirkungsvoll reinigt Kapalabhati den Körper von Kohlendioxid. Dieses Gas entsteht bei der inneren Atmung in der Zelle als Abfallprodukt. Kohlendioxid, das wir als Sprudel (Kohlensäure) aus der Mineralwasserflasche kennen, ist dann, wenn es im Blut gelöst wird, ein Stoff, der den Körper im Sinn einer Schlacke stark belastet. Je höher seine Konzentration ist, desto mehr verschiebt sich der pH-Wert unseres inneren Milieus zum Sauren hin. Wir werden regelrecht innerlich sauer und damit nicht nur anfälliger für Erkrankungen, sondern auch für den Angriff der freien Radikalen, jener hochagressiven Sauerstoffverbindungen, die – wenn sie überhandnehmen – den Zellabbau beschleunigen, aber auch Krebs auslösen können. Deshalb ist ein regelmäßiges Üben dieser Reinigungsatmung auch zur Gesundheitsvorsorge sinnvoll.

DIE GRUNDÜBUNG

- Kommen Sie in einen bequemen und aufrechten Sitz Ihrer Wahl.
- Halten Sie sich für einen ersten Versuch mit Kapalabhati die Hand – oder ein Taschentuch – vor die Nase, und atmen Sie leicht schnaubend so aus, als woll-

WIRKUNG AUS AYURVEDISCHER SICHT

VATA: Harmonisiert Vata, wenn nicht zu lange geübt. Zu langes Üben kann Vata erhöhen (Schwindel)! Geeignet bei allen Vata-Störungen mit schlechtem Stoffwechsel und vermehrten Stoffwechselschlacken (Ama).

PITTA: Harmonisiert Pitta, wenn Kapalabhati ausreichend lange und nicht zu intensiv geübt wird. Üben Sie ohne Ehrgeiz, und beenden Sie die Übung spätestens, wenn Sie ein leichtes Schwindelgefühl verspüren.

KAPHA: Reduziert Kapha durch die Stoffwechselaktivierung und reduziert die Stoffwechselschlacken (Ama). Sehr wirkungsvoll bei allen Kapha-Störungen, optimal bei erhöhtem Ama.

ten Sie einen lästigen Fussel aus dem Nasengang entfernen. Wenn Sie sich ganz auf das Ausschnauben konzentrieren, wird Ihre Einatmung automatisch erfolgen – eben so wie beim richtigen Schnauben! Dabei wird sich ausatmend Ihre Bauchdecke etwas nach innen bewegen und ausatmend wieder vorschnellen. (1)

› Wenn Ihnen die Atemtechnik klar ist und Sie vor allem gespürt haben, dass Sie sich um Ihre Einatmung nicht kümmern müssen, sondern sich ganz der aktiven Ausatmung widmen können, dann beginnen Sie mit der eigentlichen Übung.
› Atmen Sie dafür tief und entspannt ein, und beginnen Sie dann, ganz leicht und fein schnaubend auszuatmen und automatisch einzuatmen.
› Machen Sie auf diese Weise zuerst 20, dann 40, dann 60 Atemstöße – und so weiter.
› Halten Sie den Oberkörper und Kopf dabei völlig unbewegt; einzig Ihre Bauchdecke sollte aktiv sein.
› Beenden Sie diese Übung, wenn Sie zu ermüden beginnen, und spüren Sie noch eine Weile nach.

ALLGEMEINE WIRKUNG

Regt Körper und Geist an • aktiviert den Stoffwechsel intensiv • durchlüftet die Nasennebenhöhlen stark, dadurch gut bei Schnupfen und chronischen Entzündungen der Nebenhöhlen • unterstützt wirksam die Therapie bei Heuschnupfen • verbessert die Aufnahme von Lebensenergie und vor allem die Abgabe verbrauchter Energie • entschlackt und entgiftet den Körper durch vermehrte Abgabe von Ama • reinigt die Körperkanäle (Srotas, Seite 33) • besonders wirkungsvoll bei allen Kapha-Störungen und auch bei Pitta- und Vata-Störungen mit schlechtem Stoffwechsel und einer Ansammlung von Schlacken (Ama) im Körper • besonders wirkungsvolle Atemübung auch in der Gesundheitsvorsorge

Vorsicht ist geboten ...

- bei Neigung zu Vata-Störungen: Üben Sie Kapalabhati dann nur kurzzeitig, maximal zwei Minuten lang.
- bei labiler Psyche
- bei Neigung zu Schwindel

Üben Sie Kapalabhati nicht ...

- bei allen Entzündungen im Bauchraum
- bei schweren Herz-Kreislauf-Störungen

Feuerspülung · Agnisara Dhauti

Bei der Feuerspülung wird die Bauchdecke rhythmisch eingezogen und gelöst, ohne dabei zu atmen. Die schnelle, rhythmische Bewegung »durchspült« die Bauchorgane und lässt ein Gefühl von Lebendigkeit und Wärme im Bauchraum entstehen.

DIE GRUNDÜBUNG

Machen Sie die Feuerspülung immer auf nüchternen Magen. Vermeiden Sie es auch, vorher größere Mengen Flüssigkeit zu sich zu nehmen.

- Im aufrechten Stand stellen Sie die Füße beckenbreit voneinander entfernt.
- Beugen Sie die Beine etwas an, und stützen Sie sich mit beiden Händen an den Knien ab. Arme und Unterschenkel sollten sich in einer stabilen Linie befinden.
- Entspannen Sie Ihren Bauchraum und die Bauchdecke. Atmen Sie vorbereitend ein und wieder etwas aus. Bewegen Sie dann – ohne weiterzuatmen – die Bauchdecke: Ziehen Sie sie ein, lassen Sie sie wieder los … und so weiter, im schnellen Wechsel.
- Führen Sie diese Bewegung so locker und mühelos wie möglich aus.
- Wenn Sie merken, dass Sie weiteratmen möchten, atmen Sie wieder tief ein und kraftvoll durch den Mund aus, während Sie den Oberkörper in die Vorbeuge sinken lassen.
- Richten Sie sich langsam einatmend auf, und beginnen Sie einen zweiten Zyklus der Feuerspülung. Üben Sie insgesamt drei Zyklen.
- Kommen Sie anschließend in den aufrechten Stand. Legen Sie beide Hände übereinander rechts unten auf den Bauch, und streichen Sie mit ihnen dann einige Male kreisförmig rechts hoch und links hinunter (also im Sinne der Darmperistaltik).
- Spüren Sie anschließend noch einen Moment im Bauchraum nach.

WIRKUNG AUS AYURVEDISCHER SICHT

Agnisara Dhauti wirkt anregend auf Agni, erhöht Pitta und reduziert Kapha.

ALLGEMEINE WIRKUNG

Aktiviert das Verdauungsfeuer (Agni) • hilft bei Verstopfung und Blähungen • regt das Immunsystem an • wirkt stimmungsaufhellend durch die Produktion unseres »Wohlfühl-Hormons« Serotonin im Darm

Üben Sie die Feuerspülung nicht …

- bei schweren Pitta- und Vata-Störungen wie akuten Entzündungen im Bauchraum, Geschwüren oder Reizdarm
- einige Monate nach Operationen im Bauchraum
- während der Monatsblutung

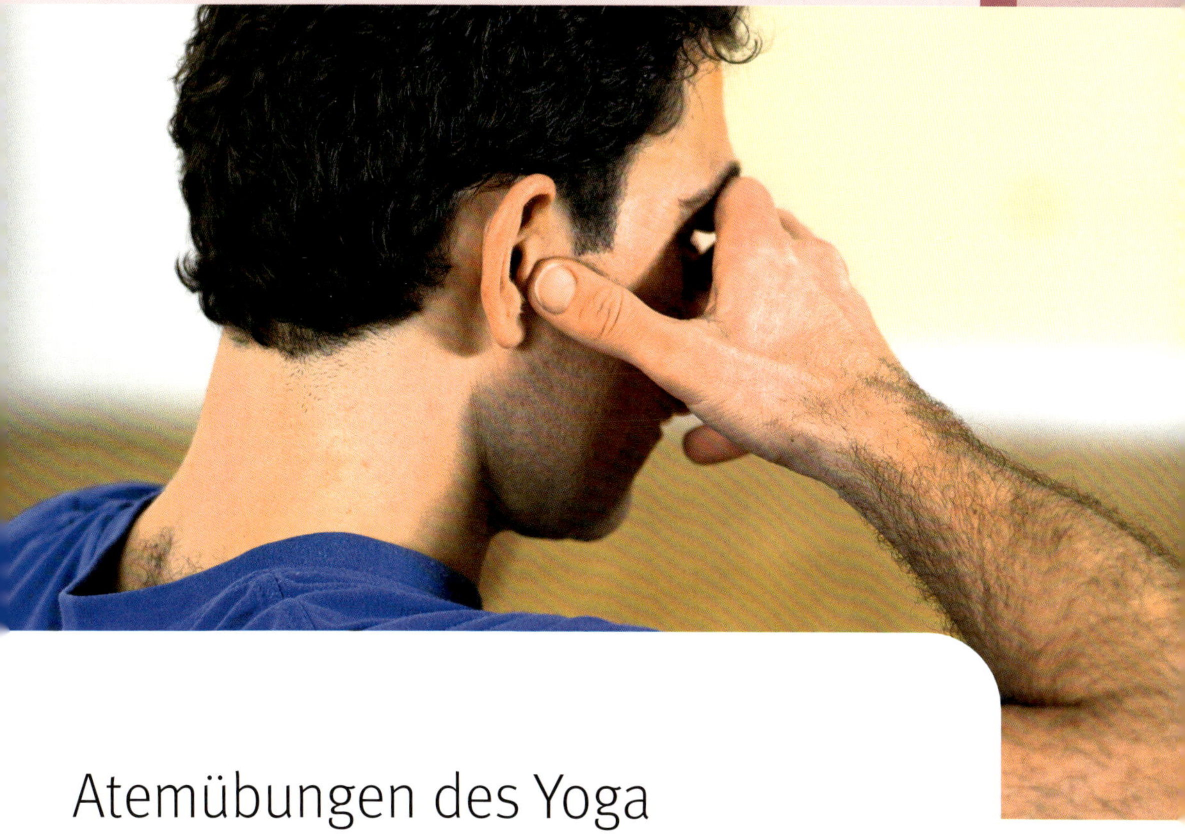

Atemübungen des Yoga

Schon vor mehr als 3000 Jahren haben die Meister des Yoga einen engen Zusammenhang zwischen unserer geistigen Verfassung und dem Atem entdeckt und beschrieben. Offensichtlich beobachteten sie immer wieder, dass bestimmte Betonungen innerhalb des Atemkreislaufs – wie eine Intensivierung der Ein- oder Ausatmung – ganz deutliche, gut nachvollziehbare Wirkungen auf unsere Befindlichkeit haben: Entweder wirken sie anregend oder beruhigend, oder sie helfen, unsere Energien auszugleichen. Eigentlich beschrieben die Yogis da nichts Besonderes, denn schließlich kann jeder, der sich selbst beobachtet, zu dieser Einsicht gelangen. Das Besondere im Yoga ist eher, dass es schon sehr früh Anweisungen gab, wie wir unseren Atem »benutzen« können, um ganz gezielt bestimmte Bewusstseinszustände zu erreichen. In der Regel ging es den Yogis jedoch darum, mittels der Atemübungen friedvoller und ruhiger zu werden, sich zu sammeln und dem Geist zu helfen, klarer zu werden.
In den alten Schriften finden sich als Methode oft sehr komplexe Atemübungen, Pranayama genannt. Den alten Yogis lag

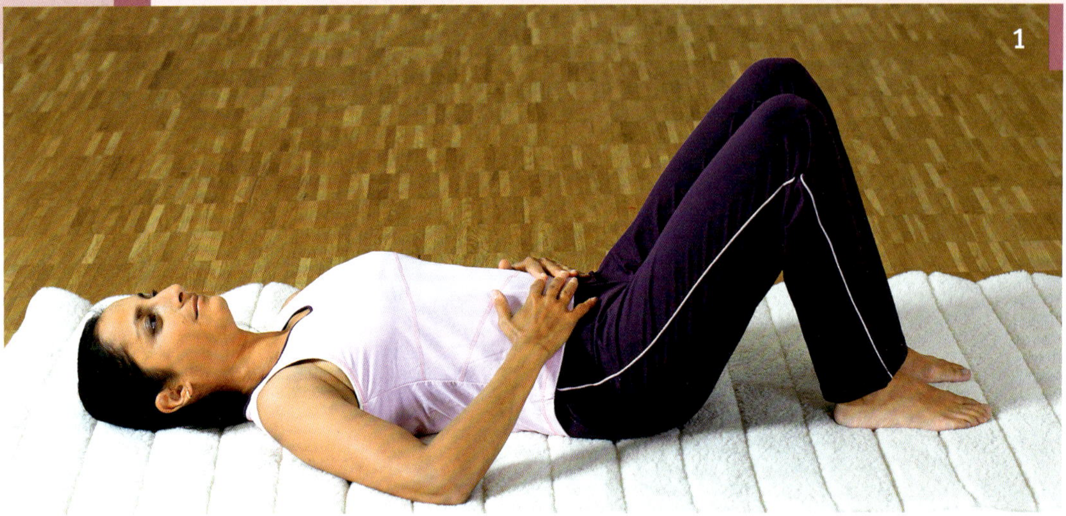

offenbar vor allem am Herzen, den Atem sehr zu verlangsamen und ihm unglaublich lange Pausen zu ermöglichen. Das hat dazu geführt, dass bis heute selbst viele Yogalehrer/innen gewaltigen Respekt vor den Atemübungen des Yoga haben – denn mit solchen Übungen sind die meisten Menschen überfordert, und man kann mit ihnen mehr Schaden anrichten als Nutzen bringen. Aus diesem Grund sollten Sie, wenn Sie richtig Pranayama lernen wollen, auf jeden Fall nach einem/einer gut ausgebildeten Lehrer/in fragen.
Die Atemübungen, die Sie im Folgenden finden, können Sie dagegen auch alleine einüben. Sie sind so aufgebaut, dass sie nur maßvoll auf den Atem und die Atemmuskulatur einwirken, sodass Sie nur gute Wirkungen zu erwarten haben. Denn die größte Gefahr bei allen Atemübungen liegt in der Übertreibung: dass zu viel, zu lange, zu tief geübt wird.
Die meisten dieser Atemübungen zielen darauf ab, Ihren Atem ruhiger, gleichmäßiger, fließender und feiner werden zu lassen und vor allem Ihre Ausatmung zu schulen und zu vertiefen. Das ist sehr sinnvoll, denn gerade diese Muskulatur ist bei den meisten Menschen unserer Kultur chronisch verspannt. Es ist dann schwierig, vollständig auszuatmen und insgesamt entspannt zu atmen. Langfristig kann darunter das vegetative Nervensystem leiden, da die Ausatmung eng mit dem Vagus, dem entspannenden Ast des Nervensystems, verknüpft ist. Weil Vata dem Nervensystem entspricht (Seite 21), sind diese Atemübungen als Vata-stabilisierend und -besänftigend einzustufen.
Daneben gibt es aber auch den Feueratem, bei dem es darum geht, Ihren Atem in Schwung zu bringen. Er regt Agni an, verbessert die Ausscheidung von Schlacken (Ama) und senkt Kapha deutlich.
Die kühlenden und Agni-besänftigenden Atemformen sind der Mondatem und Shitali. Sie senken vor allem Pitta, besänftigen aber auch Vata.
Wenn Sie die Atemübungen wie Medikamente betrachten, dann wird Ihnen klar werden, dass nicht jedes Medikament bei jeder Beschwerde hilfreich sein kann. Achten Sie deshalb bei diesen Übungen besonders sorgfältig auf die Gegenanzeigen, oder ziehen Sie im Zweifelsfall eine/n erfahrene/n Yogalehrer/in zurate.

Die Bauchatmung

Die Bauchatmung ist die natürlichste und tiefste Atemweise, die unser Körper seit Babytagen kennt und auf die er, wenn er sich zu entspannen beginnt, immer wieder unbewusst zurückgreift. Die Bauchatmung hilft uns, schnell wieder »vom Kopf in den Bauch« zurückzukehren und uns zu sammeln, sodass sich der Geist beruhigen kann und wir allgemein zur Ruhe kommen.

Mithilfe der Übung werden Sie schon bald in der Lage sein, bei Bedarf ohne großes Überlegen auf die Bauchatmung umzuschalten. Die Übung können Sie in nahezu jeder Körperhaltung machen. Anfangs jedoch sollten Sie in der Rückenlage üben.

DIE GRUNDÜBUNG

- Kommen Sie auf Ihrer weichen Yogamatte in die Rückenlage. Stellen Sie die Beine angebeugt auf, und legen Sie die Arme neben den Körper.
- Führen Sie nun einige Male langsam die Hände zur Bauchdecke – legen Sie eine Hand oberhalb und eine unterhalb des Nabels. Erspüren Sie, wie die Geste, mit der Sie Ihre Hände von außen zu Ihrer Leibesmitte führen, eine Geste des Zu-sich-Kommens ist.
- Lassen Sie die Hände auf dem Bauch ruhen, und beobachten Sie, wie schnell sich Ihre Bauchatmung einstellt, dann nach und nach vertieft – und in welchem Maße diese tiefer werdende Atmung Sie »zu sich kommen« lässt. (1)
- Fahren Sie so lange fort, wie es Ihnen angenehm ist. Wenn Sie gähnen müssen, tun Sie das ruhig herzhaft.
- Um die Atemform zu beenden, dehnen und räkeln Sie sich ausgiebig durch.

ALLGEMEINE WIRKUNG

Harmonisiert und beruhigt Körper und Geist, besonders hilfreich bei akutem Stress und langfristig bei Burn-out • zentriert im Bauchraum und stärkt damit die innere und äußere Kraft • regt die Atemkraft an, vertieft die Atmung • verbessert den Atemfluss • verbessert die Aufnahme von Lebensenergie und vor allem die Abgabe verbrauchter Energie • entstaut die Beine und unterstützt durch verstärkten venösen Rückstrom die Herztätigkeit

Vorsicht ist geboten ...

- bei Bauchschmerzen! Ansonsten sind keine Gegenanzeigen bekannt.

WIRKUNG AUS AYURVEDISCHER SICHT

VATA: Reduziert deutlich Vata. Die Betonung der Ausatmung wirkt zusätzlich Vata-reduzierend.

PITTA: Gleicht Pitta aus. Eine Betonung der Ausatmung wirkt zusätzlich Pitta-reduzierend.

KAPHA: Hat keine nennenswerte Wirkung auf Kapha.

Die Atmung mit dem Reibelaut · Ujjayi

Mithilfe dieser Übung versucht man, den Atem so zu regulieren und zu verfeinern, dass er fließt wie Öl. Indem der Stimmmuskel in Flüsterstellung ist, wird der Strom der Atemluft hörbar und damit, ob der Atem fließt oder eher stockt. Ujjayi kann überall nach Bedarf einsetzt werden, bevorzugt während der Asana-Praxis, aber auch im Alltag, wenn Sie merken, dass Sie unruhig oder nervös werden.

DIE GRUNDÜBUNG

- Kommen Sie in einen aufrechten und bequemen Sitz Ihrer Wahl.
- Sprechen Sie einige Worte mit Flüsterstimme, dann einige Male flüsternd »haaa« beim Aus- und Einatmen. Lauschen Sie diesem Hauchlaut, der entsteht, wenn die Atemluft an der verengten Stimmritze reibend entlangströmt.
- Schließen Sie den Mund, und atmen Sie weiter mit dem Reibelaut. Entspannen Sie Ihren Atem mehr und mehr, sodass der Ton so leise wird, dass nur noch Sie selbst ihn innerlich hören können.
- Fahren Sie damit fort, und lauschen Sie dem gleichmäßig fließenden Reibelaut Ihres Atems. Beobachten Sie, wie sich Ihr Geist entspannt, wie der Atem an Volumen und Kraft gewinnt und wie beide ganz ruhig werden.
- Bleiben Sie anschließend noch etwas sitzen, und lauschen Sie dem Kommen und Gehen Ihres Atems.

ALLGEMEINE WIRKUNG

Harmonisiert und beruhigt Körper und Geist • vertieft die Atmung, verbessert den Atemfluss • verbessert die Aufnahme von Lebensenergie und Abgabe verbrauchter Energie • sehr hilfreich bei Asthma bronchiale durch die verlängerte Ausatmung und Öffnung der Atemwege

Vorsicht ist geboten ...

- bei starker Anspannung im Kehl- und Nackenbereich: Üben Sie Ujjayi dann immer nur äußerst sanft und fast lautlos!

Üben Sie Ujjayi nicht ...

- bei völliger Behinderung der Nasenatmung
- bei Stimmband- oder Kehlkopfentzündung

WIRKUNG AUS AYURVEDISCHER SICHT

VATA: Reduziert deutlich Vata, wenn Ujjayi ausreichend lange geübt wird. Die Atmung sollte ruhig und langsam sein. Die Betonung der Ausatmung wirkt dabei zusätzlich Vata-reduzierend

PITTA: Reduziert deutlich Pitta und reguliert Agni, das Verdauungsfeuer, wenn Ujjayi ausreichend lange geübt wird. Die Atmung sollte ruhig und langsam sein, mit Betonung der Ausatmung.

KAPHA: Stabilisiert Kapha, wenn Ujjayi ausreichend lange geübt wird, mit einer kraftvollen Einatmung, Atempausen in der Atemfülle und einer langsamen, kraftvollen Ausatmung.

Die Atmung mit Bienensummen · Bhramari

Bei dieser Übung summt man ausatmend wie eine Biene. Durch dieses Summen entsteht in allen Resonanzräumen des Körpers – vor allem im Kopf, Nacken und Brustraum – eine starke Vibration. Sie führt dazu, dass alle Gewebe besser durchblutet werden, sodass viele Menschen im Anschluss eine angenehme Wärme und ein leichtes Kribbeln in diesen Körperzonen spüren. Vor allem aber beruhigt Bhramari den Geist und erfüllt ihn – so die alten Yogatexte – mit Heiterkeit.

DIE GRUNDÜBUNG

In der hier beschriebenen Version von Bhramari werden die Öffnungen des Kopfes – vor allem aber die Ohren – mehr oder weniger verschlossen. So wird das Summen vor allem im inneren Ohr (dem knöchernen Ohr) hörbar, und die ganze Aufmerksamkeit wird nach innen gelenkt.

- Kommen Sie in einen bequemen und aufrechten Sitz Ihrer Wahl. Verschließen Sie mit den Daumen die Ohren, legen Sie die Zeigefinger sanft über die Augen, die Mittelfingerkuppen seitlich an die Nasenflügel, die Ringfinger auf die Oberlippe und die kleinen Finger auf die Unterlippe. Diese Handhaltung (Mudra) wird »Das Verschließen der sieben Pforten« (Shanmukti Mudra) genannt. (1)
- Lauschen Sie eine kleine Weile dem Geräusch Ihres Atems. Fahren Sie fort, ruhig und tief zu atmen, aber summen Sie wie eine Biene während des Ausatmens. Intensivieren Sie dabei je nach der im Ayurveda gewünschten Wirkung etwas mehr Ihren Ein- oder Ausatem.
- Wenn nach dem Ein- oder Ausatmen Pausen entstehen, lassen Sie sie zu.

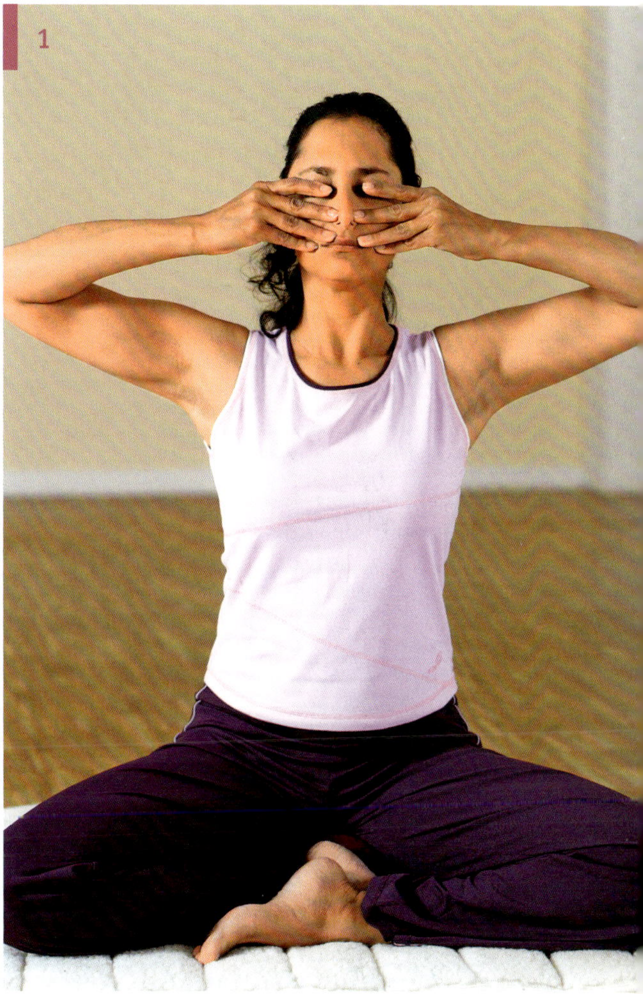
1

WIRKUNG AUS AYURVEDISCHER SICHT

VATA: Reduziert deutlich Vata, wenn Bhramari ausreichend lange geübt wird. Die Atmung sollte ruhig und langsam sein. Die Betonung der Ausatmung wirkt dabei zusätzlich Vata-reduzierend.

PITTA: Reduziert deutlich Pitta und reguliert Agni, das Verdauungsfeuer, wenn die Wechselatmung ausreichend lange geübt wird. Die Atmung sollte ruhig und langsam sein. Eine Betonung der Ausatmung wirkt zusätzlich Pitta-reduzierend.

KAPHA: Stabilisiert Kapha, wenn Bhramari ausreichend lange geübt wird. Die Atemform, um Kapha zu stabilisieren, ist eine kraftvolle Einatmung mit Atempausen in der Atemfülle und eine langsame, kraftvolle Ausatmung.

› Beenden Sie die Übung, wenn Ihre Arme ermüden. Legen Sie die Hände zurück auf die Knie oder in den Schoß, und spüren Sie in Ihrem Inneren noch eine Weile mit geschlossenen Augen nach. Verbinden Sie sich mit den Empfindungen, die dieses »Bienensummen« in Ihnen hinterlassen hat.

Tipp: Die Sinnesorgane bei der Atmung mit Bienensummen zu verschließen, ist besonders dann sinnvoll, wenn Sie sich durch Ihre tägliche (Über-)Beanspruchung erschöpft fühlen. Sie werden dann das Summen, das Ihren Kopf ausfüllt und in seinen Organen und Höhlen vibriert, mit Ihren inneren Ohren hören. Es wird jeden Gedanken überlagern und dadurch helfen, dass der Geist sich beruhigen und erholen kann.
Wenn Ihnen der innere Ton, der durch das Verschließen der Ohren entsteht, jedoch zu intensiv sein sollte, dann können Sie die Hände auch im Schoß ruhen lassen und das Bienensummen einfach mit geschlossenen Augen üben.

ALLGEMEINE WIRKUNG

Harmonisiert und beruhigt Körper und Geist • regt die Atemkraft an, vertieft die Atmung • verbessert den Atemfluss vor allem in der Ausatmungsphase • verbessert die Aufnahme von Lebensenergie und vor allem die Abgabe verbrauchter Energie • besonders hilfreich auch bei Asthma bronchiale durch die Verlängerung der Ausatmung und die Öffnung der Atemwege in der Ausatemphase

Vorsicht ist geboten ...

- bei Kopfschmerzen oder Schwindel: Atmen Sie dann etwas sanfter ein.

Üben Sie Bhramari nicht ...

- bei völliger Behinderung der Nasenatmung
- bei Entzündung der Stimmbänder oder des Kehlkopfes

Der Feueratem – die erhitzende Atmung

Der Feueratem (auch: Sonnenatmung) ist eine der aktivierendsten Atemformen, die der Yoga entwickelt hat. Da er gleichermaßen die Ein- wie die Ausatmung betont, kann er von den meisten Menschen unbedenklich geübt werden. Er ist – wenn man gelernt hat, ihn länger zu üben – ein echter Fettkiller und macht viel wacher und klarer als Kaffee. Außerdem ist der Feueratem sehr gut geeignet, endlich mal wieder »Dampf abzulassen«, wenn Sie zu viel inneren Druck aufgebaut haben.

DIE GRUNDÜBUNG

- Kommen Sie in einen aufrechten und bequemen Sitz Ihrer Wahl. Lassen Sie sich nieder, und verwurzeln Sie sich ganz tief über die Beine und das Becken in der Erde.
- Werden Sie sich Ihrer vertikalen Achse bewusst. Sie beginnt in der Mitte des Beckenbodens und steigt auf durch die Mitte des Becken-, Bauch- und Brustraums, den Hals und den Kopf bis hoch zum Scheitelpunkt. Richten Sie sich an dieser lotrechten Achse aus und mit ihrer Hilfe auf. (1)
- Entspannen Sie Ihre Atmung, und lauschen Sie eine kleine Weile ihrem Kommen und Gehen.
- Beginnen Sie nun mit dem Feueratem. Atmen Sie dafür in gleicher Intensität schnell und rhythmisch durch die Nase ein und aus.
- Bei jedem Ausatmen ziehen Sie bewusst den Nabel etwas ein, bei jedem Einatmen entspannen Sie die Bauchdecke. Finden Sie einen Rhythmus, indem Sie ganz entspannt üben können. Machen Sie immer weniger, und schwingen Sie sich mehr und mehr in die Atembewegung des Feueratems ein.
- Fahren Sie damit zuerst eine Minute und allmählich bis zu drei oder fünf Minuten fort.
- Spüren Sie anschließend im Sitz noch eine kleine Weile nach, und verbinden Sie sich mit all den Empfindungen im Inneren Ihres Körpers und Ihres Geistes.

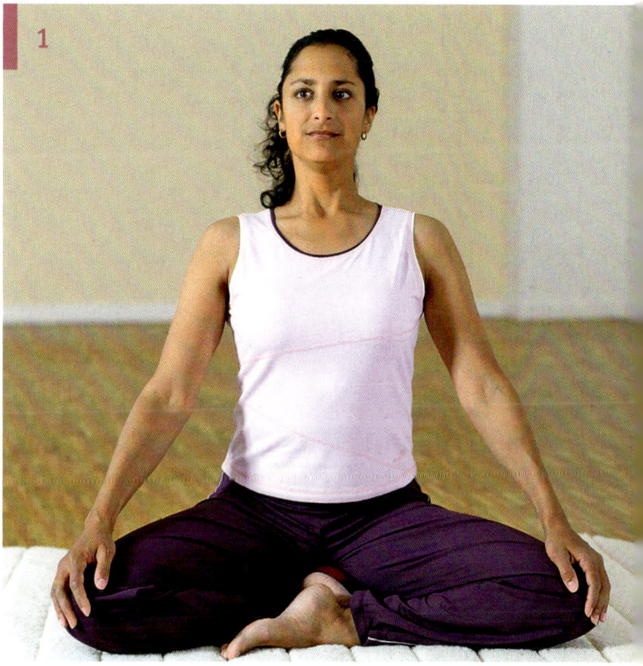
1

WIRKUNG AUS AYURVEDISCHER SICHT

VATA: Reduziert Vata, wenn nicht zu lange geübt wird. Sehr langes Üben erhöht Vata! Geeignet bei allen leichten Vata-Störungen. Ungeeignet bei allen schweren Vata-Störungen (wie Anorexie oder Depression).

PITTA: Erhöht deutlich Pitta, wenn der Feueratem lange geübt wird. Ungeeignet bei allen Pitta-Störungen (wie Entzündungen, Durchfall, Reizbarkeit).

KAPHA: Reduziert deutlich Kapha durch die erhitzende Wirkung. Optimal bei allen Kapha-Störungen.

Tipp: Zu Beginn wird Ihre Bauchdecke die ungewohnte Bewegung während des Feueratems sehr schnell als anstrengend empfinden. Wenn Sie regelmäßig weiterüben, gewinnen Ihre Bauchmuskeln zunehmend an Kraft und Koordination. Üben Sie von Anfang an in einem schnellen Rhythmus, da ein langsamer mehr Muskelkraft fordert und wesentlich schwerer über längere Zeit durchzuhalten ist.

ALLGEMEINE WIRKUNG

Wirkt erwärmend und anregend auf Körper und Geist • aktiviert den Stoffwechsel intensiv • regt den aktivierenden Ast des vegetativen Nervensystems – den Sympathikus – an • verbessert die Aufnahme von Lebensenergie und auch die Abgabe verbrauchter Energie • besonders wirkungsvoll bei allen Kapha-Störungen und auch bei Vata-Störungen mit schlechtem Stoffwechsel

Vorsicht ist geboten ...

- bei der Neigung zu Vata-Störungen: Üben Sie den Feueratem dann nur kurzzeitig, maximal zwei Minuten lang.
- bei labiler Psyche und Reizbarkeit
- bei Neigung zu Schwindel

Üben Sie den Feueratem nicht ...

- bei jeder Pitta- und bei schweren Vata-Störungen
- bei allen Entzündungen im Bauchraum
- bei unbehandeltem Bluthochdruck und schweren Herz-Kreislauf-Störungen
- bei Schilddrüsenüberfunktion
- bei schweren Stresssymptomen im Sinne einer Übererregung

1

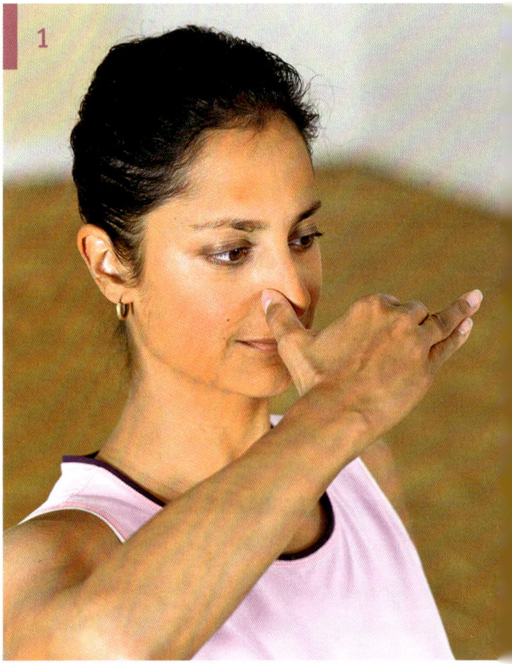

Die beruhigende Mondatmung · Candra Bhedana

Der Mondatem ist ein Richtungsatem, das heißt, er bewegt sich ausschließlich in eine bestimmte Richtung, und zwar von links (der Mondseite) nach rechts (der Sonnenseite). Als »Gegenstück« zur Sonnen- oder Feueratmung kühlt und beruhigt er.

DIE GRUNDÜBUNG

- Kommen Sie in einen aufrechten und bequemen Sitz Ihrer Wahl. Beugen Sie den Zeige- und Mittelfinger der rechten Hand nach innen. Diese Handhaltung heißt Vishnu Mudra.
- Atmen Sie ruhig und tief aus. Schließen Sie das linke Nasenloch mit der Kuppe des Ringfingers, und atmen Sie rechts aus. (1)
- Schließen Sie das rechte Nasenloch mit dem Daumen, und atmen Sie links ein.
- Schließen Sie das linke Nasenloch mit der Kuppe des Ringfingers, und atmen Sie rechts aus.
- Fahren Sie fort damit, immer links einzuatmen und rechts auszuatmen. Stellen Sie sich vor, links kühle, beruhigende Mondenergie einzuatmen und diese in die aktive, rechte Sonnenseite zu verströmen, bis Ihr ganzes System wieder ausgeglichen ist.
- Wenn Sie merken, dass Ihr Arm ermüdet beziehungsweise dass Sie sich ausgeglichener fühlen, beenden Sie diesen Pranayama und spüren noch eine Weile im Sitz nach.

ALLGEMEINE WIRKUNG

Kühlt und beruhigt Körper und Geist • hilft, sich zu sammeln und nach innen zu gehen, um die körperliche und geistige Regeneration zu unterstützen • besonders wirkungsvoll bei allen Vata- und Pitta-Störungen

Vorsicht ist geboten ...

- bei sehr niedrigem Blutdruck und bei Erschöpfung

Üben Sie Candra Bhedana nicht ...

- bei Kapha-Störungen

WIRKUNG AUS AYURVEDISCHER SICHT

VATA: Reduziert Vata durch die beruhigende Wirkung.

PITTA: Reduziert deutlich Pitta, wenn Candra Bhedana ausreichend lange geübt wird. Die Atmung sollte ruhig und langsam sein, mit betonter Ausatmung.

KAPHA: Erhöht Kapha durch die beruhigende Wirkung. Ungeeignet bei allen Kapha-Störungen.

Die kühlende Atmung · Shitali

Shitali ist die kühlendste unter allen Yogaatmungen. Ähnlich wie bei einem Hund, der hechelt, wird die warme Luft über die feuchtkühle Oberfläche der Zunge gelenkt und dadurch spürbar kälter. Die kühle Luft wird dann im Körper verteilt und schafft dort einen Ausgleich, wo er ein Zuviel an Hitze entwickelt hat.

DIE GRUNDÜBUNG

- Kommen Sie in einen aufrechten Sitz Ihrer Wahl.
- Strecken Sie Ihre Zunge raus, sodass sie etwas aus dem Mund herausschaut, und formen Sie sie zu einem Röhrchen.
- Atmen Sie langsam und ruhig über diese »Zungenröhre« ein, und werden Sie sich bewusst, wie kühl sich die eingeatmete Luft anfühlt.
- Ziehen Sie die Zunge wieder ein, schließen Sie den Mund, und atmen Sie ruhig und tief durch die Nase aus.
- Wiederholen Sie die Atmung etwa eine Minute lang. Spüren Sie dann nach, und verbinden Sie sich mit der Vorstellung, dass sich die kühlende Frische in Ihrem ganzen Körper ausbreitet.

Tipp: Sollten Sie die Zunge nicht zu einem Röhrchen formen können, dann drücken Sie mit Ihrer Zungenspitze sanft gegen den oberen Gaumen gleich hinter den Schneidezähnen. Atmen Sie durch den Mund ein und lassen Sie dabei die Luft an den feuchten Seiten der Zunge entlang strömen. Atmen Sie bei geschlossenem Mund durch die Nase aus.

ALLGEMEINE WIRKUNG

Kühlt und beruhigt Körper und Geist • verbessert die Aufnahme von Lebensenergie und vor allem die Abgabe verbrauchter Energie • besonders wirkungsvoll bei allen Pitta-Störungen

Vorsicht ist geboten ...

- bei starker Anspannung im Mundboden und an der Zungenwurzel: Üben Sie dann Shitali immer nur einige Male und mit Pausen!

Üben Sie Shitali nicht ...

- bei Vata- und Kapha-Störungen

WIRKUNG AUS AYURVEDISCHER SICHT

VATA: Erhöht Vata durch die kühlende Wirkung. Ungeeignet bei allen Vata-Störungen.

PITTA: Reduziert deutlich Pitta, wenn Shitali ausreichend lange geübt wird. Die Atmung sollte ruhig und langsam sein. Eine Betonung der Ausatmung wirkt zusätzlich Pitta-reduzierend.

KAPHA: Erhöht Kapha durch die kühlende Wirkung. Ungeeignet bei allen Kapha-Störungen.

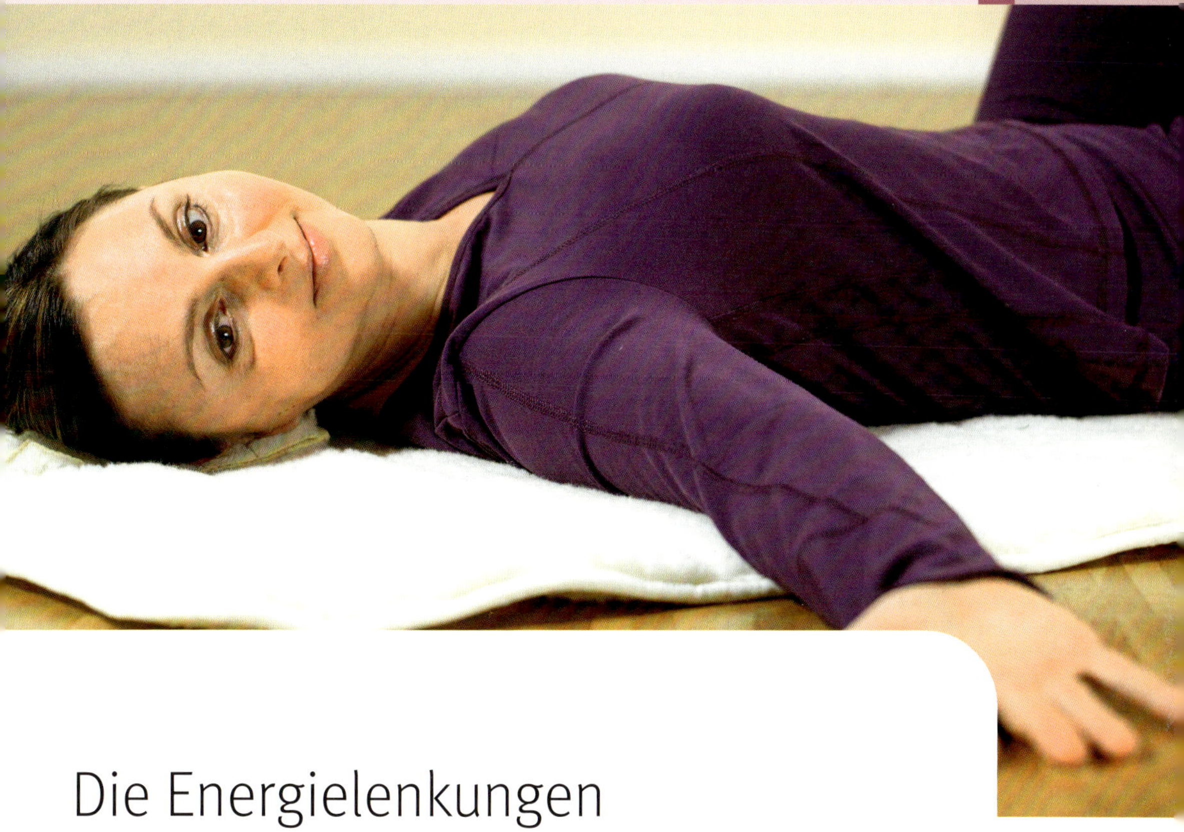

Die Energielenkungen

Die Meister des Hatha-Yoga haben über die Jahrhunderte hinweg beobachtet, dass wir intensiv auf unsere innere Befindlichkeit einwirken können, wenn wir unsere Aufmerksamkeit – in Verbindung mit der Atmung – bewusst lenken. Mit diesem Ausrichten und Lenken unserer Wahrnehmung bewirken wir auch, dass unsere Lebensenergie Prana ausgerichtet und gelenkt wird.

Bedingt durch geistige und in der Folge körperliche Anstrengung und Anspannung ziehen sich unsere Muskeln immer wieder zusammen – und zwar vor allem dort im Körper, wo wir unsere Stresszonen haben, zum Beispiel in den Schultern, im unteren Rücken, rund ums Kreuzbein oder vorn an den Hüftgelenken. An diesen Stellen wird unser Körper undurchlässig, denn die anhaltende Muskelanspannung wirkt wie ein Wehr, hinter dem sich der Prana-Strom staut.

Vor einem solchen »Stau« fuhlt sich der Körper oft leer und kalt an – deutlich spürbar beispielsweise bei kalten Händen und Füßen. Das bedeutet, das bestimmte Teile des Körpers zu viel Energie haben und andere zu wenig.

Fülle und Leere ausgleichen

Wenn Sie beispielsweise aus beruflichen Gründen ständig geistig stark gefordert sind, werden Sie abends sehr »kopflastig« sein, während der Körper sich leer anfühlt und der Kontakt zur Erde und zu den eigenen Wurzeln kaum noch zu erahnen ist. Wenn Sie dann keinen energetischen Ausgleich schaffen, verlieren Sie den Kontakt zu Ihrem Körper und zu seinen Wurzeln. Damit riskieren Sie, schneller erschöpft zu sein oder nicht mehr schlafen zu können, weil Ihnen ständig etwas durch den Kopf geht und Sie nicht zur Ruhe finden.
Wenn Sie regelmäßig Energielenkungen machen, werden Sie zunehmend besser wahrnehmen, wo ein Ungleichgewicht herrscht und mit welcher Energielenkung Sie einen Ausgleich bewirken können.
In einer Energielenkung wird der Geist gesammelt und so »gebündelt« auf den Weg geschickt. Dabei geht man in der Regel mit dem Einatem dorthin, wo man Lebendigkeit und (Über-)Fülle wahrnimmt, und verströmt die Energie mit dem Ausatmen dorthin, wo ein »Niedrigstand« oder gar eine Leere spürbar ist.
So ist etwa bei Kopfschmerzen die Energie im Kopf gestaut. Sie gehen nun einatmend mit Ihrer Wahrnehmung in den Kopf und verströmen ausatmend die gestaute Energie entlang der inneren vertikalen Achse in Richtung Becken/Beine. Damit leiten Sie sie ab, bis der Kopf so weit geleert ist, dass Sie sich wieder wohlfühlen.

ALLGEMEINE WIRKUNG

Regt den Stoffwechsel lokal an • verbessert die Versorgung der Körperregionen • verbessert das Körperbewusstsein und das körperlich-seelische Gleichgewicht

Energielenkungen können immer geübt werden, es gibt keine Gegenanzeigen.

DIE AUFSTEIGENDE ENERGIELENKUNG (ERDE – HIMMEL)

Diese Energielenkung ist immer dann hilfreich, wenn Sie sich müde und abgeschlagen fühlen, wenn Ihr Blutdruck absackt oder wenn Sie das Gefühl haben, nicht mehr richtig mit Ihren Wurzeln verbunden zu sein. Diese Übung hilft, sich wieder »aufgestellt« und geerdet zu fühlen. Am besten üben Sie diese Energielenkung im Sitzen in Verbindung mit der Visualisierung der Wurzeln (Seite 175) und der inneren Achse (Seite 176). Beide Visualisierungen sind auch Bestandteil dieser Übung.

› Kommen Sie in einen bequemen und aufrechten Sitz Ihrer Wahl. Gehen Sie

WIRKUNG AUS AYURVEDISCHER SICHT

VATA: Stabilisieren und senken Vata.

PITTA: Stabilisieren und senken Pitta.

KAPHA: Stabilisieren Kapha.

mit Ihrer Wahrnehmung in die Erde und verwurzeln Sie sich im Geiste in ihr. Verbinden Sie sich mit der Stabilität und Ruhe der Erde, die Sie trägt.

- Erspüren Sie dann die nährende, aufrichtende Kraft, die der Erde innewohnt, und lassen Sie sie in Ihre innere Achse einströmen, die sich von der Mitte des Beckenbodens bis hoch zum Scheitelpunkt erstreckt. Wachsen Sie so von innen heraus nach oben, und bleiben Sie gleichzeitig ganz verwurzelt.
- Entspannen Sie Ihren ganzen Körper vom Kopf bis zum Becken – rund um die tragende innere Achse, in die fortwährend weiter die Energie der Erde einströmt.
- Gehen Sie mit Ihrer Wahrnehmung einatmend in die Breite und Tiefe Ihrer Wurzeln, und verbinden Sie sich mit der Kraft der Erde.
- Lassen Sie diese ruhige, stabilisierende und nährende Kraft ausatmend über die innere Achse aufsteigen. Gehen Sie so weit, wie Sie kommen – gegebenenfalls bis zum Kopf und darüber hinaus.
- Fahren Sie damit fort, bis Sie einen energetischen Ausgleich spüren.
- Verweilen Sie anschließend in meditativer Wahrnehmung Ihrer vertikalen Achse als offene und durchlässige Verbindung zwischen Erde (Becken/Wurzeln) und Himmel (Kopf).

DIE ABSTEIGENDE ENERGIELENKUNG (KOPF – ERDE)

Diese Energielenkung ist immer dann hilfreich, wenn Sie »den Kopf voll haben«, nicht abschalten können oder Spannungskopfschmerzen verspüren. Die Übung »entlädt« den Kopf und den Geist, beruhigt und entspannt.

- Kommen Sie in einen bequemen und aufrechten Sitz Ihrer Wahl. Verbinden Sie sich mit Ihren Wurzeln und Ihrer vertikalen inneren Achse, die sich von der Mitte des Beckenbodens bis hoch zum Scheitelpunkt erstreckt. Wachsen Sie so von innen heraus nach oben, und bleiben Sie doch gleichzeitig ganz verwurzelt.
- Entspannen Sie sich rund um die tragende innere Achse, und werden Sie sich dessen bewusst, wie sie Kopf und Wurzelraum miteinander verbindet.
- Atmen Sie ein in den Kopf- oder Stirnraumbereich, und sammeln Sie mit diesem Einatem alle dort gestaute Energie.
- Lenken Sie sie ausatmend entlang der vertikalen Achse in Richtung Erde. Verströmen Sie mit jedem Ausatem die mentale Energie nach unten, bis Sie sich genügend im Kopf »entladen« fühlen, um wieder zur Ruhe zu finden.
- Verweilen Sie anschließend in meditativer Wahrnehmung Ihrer vertikalen Achse als offene und durchlässige Verbindung zwischen Himmel (Kopf) und Erde (Becken/Wurzeln).

DIE ENERGIELENKUNG ÜBER DIE ARME

Diese Energielenkung bringt unsere linke und rechte Körper- und Gehirnhälfte in Balance. Wenn Sie Ihre Aufmerksamkeit über die Schultern führen, wird Anspannung aus ihnen abfließen; führen Sie die Energielenkung über das Herz, so wird das Herz erleichtert.

Die Übung kann im Liegen und im Sitzen ausgeführt werden.

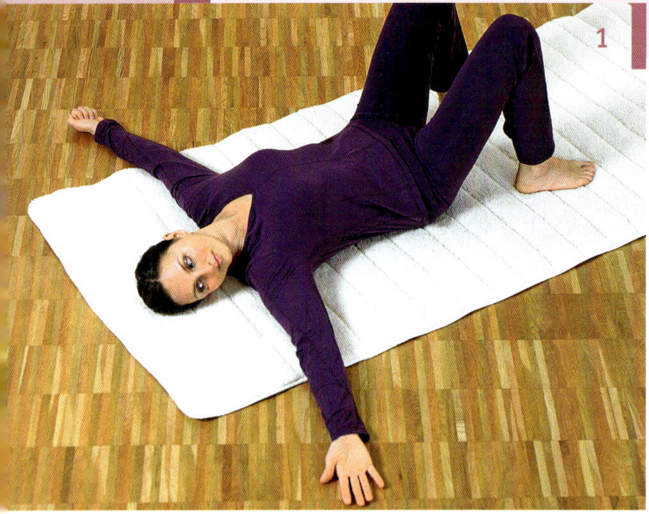

1

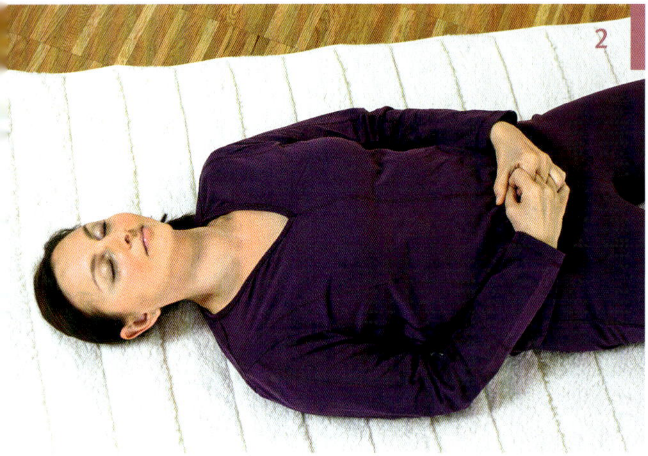

2

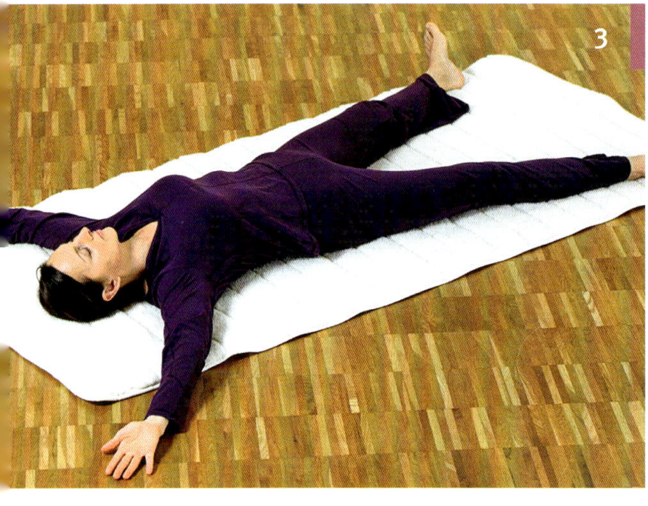

3

- Kommen Sie auf Ihrer warmen, weichen Yogamatte in die Rückenlage, und stellen Sie die Beine angebeugt auf, die Füße etwa hüftbreit auseinander.
- Breiten Sie die Arme seitlich in Schulterhöhe aus, die Handflächen nach unten oder oben weisend. Finden Sie eine Haltung, in der Sie sich wohl in Ihren Schultern fühlen.
- Wenden Sie den Kopf leicht nach links, und atmen Sie im Geiste über die linke Hand und den Arm bis zur Mitte der Brust ein. Dabei kehrt der Kopf zur Mitte zurück.
- Atmen Sie von der Mitte der Brust über den rechten Arm und die Hand aus. Wenden Sie dabei den Kopf nach rechts. Atmen Sie dann über rechts wieder ein. (1)
- Fahren Sie damit fort, immer auf einer Seite aus- und wieder einzuatmen und den Kopf jeweils zu der Seite zu wenden, zu der Sie ausatmen. Gehen Sie dort mit der Wahrnehmung durch Ihren Oberkörper, wo Sie am deutlichsten einen Stau oder eine Blockierung wahrnehmen.
- Spüren Sie anschließend noch etwas nach und beobachten Sie, als wie ausgeglichen Sie Ihre Körperseiten jetzt erfahren.

ENERGIELENKUNG ÜBER DIE BEINE

Diese Energielenkung lässt den Geist durch Becken und Beine kreisen. Sie hilft, wenn Sie zu »kopflastig« geworden sind und ebenfalls, wenn sich die Energie in Beinen und Becken staut (zum Beispiel bei PMS, Krampfadern, Hämorrhoiden, aber auch nach langem Sitzen).

- Kommen Sie auf Ihrer warmen, weichen Yogamatte in die Rückenlage.
- Falten Sie die Hände mit den Fingern nach innen, und legen Sie sie auf den Unterbauch. Atmen Sie einige Male ruhig und tief unter Ihre Hände. (2)
- Atmen Sie dann in den Unterbauch ein – und durch das linke Bein bis zu den Zehen aus.
- Atmen Sie durch das linke Bein bis zum Unterbauch ein – und durch das rechte Bein bis zu den Zehen aus. Atmen Sie wieder durch das rechte Bein ein – und durch das linke Bein aus.
- Fahren Sie damit fort im Rhythmus Ihres Atems.
- Atmen Sie immer durch ein Bein aus und wieder ein, dann durch das andere Bein aus und wieder ein. Lassen Sie Ihren Atem dabei immer tiefer und ruhiger werden.
- Bleiben Sie anschließend noch etwas in der Rückenlage, und spüren Sie den Wirkungen dieser Übung im Körper und auf den Geist nach.

AUSGLEICHENDE ENERGIELENKUNG: GROSSER DOPPELTER UMLAUF

Mit dieser Energielenkung können Sie Ihren Körper und den Energiefluss gleichzeitig zwischen links und rechts, oben und unten und hinten und vorn ausgleichen. Es ist damit eine der Energielenkungen, die unser ganzes Körper-Geist-System am stärksten und wirkungsvollsten ausgleicht.

- Kommen Sie auf Ihrer weichen, warmen Yogamatte in die Rückenlage. Strecken Sie die Arme nach hinten aus in eine leicht gegrätschte Haltung, und legen Sie auch Ihre Beine in eine leichte Grätsche. Achten Sie darauf, wirklich bequem zu liegen. (3)
- Atmen Sie ein – über die Außenseite beider Hände und Arme bis zur Mitte der Schulterblätter. Lassen Sie die Energiebahnen sich dort überkreuzen.
- Atmen Sie aus – über den unteren Rücken, die Außenseite der Beine und Füße bis zu den kleinen Zehen.
- Machen Sie eine Pause nach der Ausatmung – und gehen Sie im Geiste von den kleinen Zehen zur Innenseite der beiden Großzehen.
- Atmen Sie ein – über die Innenseite der Beine, durch den Becken- und Bauchraum. Lassen Sie die Energiebahnen sich ungefähr in Höhe des Herzens überkreuzen.
- Atmen Sie aus – über den oberen Rücken und durch die Innenseite der Arme bis zu den Handflächen.
- Atmen Sie ein – über die Rückseite der Arme und des Körpers. Und atmen Sie aus – über den Rücken und die Außenseite der Beine. Und ein – über die Innenseiten der Beine. Und wieder aus – über die Vorderseite des Rumpfes und die Innenseite der Arme.
- Fahren Sie damit fort im Rhythmus Ihres Atems. Versuchen Sie, Ihren Atem allmählich immer ruhiger und feiner werden zu lassen. Nehmen Sie so deutlich wie möglich wahr, wie sich die Aufmerksamkeit durch Ihren Körper bewegt – wo sie durchgleitet und wo sie behindert wird.
- Spüren Sie anschließend in der Rückenlage nach und werden Sie sich bewusst, als wie ganzheitlich und durchströmt Sie Ihren Körperraum nun erfahren.

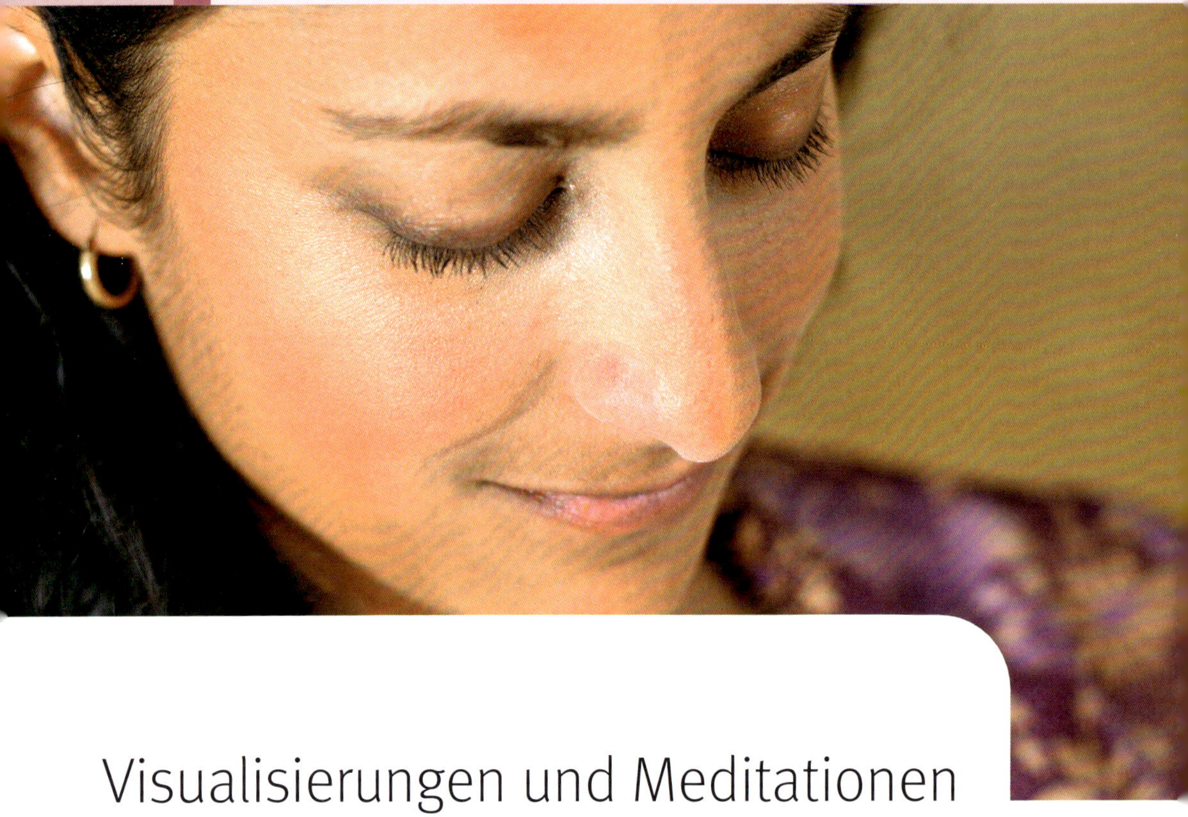

Visualisierungen und Meditationen

Die Erschaffung bestimmter innerer Bilder und die Arbeit damit ist ein wesentliches Arbeitsmittel des Yoga.
Visualisierungen helfen uns dabei, im Gehirn förderliche neuronale Verknüpfungen herzustellen beziehungsweise bestehende Verknüpfungen in Form hinderlicher oder gar schädlicher innerer Bilder zu »überschreiben« oder sogar zu löschen.
Für die Yogis war von jeher klar, dass innere Bilder eine große Macht über uns haben. Das fängt mit den Bildern an, die wir uns über uns selbst erschaffen haben, und endet bei all den Bildern und Vorstellungen über die Weltordnung als Ganzes, auf die wir ständig unbewusst zurückgreifen. Denken Sie nur daran, wie viele Menschen Sie kennen, die sich immer wieder als Opfer ungünstiger Umstände wahrnehmen und diesem inneren Bild »Ich bin ein armes Opfer!« so viel Macht verleihen, dass ihnen tatsächlich ständig irgendetwas Unangenehmes zustößt!
Die Yogatexte gehen schon seit vielen Jahrhunderten davon aus, dass jeder Mensch mitbestimmen kann, von welchen inneren Bildern er sich leiten lassen will und von welchen nicht. Dafür ist es natür-

WIRKUNG AUS AYURVEDISCHER SICHT

VATA: Die Visualisierung der Wurzeln, der inneren Sonne, des Mondes im Stirnraum und die Herzmeditation senken Vata.

PITTA: Die Visualisierung der inneren Achse, des Mondes im Stirnraum und die Herzmeditation senken Pitta.

KAPHA: Erhöhen Kapha – daher vorbereitend Kapha-senkende Asanas üben. Die Verdauungsfeuer-Visualisierung senkt Kapha.

lich ganz wichtig, sich erst einmal bewusst zu machen, was einem da so im Kopf herumspukt!

Die folgenden Übungen beschäftigen sich mit der Erzeugung und Verwurzelung bestimmter Bilder in unserem Gehirn, die sich stark auf unsere Gesundheit und unser Wohlbefinden auswirken können. Jedes dieser Bilder unterstützt etwas, das sowieso schon da ist. Zum Beispiel das Verdauungsfeuer: Durch die Visualisierung wird dieses Bild bewusst gemacht und innerlich gefestigt, sodass es dann seine Wirksamkeit in unserem Nervensystem entfalten kann.

Haben Sie keine Sorge, dass Sie sich doch nur etwas einbilden. Ja, genau das tun Sie! Wir bilden uns alle ständig irgendetwas ein! Die Frage ist nur, was es ist und wie unterstützend und hilfreich diese Einbildung für uns ist.

ALLGEMEINE WIRKUNG

Unterstützen allgemein die Gesundheit • verlangsamen Atmung und Puls • senken den Blutdruck • wirken entspannend • verbessern die Immunfunktion • mindern Stresssymptome • wirken positiv bei chronischen, psychosomatischen und stressbedingten Erkrankungen • verbessern das Körpergefühl • verbessern den Schlaf • stärken die Konzentration • harmonisieren Körper und Geist

Vorsicht ist geboten …

- bei schweren psychischen Erkrankungen (wie Schizophrenie, schwere Depression)

Üben Sie die Visualisierungen nicht …

- in akuten Phasen schwerer psychischer Erkrankungen

VISUALISIERUNG DER WURZELN

Nutzen Sie diese Visualisierung vor allem dann, wenn Sie das Gefühl haben, den Boden unter den Füßen zu verlieren, und wenn Sie sich instabil und unsicher fühlen. Das trifft vor allem auf Menschen zu, die in ihrer Konstitution einen sehr hohen Vata-Anteil haben oder gerade aktuell unter einer Vata-Störung leiden. Die Visualisierung Ihrer Wurzeln wird Ihnen helfen, sich wieder mit der soliden und ruhigen Kraft der Erde zu verbinden und Ihr Vata zu besänftigen.

› Kommen Sie in einen aufrechten und bequemen Sitz Ihrer Wahl. Sobald Sie Ihre Sitzhaltung gefunden haben, lassen Sie sich auf der Unterlage – dem Stuhl, Kissen oder der Erde – nieder, bis Sie das Gefühl haben, wirklich angekommen zu sein.

› Gehen Sie mit der Wahrnehmung zur Basis Ihres Sitzes, und stellen Sie sich vor, dort Wurzeln zu schlagen. Lassen Sie diese Wurzel nun weit nach unten in die Erde streben, aber dort ebenso in die Breite wachsen.

- Verbinden Sie sich über Ihre Wurzeln mit der Stabilität der Erde. Sie umfängt die Wurzeln und gibt ihnen Halt, gewährt ihnen aber Raum, wenn sie weiterwachsen wollen.
- Verbinden Sie sich mit der Ruhe und der Kraft der Erde. Stellen Sie sich vor, dass sie über Ihre Wurzeln erst in das Becken und dann in den ganzen Körper aufsteigen kann und dass Ihnen dadurch Ruhe, Kraft und Stabilität zufließen.
- Verweilen Sie so einige Minuten, ganz verwurzelt und der Erdkraft verbunden.
- Um die Übung zu beenden, vertiefen Sie Ihre Atmung und lösen behutsam Ihren Sitz.

VISUALISIERUNG DER INNEREN ACHSE

Nutzen Sie diese Visualisierung immer dann, wenn Sie sich innerlich aufrichten wollen, zum Beispiel im Sitz, in vielen Asanas, aber auch im Alltag, wenn Sie sich mit dem verbinden wollen, was Sie von innen heraus zu stützen vermag. Gleichzeitig hilft diese Übung, in die eigene Mitte zu finden und sich so zu zentrieren. Diese Visualisierung ist besonders hilfreich für Menschen, die in ihrer Konstitution einen sehr hohen Pitta-Anteil haben oder gerade aktuell unter einer Pitta-Störung leiden.

- Kommen Sie in einen aufrechten und bequemen Sitz Ihrer Wahl. Lassen Sie sich auf der Unterlage – dem Stuhl, Kissen oder der Erde – nieder, bis Sie das Gefühl haben, wirklich angekommen zu sein.
- Gehen Sie mit der Wahrnehmung zur Basis Ihres Sitzes, und stellen Sie sich vor, Wurzeln zu schlagen. Lassen Sie diese Wurzeln weit nach unten streben, aber auch in die Breite wachsen.
- Verbinden Sie sich über Ihre Wurzeln mit der Stabilität der Erde.
- Verbinden Sie sich dann mit der Kraft der Erde, die aufwärts und dem Licht entgegen strebt, die aus den Wurzeln nach oben strömt.
- Stellen Sie sich vor, dass diese Kraft in der Mitte des Beckenbodens in Ihren Körper eintritt. Sie steigt auf entlang der vertikalen Körperachse, die mitten durch den Beckenraum, den Bauch- und Brustraum, den Hals und den Kopf bis zum Scheitelpunkt führt.
- Um den Aufstieg zu unterstützen, richten Sie Ihre Wahrnehmung einige Male einatmend nach unten in die Breite und Tiefe der Wurzeln und lassen die aufwärts strebende und aufrichtende Erdkraft in der Achse aufsteigen.
- Wenn Sie beginnen, die Achse deutlich in Ihrem Inneren zu sehen oder zu spüren, dann statten Sie in Ihrer Vorstellung diese Achse mit all der Haltekraft aus, die notwendig ist, damit Sie Ihren Rumpf von innen her stabil und mühelos gegen den ständigen Druck der Schwerkraft aufrecht halten können.
- Entspannen Sie den Körperraum rund um Ihre innere Achse. Stellen Sie sich vor, dass Ihre innere Achse, einem Baum gleich, stetig aus den Wurzeln mit Kraft und Ruhe gespeist wird.
- Wenn Sie mögen, können Sie die Achse über den Scheitelpunkt hinaus in den Raum oberhalb Ihres Kopfes führen.

Sie verbindet dann die Energien von Erde (Stabilität) und Himmel (Leichtigkeit) und gleicht sie in unserem »Biosystem« aus.

VISUALISIERUNG DES VERDAUUNGSFEUERS (AGNI)

Nutzen Sie diese Visualisierung immer dann, wenn Sie etwas »zu verdauen« haben, egal, ob es sich um ein deftiges Essen, eine tief gehende Erfahrung, um Wissen oder Gefühle handelt.
Außerdem hilft diese Visualisierung auf der körperlichen Ebene, eine Verdauungsschwäche zu beheben, die sich zum Beispiel in Verstopfung, Energieabfall oder Müdigkeit äußert – jedoch nur, wenn Sie die Visualisierung regelmäßig üben.
Denken Sie daran, dass jede Verdauungsschwäche bewirkt, dass sich viele Stoffwechselschlacken (Ama, Seite 33) in den Geweben ansammeln. Folglich wird eine Visualisierung von Agni (Seite 31) Ihren Körper dabei unterstützen, diese Schlacken wieder abzubauen.
Die Visualisierung von Agni hilft Menschen, die in ihrer Konstitution einen sehr hohen Kapha-Anteil haben oder aktuell unter einer Kapha-Störung leiden.
Sie können diese Visualisierung im Sitzen oder im Liegen durchführen.

- Kommen Sie in eine Ihnen angenehme Haltung.
- Gehen Sie mit der Aufmerksamkeit in Ihren Bauchraum. Am besten legen Sie Ihre Hände auf die Bauchdecke und verbinden sich mit Ihrer Bauchatmung.
- Verbinden Sie sich mit der Vorstellung, dass hinter Ihrem Nabel Ihr Verdauungsfeuer wohnt. Werden Sie sich dessen bewusst, in welcher Verfassung es vor Ihrem inneren Auge erscheint.
- Stellen Sie sich dann vor, Ihr Verdauungsfeuer (Agni) mit Ihrem Atem anzufachen, und verfolgen Sie das Aufglimmen, das Glühen und Flackern dieses Feuers in Ihrer Vorstellung so deutlich wie nur irgend möglich.
- Verweilen Sie so lange in dieser Visualisierung, wie es Ihnen angenehm ist.

VISUALISIERUNG DER INNEREN SONNE

Nutzen Sie diese Visualisierung immer dann, wenn Sie sich schwach, kraftlos und ohne Ausstrahlung fühlen. Sie wird Ihnen helfen, Ihr inneres Licht wieder strahlen zu lassen, sodass Sie Zuversicht, Hoffnung und das Gefühl einer inneren Kraft gewinnen. Die Übung wirkt auf das Sonnengeflecht, ein Nervengeflecht, das alle Organe des Oberbauchs versorgt. Dieser Bereich gilt im Yoga als Zentrum unserer Aktivität und Schaffenskraft. Diese Visualisierung stabilisiert das Nervensystem und ist besonders hilfreich bei Vata-Störungen, die sich durch Unsicherheit, Grübelzwang oder depressive Verstimmungen äußern.
Sie können diese Visualisierung im Sitzen oder im Liegen durchführen.

- Kommen Sie in eine Ihnen angenehme Haltung.
- Gehen Sie mit der Aufmerksamkeit tief in Ihren Bauchraum. Ganz in der Tiefe, noch hinter allen Organen – aber vor der Wirbelsäule –, stellen Sie sich eine leuchtende Sonne vor.
- Bringen Sie diese Sonne nun zum Pulsieren. Stellen Sie sich vor, dass sie sich einatmend ein wenig zusammenzieht

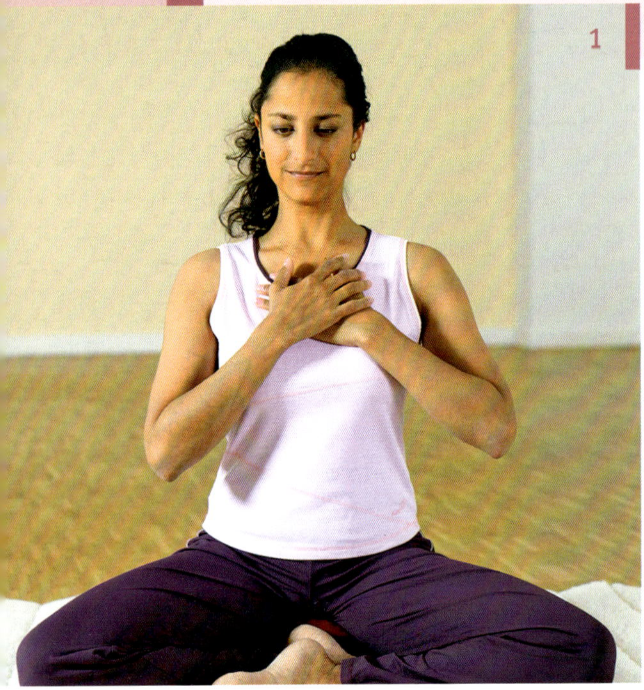

und dass sie ausatmend ihr Licht, ihre Wärme und ihre Kraft in den Oberbauch verströmt.

- Fahren Sie damit fort, solange es Ihnen angenehm ist. Stellen Sie sich vor, dass das Licht Ihrer inneren Sonne nach einiger Zeit beginnt, aus Ihnen heraus zu strahlen – und lassen Sie es strahlen!

HERZMEDITATION

Nutzen Sie diese Meditation immer dann, wenn Sie sich eng und/oder bang ums Herz fühlen. Die Herzmeditation wirkt unterstützend bei Erkrankungen des Herzens, bei Angina Pectoris und nach Herzinfarkten, bei Bluthochdruck, aber auch bei depressiven Verstimmungen, Schlafstörungen und oft auch bei Ängsten, Stresssymptomen bis hin zum Burn-out. Diese Meditation ist hilfreich sowohl bei Vata- als auch bei Pitta-Störungen.
Sie können diese Meditation gleichermaßen im Sitz wie im Liegen (zum Beispiel nachts im Bett) durchführen. Lassen Sie, wenn Sie im Liegen üben, einfach die Armbewegungen weg, und verströmen Sie die Herzenergie in Ihrer Vorstellung.

- Kommen Sie in eine Ihnen angenehme Haltung.
- Legen Sie beide Hände über Kreuz auf die Mitte der Brust, und entspannen Sie Ihren Herzraum. Lassen Sie in sich ein Gefühl von Wohlwollen und Sympathie entstehen. Zuallererst für sich selbst, aber auch für die Menschen, die Ihnen nahe stehen. (1)
- Wenn es sich nicht gleich einstellen will, dann denken Sie an einen Menschen oder an ein Tier, den oder das Sie sehr gerne haben oder lieben, also ein Wesen, dass Ihnen Ihr »Herz öffnet«. Nehmen Sie Ihre innersten Empfindungen, Ihr tiefes Gefühl war.
- Bleiben Sie mit diesem Gefühl ganz nach innen gewandt und bei sich, und nähren Sie es so.
  Diese Empfindung werden Sie im Folgenden mithilfe Ihres Atems um sich herum ausbreiten. Jeder Einatem soll Sie wieder zur Quelle der Sympathie und des Wohlwollens zurückführen: in Ihr eigenes Herz.
- Sammeln Sie sich nun einatmend im Herzraum, und verströmen Sie all das Wohlwollen und die Sympathie mit dem Ausatem in den Raum, der vor Ihnen liegt. Führen Sie dabei Ihre rechte Hand nach vorn.
- Holen Sie Ihre Hand einatmend zum Herzraum zurück, und sammeln Sie sich dort.
- Verströmen Sie diese Gefühle mit jedem Ausatem nach rechts, nach hinten,

nach links, nach oben und unten, und machen Sie mit einer oder beiden Händen die entsprechenden Gesten dazu.

- Stellen Sie sich schließlich vor, dass Sie Wohlwollen und Sympathie durch den Ausatem wie eine schützende Hülle um sich legen, und beschreiben Sie dazu mit beiden Armen einen weiten Kreis um sich herum.
- Wiederholen Sie diesen Ablauf insgesamt dreimal. Wenn Ihnen eine andere Reihenfolge angenehmer ist, können Sie sie gerne ändern.
- Verweilen Sie anschließend noch etwas in der Wahrnehmung Ihres Herzraumes und des Raumes, der Sie umgibt. Alles ist jetzt erfüllt von den positiven Schwingungen, die Sie ausgesandt haben. Beobachten Sie, wie friedlich und wohl Sie sich in diesem energetischen Raum empfinden, den Sie mit Ihrer Meditation erschaffen haben.
- Um die Übung zu beenden, legen Sie beide Handflächen vor der Brust aneinander und verneigen sich.

VISUALISIERUNG DES MONDES IM STIRNRAUM

Nutzen Sie diese Meditation immer dann, wenn Sie sich aufgeregt, hitzig und aufgewühlt fühlen oder wenn Ihnen zu viel durch den Kopf geht und Sie nicht zur Ruhe finden. Die Visualisierung des Mondes wirkt unterstützend bei Sorgen und übermäßigen Ängsten, bei Bluthochdruck, aber auch bei depressiven Verstimmungen und Schlafstörungen. Sie beruhigt und kühlt und glättet die Wogen des Geistes. Diese Meditation ist hilfreich bei allen Vata- und Pitta-Störungen, die sich zum Beispiel in Konzentrationsschwäche, Unentschlossenheit, Sprunghaftigkeit äußern. Sie können diese Meditation gleichermaßen im Sitz wie im Liegen (zum Beispiel nachts im Bett) durchführen.

- Kommen Sie in eine Ihnen angenehme Haltung.
- Gehen Sie mit Ihrer Wahrnehmung in den Raum oberhalb Ihrer Augenbrauen, den Stirnraum. Erspüren Sie, als wie hoch, breit und tief Sie diesen Raum erfahren.
- Beobachten Sie dann, was Sie im Stirnraum wahrnehmen. Er ist die Projektionsfläche, auf der wir unsere Gedanken, Gefühle, inneren Bilder, Erinnerungen, Tagträume »sehen« können.
- Beobachten Sie den »Film« der vorbeiziehenden Gedanken, der aufkommenden und wieder vergehenden Gefühle und Bilder …
- Entspannen Sie Ihren Stirnraum dabei mehr und mehr, indem Sie alles, was sich in ihm bewegt, einfach vorbeigleiten lassen.
- Lassen Sie dann ein inneres Bild des Mondes entstehen, des halben oder vollen Mondes oder vielleicht auch einer Mondsichel – das ist egal.
- Stellen Sie sich vor, wie der Mond sein kühles, beruhigendes Licht in Ihren Stirnraum verströmt – mit jeder Ausatmung aufs Neue –, bis der ganze Stirnraum angefüllt ist mit ruhigem, sanftem Mondlicht.
- Verweilen Sie in dieser Vorstellung, und lassen Sie die besänftigende Mondenergie auf sich wirken.
- Verweilen Sie in dieser Visualisierung so lange, wie es Ihnen angenehm ist.

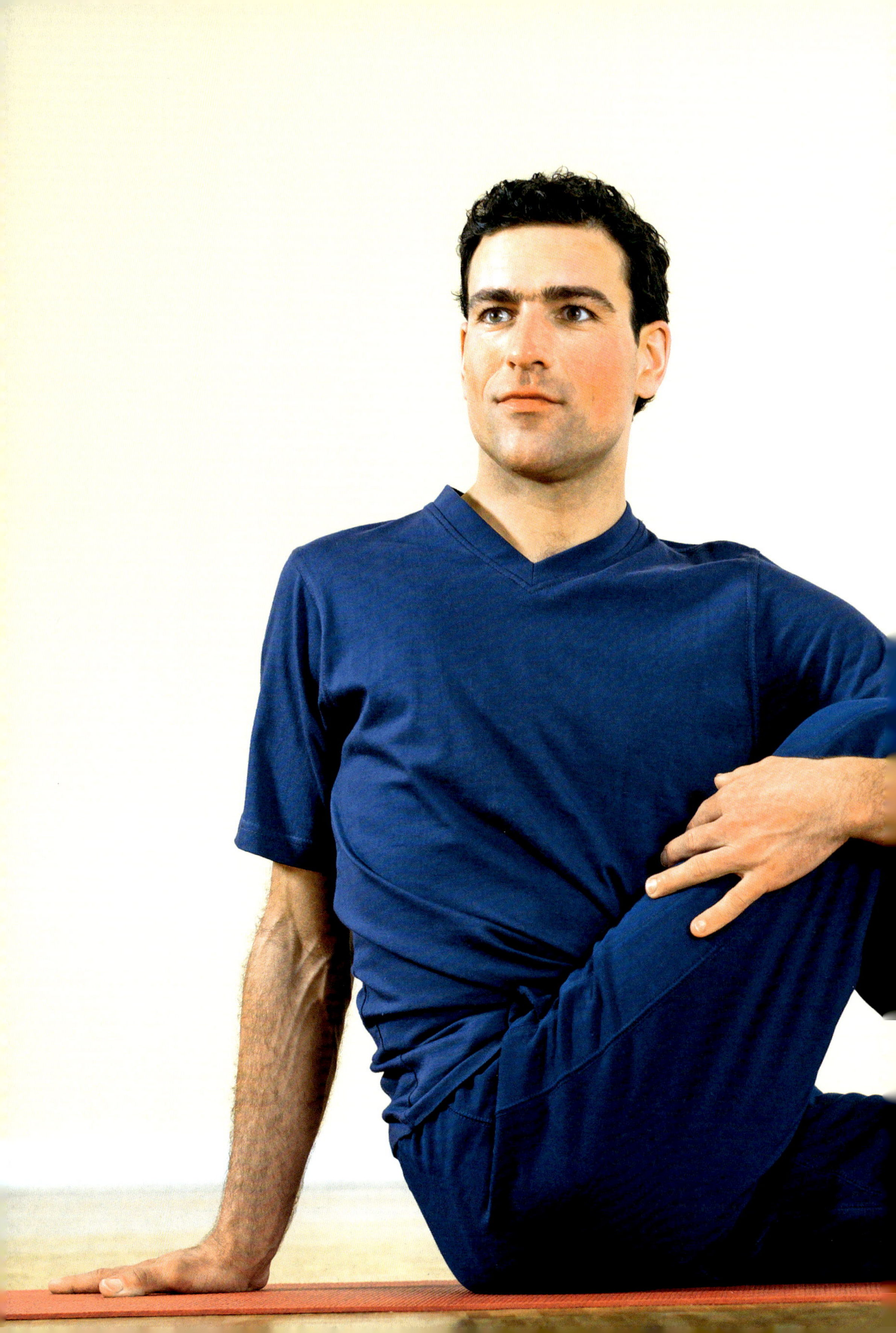

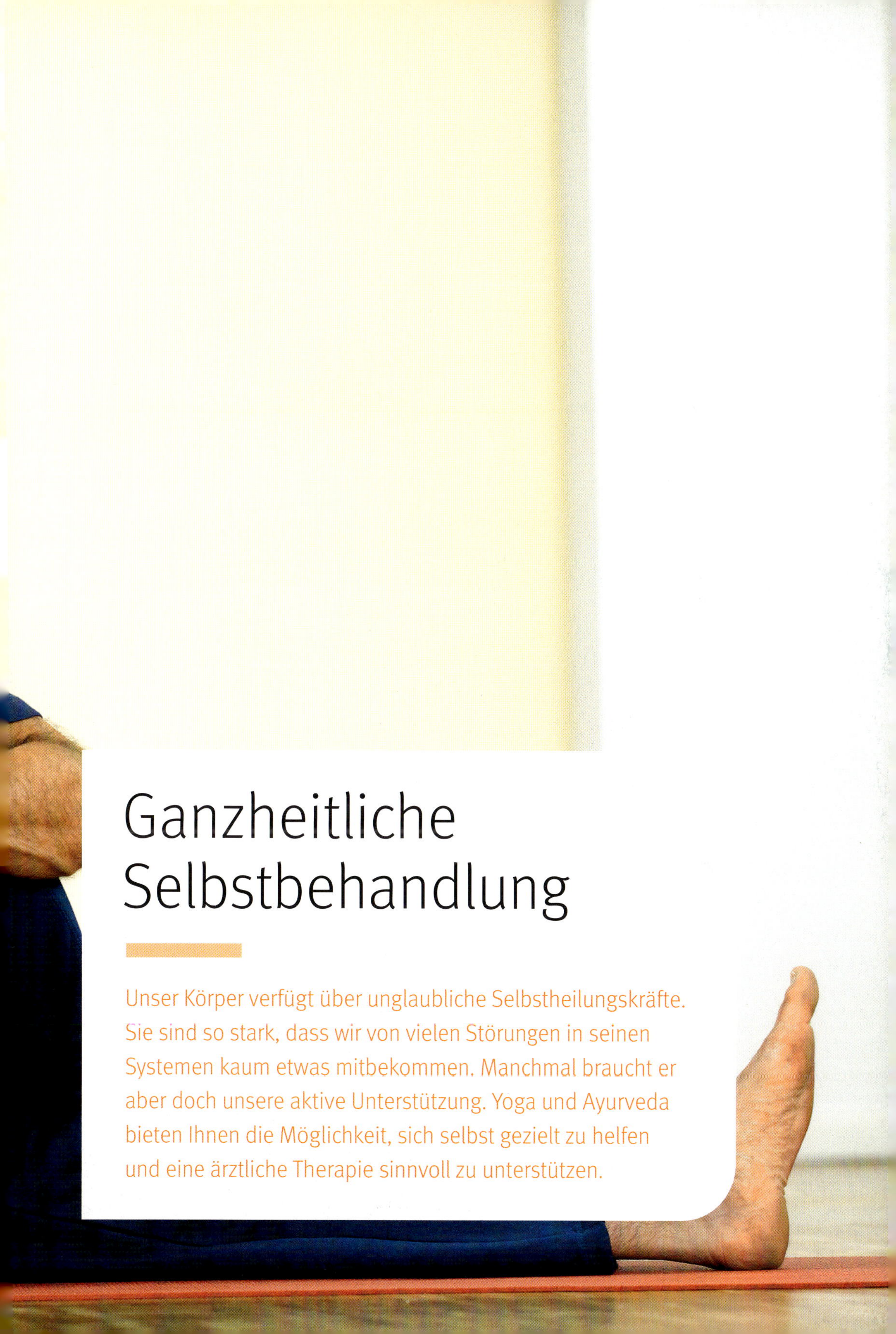

Ganzheitliche Selbstbehandlung

Unser Körper verfügt über unglaubliche Selbstheilungskräfte. Sie sind so stark, dass wir von vielen Störungen in seinen Systemen kaum etwas mitbekommen. Manchmal braucht er aber doch unsere aktive Unterstützung. Yoga und Ayurveda bieten Ihnen die Möglichkeit, sich selbst gezielt zu helfen und eine ärztliche Therapie sinnvoll zu unterstützen.

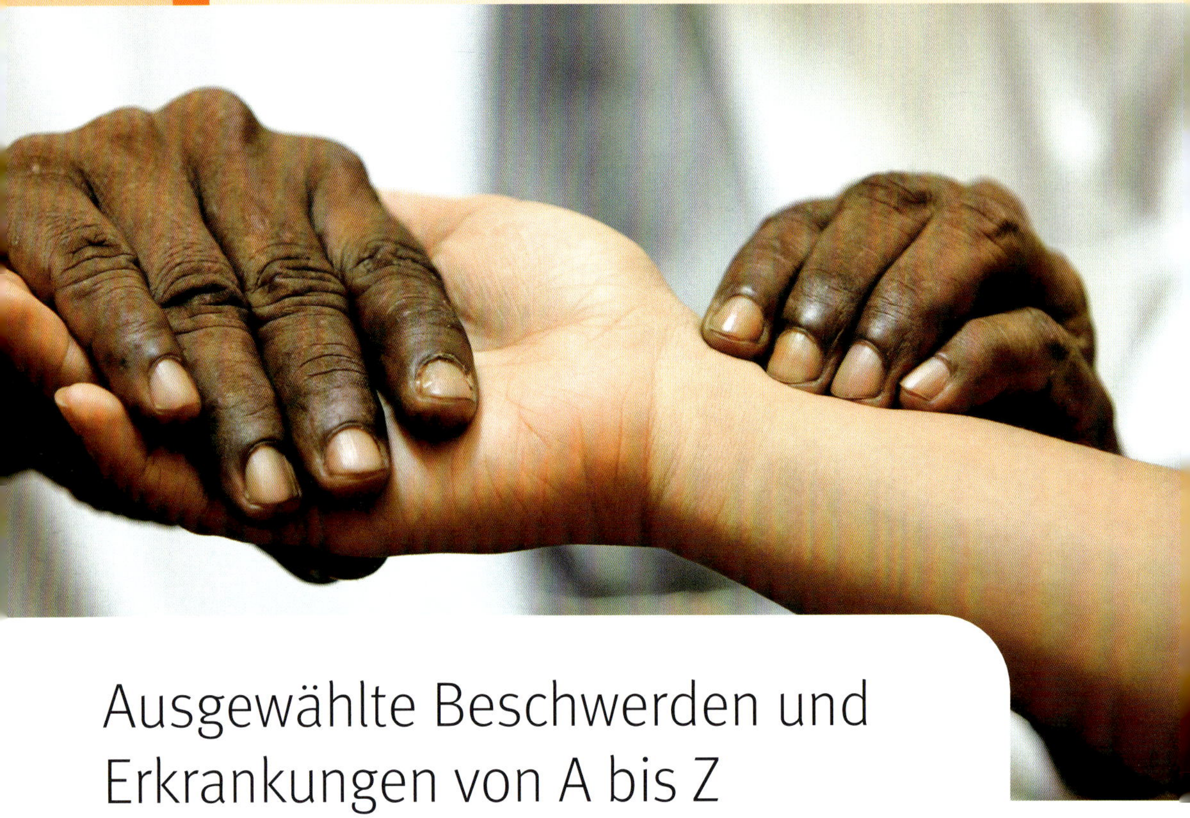

Ausgewählte Beschwerden und Erkrankungen von A bis Z

Kaum jemand bleibt sein Leben lang beschwerdefrei. Wenn Sie krank werden, dann betrachten Sie dies nicht prinzipiell als negativ, sondern nutzen Sie die Chancen, die Ihnen Ayurveda und Yoga bieten. Entdecken Sie für sich neue Möglichkeiten, und denken Sie positiv im Sinne von Johann Wolfgang von Goethe: »Bin ich darum achtzig Jahre alt geworden, dass ich immer dasselbe denken soll? Ich strebe vielmehr täglich etwas anderes, neues zu denken, um nicht langweilig zu werden. Man muss sich immerfort verändern, erneuern, verjüngen …«

BEHANDLUNG AUS MODERNER UND AYURVEDISCHER SICHT

In diesem Kapitel werden häufige Beschwerden und Erkrankungen, ihre möglichen Ursachen sowie ihre Behandlung beschrieben – und das sowohl aus moderner medizinischer Sicht als auch aus ayurvedischer Sicht.
Moderne und ayurvedische Therapie schließen sich nicht aus, sondern ergänzen sich im besten Fall. Bei akuten Erkrankungen ist die moderne Therapie häufig Mittel der Wahl. Bei lang andauernden und chronischen Erkrankungen sind moderne

und ayurvedische Therapie gut im Team. Und in manchen Fällen ist eine Behandlung nach ayurvedischen Richtlinien der modernen Therapie überlegen.
Die Auswahl der optimalen Therapie erfordert medizinisches Wissen und Erfahrung. Und davor muss immer die richtige Diagnose stehen. Vor allem bei schweren Erkrankungen sind das Wissen und die »Sinne« eines kompetenten Arztes gefragt. Auch wenn Sie sich selbst zu Hause behandeln, müssen Sie die richtige Diagnose kennen und die richtigen Mittel auswählen – wenden Sie sich im Zweifelsfall immer an einen ayurvedisch geschulten Therapeuten. Mehr Interessantes über ayurvedische Diagnostik und Therapie – zum Beispiel über die Pulsdiagnostik (siehe Foto) – finden Sie im Internet unter www.kinderarzt-noerdlingen.de
Wichtig: Falls Sie Medikamente einnehmen oder andere moderne Therapieformen (wie Krankengymnastik) angewandt werden, führen Sie dies in jedem Fall fort, wenn Sie mit der Yoga- und Ayurvedatherapie beginnen! Eventuell können Sie im Laufe der Zeit auf einzelne Medikamente verzichten. Ändern Sie die Therapie aber nur nach Rücksprache mit Ihrem Arzt und/oder einem Ayurvedaspezialisten.

GRUNDLAGEN JEDER AYURVEDISCHEN THERAPIE

Die Ursachen von Störungen und Erkrankungen aus ayurvedischer Sicht wurden im ersten Kapitel ausführlich beschrieben (Übersicht siehe Seite 34). Aus dem ganzheitlichen Ansatz ergeben sich die Maßnahmen, die Körper und Geist gesund, leistungsfähig und im Gleichgewicht halten oder bei einem Ungleichgewicht den gesunden Zustand wieder herstellen:

- eine gesunde, der Konstitution oder Störung angepasste Ernährung
- geeignete, der Konstitution, der Störung beziehungweise Erkrankung angepasste Yoga-Asanas und Atemübungen
- bei Bedarf Bewegung und Sport für die Konstitution oder geeignet für die entsprechende Störung oder Erkrankung.

Sind diese Maßnahmen nicht ausreichend, kann die Therapie ergänzt werden durch:

- ayurvedische Massagen & Co (Seite 38, Anleitung Umschlagklappe hinten)
- ayurvedische Kräuter und Medikamente (Beschreibung und Dosierung ab Seite 230).

Wenn Sie sich selbst behandeln

… dann beginnen Sie nicht mit der Einnahme von ayurvedischen Kräutern und Medikamenten. Vergessen Sie nie die Grundlagen der Therapie. Zäumen Sie das Pferd »Therapie« also nicht vom Schweif her auf. Denken Sie an die beschriebenen Ursachen von Störungen und Erkrankungen. Fragen Sie sich: Was ist wichtig? Und starten Sie immer mit den Grundlagen: Ernährung, Yoga und Sport.

So üben Sie richtig

Üben Sie täglich – oder wenigstens fünfmal pro Woche – eines der kleinen Yogaprogramme. Sie dauern 15 bis 30 Minuten. Bei hartnäckigen Beschwerden behalten Sie ein Übungsprogramm so lange bei, bis sie sich gebessert haben. Wenn Sie mal wenig Zeit haben, suchen Sie sich einzelne wohltuende Übungen aus den jeweiligen Programmen heraus.

Asthma und Bronchitis

Die Einschränkung der Atmung und die Reduzierung der Sauerstoffaufnahme schränken das Wohlbefinden und die Lebensqualität stark ein. Die Lebensenergie ist vermindert, man ist quasi nur ein halber Mensch. Asthma bronchiale und chronisch obstruktive Bronchitis sind in Deutschland so häufig, dass sie von den Krankenkassen über die sogenannten DMPs (Disease Management Programms) mit besonderer Aufmerksamkeit beobachtet werden.

Kennzeichnend für diese Erkrankungen ist eine Engstellung der Bronchien und eine Überempfindlichkeit der Bronchialschleimhaut. Atemnot und Husten sind typische Symptome. Entsprechend dem Schweregrad (vier Stufen) wird die Therapie gewählt. Ihr Ziel ist Beschwerdefreiheit, volle Leistungsfähigkeit (sogar im Leistungssport!) und eine normale Lebenserwartung mit normal funktionierender Lunge. Dieses Ziel ist bei guter Therapie tatsächlich erreichbar.
Wichtig: Die Diagnostik und Steuerung der Therapie gehört in die Hand eines Internisten oder eines Lungenfacharztes, im Kindesalter in die eines Kinder- und Jugendarztes.

URSACHEN

- Genetische Disposition (Vererbung)
- Hyperreagibles Bronchialsystem (Überempfindlichkeit auf verschiedene Reize)
- Allergien
- Rauchen
- Luftschadstoffe und Staubbelastung

DIE MODERNE THERAPIE

Vorbeugung und Grundlage der Therapie auch im ayurvedischen Sinne:

- nicht rauchen
- prinzipiell gute und konstitutionsangepasste Nahrung, bei Bedarf Nahrungsergänzung mit Vitaminen, Spurenelementen und Omega-3-Fettsäuren
- regelmäßig Bewegung und Sport
- keine Staubfänger im Schlafzimmer
- keine Katzen im Haus
- Wohnraum mit angenehmem Wohnklima (zum Beispiel Holz- oder Ziegelbau) ohne Schimmelpilzbefall.

STÖRUNG AUS AYURVEDISCHER SICHT

Als Asthmasymptome gelten wiederkehrende Atemnot, Engstellung der Bronchien und eine Entzündungsreaktion der Bronchialschleimhaut. Die ayurvedische Sichtweise entspricht damit exakt der modernen wissenschaftlichen Ansicht. Ursache ist eine **KAPHA-** und **VATA-STÖRUNG,** wobei vor allem zwei sogenannte Subdoshas betroffen sind: Prana Vata (zuständig für die Einatmung, die Aufnahme von Sauerstoff und Lebensenergie, den Erhalt der Lebenskraft und die Steuerung der vitalen Körperfunktionen) und Udana Vata (zuständig für die Ausatmung, die Überwachung der Atemzüge, die Vitalität und geistige Gesundheit). Durch einen schlechten Stoffwechsel und ein schlechtes Verdauungsfeuer kommt es zu einer Ansammlung von Ama (Gift- und Schlackenstoffe).

DIE AYURVEDISCHE THERAPIE

› **Grundlage** der Therapie auch aus heutiger ayurvedischer Sicht sind sogenannte Atemwegsweitsteller und entzündungshemmende Medikamente. Präparate der westlichen Medizin sind zu bevorzugen. Ergänzend kann Ayurveda den Therapieerfolg steigern und zu einem langen und beschwerdefreien Leben beitragen.
Yoga und Ernährung sollten konstitutionsangepasst sein. Die Nahrung soll den ayurvedischen Richtlinien entsprechen, und sie sollte zum Beispiel durch Amla-Mus ergänzt werden.

› **Massagen & Co:** Zusätzlich helfen Massagen mit ausgewählten Therapieölen, Shirodhara, Nasya und Swedana (S. 228). Auch eine Panchakarma-Kur (mindestens zwei Wochen lang) ist zu empfehlen.

› **Heilpflanzen:** Ashwagandha (vor allem bei allergischem Asthma) und Vasaka sind besonders wirkungsvoll. Daneben können je nach Bedarf und weiteren Symptomen Asafoetida, Brahmi, Haridra, Ingwer, lan-

ASANAS UND BEWEGUNGSABLÄUFE 1

Bewegungsabläufe und gedrehte Asanas, die den Brustkorb mobilisieren und die Atmung aktivieren: Die Kundalini-Übungen – mit der Reinigungsatmung – unterstützen die Ausatmung und helfen, den Brustkorb wieder beweglich werden zu lassen. Die Bewegungsabläufe und Asanas stärken die Muskeln, die den Brustkorb aufdehnen und die Ausatmung unterstützen.

01 Kundalini-Übung 5: Arme entspannt um den Körper schwingen lassen (S. 146)
02 Kundalini-Übung 2: Die Arme nach hinten-oben schwingen (S. 144) – mit Reinigungsatem (S. 156)
03 Kundalini-Übung 6: Die Beine rhythmisch heranziehen (S. 147)
04 Kundalini-Übung 3: Arme und Beine kreuzen – mit Reinigungsatem (S. 144)
05 Kundalini-Übung 4: Die Katze streckt ihr Bein (S.145) – mit Reinigungsatem (S. 156)
06 Sonnengrüße (S. 148) – mit Ujjayi-Atmung (S. 162)
07 Boot (S. 134) – mit Feueratem (S. 165)
08 Schulterstand, länger geübt, eventuell gestützt (S. 119, 120)
09 Krokodil (S. 111)
10 Schulterbrücke (S. 116)

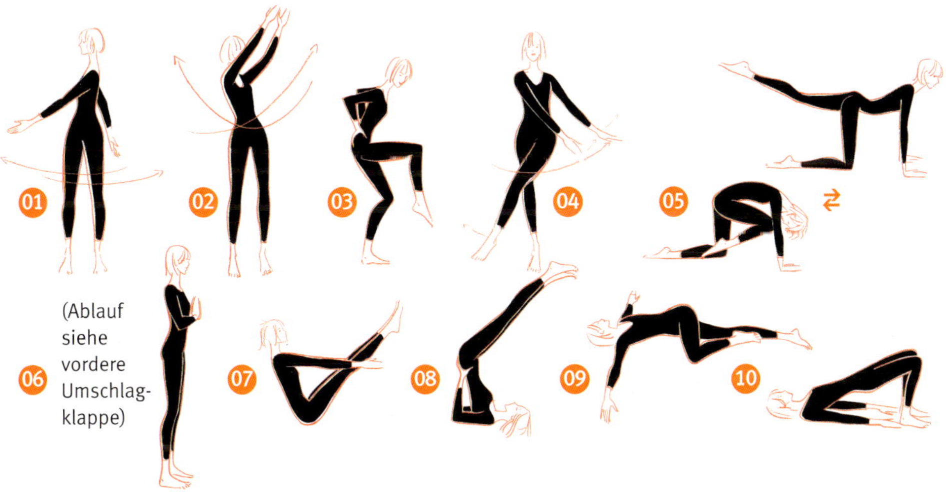
01
02
03
04
05
06
(Ablauf siehe vordere Umschlagklappe)
07
08
09
10

ger Pfeffer, schwarzer Pfeffer, Shallaki und Zimt eingesetzt werden (Seite 230). Die Kräuter/Medikamente müssen entsprechend der Indikation von einem Ayurvedaspezialisten ausgewählt werden.

SO HILFT DER YOGA

Die begleitende und unterstützende Therapie ruht auf drei Pfeilern, die bei den Übungsfolgen auf Seite 185 und unten näher beschrieben sind. Die Yoga-Asanas sollen nach Bedarf und Konstitution nach Vata- oder Kapha-Richtlinien durchgeführt werden. Sie kräftigen und weiten den Brustkorb und halten ihn beweglich, außerdem stabilisieren sie den Bauch und den Rücken. Die Atemübungen verbessern das Lungenvolumen und den Atemfluss vor allem in der Ausatemphase, und erlauben wieder ein tiefes, kraftvolles Atmen.

ASANAS UND BEWEGUNGSABLÄUFE 2

Asanas, die helfen, die Atemmuskulatur zu kräftigen: Am wichtigsten ist die Kräftigung des Zwerchfells, um eine tiefe, ruhige Bauchatmung zu ermöglichen. Dabei helfen gedrehte Asanas, Asanas aus der Bauchlage und Umkehrhaltungen.

01 Kundalini-Übung 1: Rhythmisches Drehen mit den Armen in der Kerzenleuchterhaltung (S. 143)
02 Katze & Hund, schnell und kraftvoll geübt, mit betonter Ausatmung (S. 76, 122)
03 Kobra gedreht (S. 95)
04 Heuschrecke (S. 97)
05 Yoga Mudra (S. 81)
06 Schulterstand (S. 119)
07 Krokodil (S. 111)
08 Drehsitz (S. 114)
09 Schulterbrücke mit den Beinen in der Winkelhaltung (S. 117)

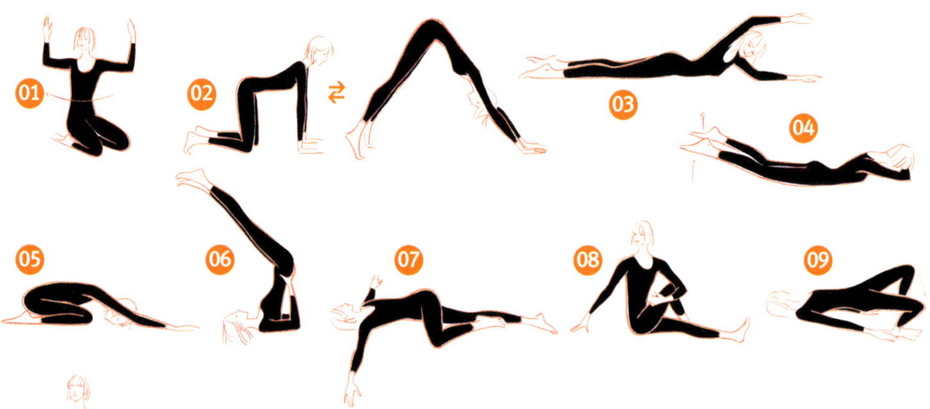

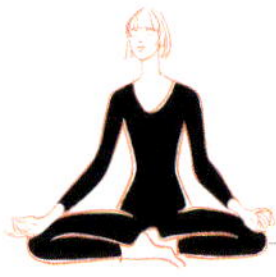

ATEMÜBUNGEN

Diese Atemübungen regen die Bauchatmung und die Ausatmung an:

- Wechselatmung (S. 154)
- Ujjayi (S. 162)
- Kapalabhati (S. 156)
- leichter Feueratem (S. 165)
- Bhramari (S. 163)

Bluthochdruck (Hypertonie)

Ein Bluthochdruck liegt vor, wenn über einen längeren Zeitraum ein über der Altersnorm liegender systolischer und/oder diastolischer Blutdruck gemessen wird. Bluthochdruck wird häufig erst spät erkannt, birgt aber ein hohes gesundheitliches Risiko. Arteriosklerose, Schlaganfall, Herzinfarkt und Nierenschäden sind typische Folgekrankheiten. Ayurveda und Yoga sind bei Bluthochdruck sehr wirkungsvoll.

Für die Behandlung dieser Erkrankung ist die eigene Aktivität besonders wichtig, um einen anhaltenden Effekt zu erzielen. Der Arzt oder Therapeut kann Ihnen die Therapie Ihres Bluthochdrucks nicht abnehmen! Er kann nur das ergänzen, was die Natur nicht bietet.

URSACHEN

- Übergewicht und Fettsucht (Adipositas)
- Stress
- Bewegungsmangel
- Nierenerkrankungen
- Gefäßveränderungen
- Hormonstörungen
- Medikamente und Vergiftungen

DIE MODERNE THERAPIE

Wenn organische Ursachen (wie Nieren- oder Gefäßerkrankungen) ausgeschlossen sind, steht die medikamentöse Therapie im Vordergrund. Ohne Gewichtsregulierung und ausreichend Bewegung und Sport ist die Behandlung allerdings häufig ineffektiv. Lebensqualität und Lebenserwartung werden nur wenig verbessert. Die Ernährung muss daher unbedingt angepasst werden. Außerdem ist auf genügend Sport vor allem im Ausdauerbereich (zum Beispiel Radfahren) zu achten.

STÖRUNG AUS AYURVEDISCHER SICHT

Aus ayurvedischer Sicht lässt sich jede Hypertonie aufgrund der Leitsymptome bestimmten Dosha-Störungen zuordnen:

- **KAPHA-STÖRUNG** (Hauptzeichen Übergewicht)
- **PITTA-STÖRUNG** (Hauptzeichen Ärger, Aggressivität)
- **VATA-STÖRUNG** (Hauptzeichen Angst, psychische Stresssymptome)
- Ansammlung von Ama (Seite 33)
- schlechte Ernährung
- ungünstige Lebensweise (Stress, wenig Schlaf, fehlende Bewegung).

DIE AYURVEDISCHE THERAPIE

Eine ayurvedische Therapie des Bluthochdrucks ist sehr effektiv – allerdings nur, wenn Sie als Patient intensiv mitarbeiten.

- **Grundlage** ist in jedem Fall eine Ernährung entsprechend der hauptsächlichen Störung. Yoga, Bewegung und Sport sind die zweite Säule der Therapie (Seite 60).
- **Massagen & Co:** Ergänzend sind je nach Bedarf regenerierende und stoffwechselanregende Massagen wie Mardana und Thalodal, aber auch entspannende Behandlungen wie Abhyanga, Shiroabhyanga und Shirodhara sehr effektiv (Seite 228). Das beste Therapieöl bei Vata- oder Pitta-

Störung ist Mahanarayana Thailam, bei Kapha-Störung Sahacaradi Thailam. In schweren Fällen ist eine Panchakarma-Kur sehr zu empfehlen.

› **Heilpflanzen:** Ergänzt wird die Behandlung durch Kräuter/Medikamente entsprechend der Störung (Seite 230):
Bei Vata-Störung: zum Beispiel Ashwagandha, Brahmi, Knoblauch.
Bei Pitta-Störung: zum Beispiel Brahmi, Sandelholz, Shatavari.
Bei Kapha-Störung: zum Beispiel Arjuna, Gokshura, Guggulu, Kardamom, Trikatu, Zimt.

SO HILFT DER YOGA

Die begleitende und unterstützende Therapie durch den Yoga richtet sich auch nach der vorrangigen Störung. Asanas werden entsprechend ausgewählt.
Durch aktives Üben sollen Blutgefäße, Kreislauf und Herzfunktion verbessert werden. Atemübungen sollen ausgleichen und beruhigen. Bei einer Kapha-Störung ist zusätzlich eine Stoffwechselaktivierung notwendig.
Bei den folgenden Bewegungsabläufen sind jeweils Ziel und Übungsweise näher beschrieben.

BEWEGUNGSABLÄUFE FÜR ALLE HYPERTONIKER

... um den Kreislauf anzuregen und um die Elastizität der Blutgefäße zu verbessern, sowie rhythmisches Üben mit Reinigungsatmung (Kapalabhati), um inneren Druck abzubauen. Nutzen Sie in allen diesen Bewegungsabläufen und rhythmischen Übungen die große entlastende und entspannende Kraft der Ausatmung. Versuchen Sie, so spielerisch wie möglich zu üben, und dehnen Sie die Übungsdauer allmählich – zwanglos – bis auf mehrere Minuten aus.

01 Kundalini-Übung 1: Rhythmisches Drehen mit den Armen in der Kerzenleuchterhaltung (S. 143)
02 Kundalini-Übung 2: Arme nach hinten-oben schwingen (S. 144)
03 Kundalini-Übung 3: Arme und Beine kreuzen – mit Reinigungsatem (S. 144)
04 Kundalini-Übung 4: Die Katze streckt ihr Bein (S. 145)
05 Kundalini-Übung 5: Arme entspannt um den Körper schwingen lassen (S. 146)
06 Katze & Hund (S. 76, 122)
07 Sonnengrüße, langsam geübt, bei Kapha-Störung schnell (S. 148)

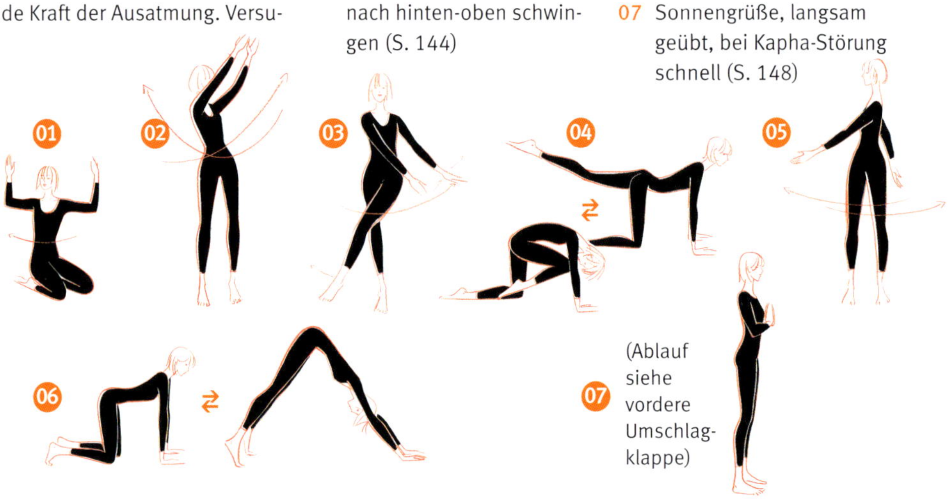
01
02
03
04
05
06
07
(Ablauf siehe vordere Umschlagklappe)

BEWEGUNGSABLÄUFE BEI KAPHA-STÖRUNGEN

Intensive Bewegungsabläufe, ausdauerndes rhythmisches Üben mit Betonung der Ausatmung: Üben Sie, wie auf der linken Seite vorgegeben – nur intensiver, schneller und zunehmend länger, bis Sie merken, dass Ihnen heiß wird. Atmen Sie so kraftvoll wie möglich aus, und scheuen Sie sich nicht, dabei auch mal etwas lauter zu werden! Geben Sie nicht so schnell auf, sondern begegnen Sie Ihrer Anstrengung mit Gleichmut und Gelassenheit, und schicken Sie Ihren inneren Schweinehund zurück in den Zwinger!

ASANAS UND BEWEGUNGSABLÄUFE BEI VATA- UND PITTA-STÖRUNGEN

Aufbau von Kraft und Stabilität, um Ruhe und Zentrierung zu finden, sowie Standhaltungen, um das innere Gleichgewicht wiederzufinden:

01 Katze: Die lang gedehnte Drehung (S. 78)
02 Katze, Grundübung (S. 76)
03 Kobra dynamisch (S. 95)
04 Vorbeuge über beide Beine (S. 104)
05 Krokodil (S. 111)
06 Schulterbrücke dynamisch (S. 117)
07 Ruhehaltung in Rückenlage (S. 83)

Alternativ:

08 Berg (S. 74)
09 Baum (S. 130)
10 Held (S. 91)
11 Shivas Tanzhaltung, Bein vorn (S. 133)
12 Sitz (S. 71)

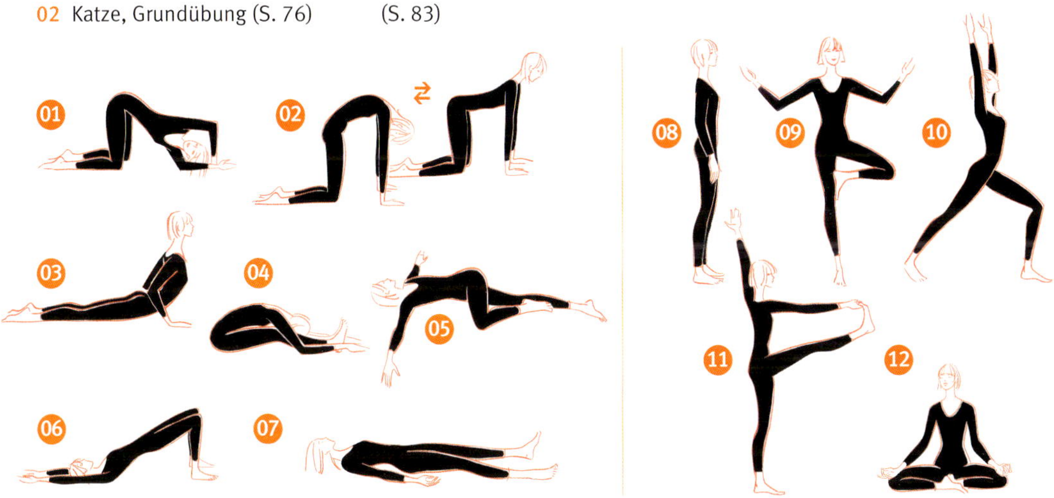

ATEMÜBUNGEN UND MEDITATIONEN

Atemübungen, die die Ausatmung und innere Entspannung betonen, und Meditationen, die helfen, den Stoffwechsel zu beruhigen:

- Kapalabhati (S. 156)
- Wechselatmung (S. 154)
- Bhramari (S. 163)
- Mondatmung (S. 167)
- Shitali (S. 168)
- Aufsteigende Energielenkung (S. 170)
- Visualisierung des Mondes im Stirnraum (S. 179)
- Herzmeditation (S. 178)

Blutdruck, niedriger (Hypotonie)

Orthostatische Blutdruckregulationsstörungen, das heißt ein niedriger Blutdruck oder Blutdruckschwankungen mit niedrigem Blutdruck, sind besonders häufig beim schmalen Vata-Typ zu beobachten. Ein niedriger Blutdruck ist zwar prinzipiell ungefährlich, aber unter Umständen sehr unangenehm. Die Leistungsfähigkeit ist vermindert, Kopfschmerzen sind häufig. Dabei ist das Problem relativ leicht lösbar.

DIE MODERNE THERAPIE

Eine Behandlung mit Medikamenten ist nicht sinnvoll und auch nicht notwendig. Grundlage für einen stabilen Kreislauf:

- regelmäßig Yoga und Sport (Ausdauersport wie Radfahren oder Laufen)
- vollwertige Ernährung, häufige kleinere Mahlzeiten, genügend trinken.

STÖRUNG AUS AYURVEDISCHER SICHT

Es liegt eine VATA-STÖRUNG vor.

ASANAS UND BEWEGUNGSABLÄUFE

... und rhythmisches Üben, um den Kreislauf schnell anzuregen. Regelmäßig geübt, schenken sie mehr Spannkraft und Ausdauer. Der Kreislauf wird dann nicht mehr so schnell »wegsacken«. Vor allem die Sonnengrüße helfen durch ihr rhythmisches Auf und Ab sehr gut, den ganzen Körper zu durchbluten und zu erwärmen.

01 Kundalini-Übung 1: Rhythmisches Drehen mit den Armen in der Kerzenleuchterhaltung (S. 143)
02 Kundalini-Übung 2: Arme nach hinten-oben schwingen (S. 144)
03 Kundalini-Übung 3: Arme und Beine kreuzen – mit Reinigungsatem (S. 144)
04 Kundalini-Übung 4 : Die Katze streckt ihr Bein (S. 145)
05 Katze & Hund (S. 76, 122)
06 Brett & Hund (S. 125, 122)
07 Sonnengrüße – schnell geübt (S. 148)

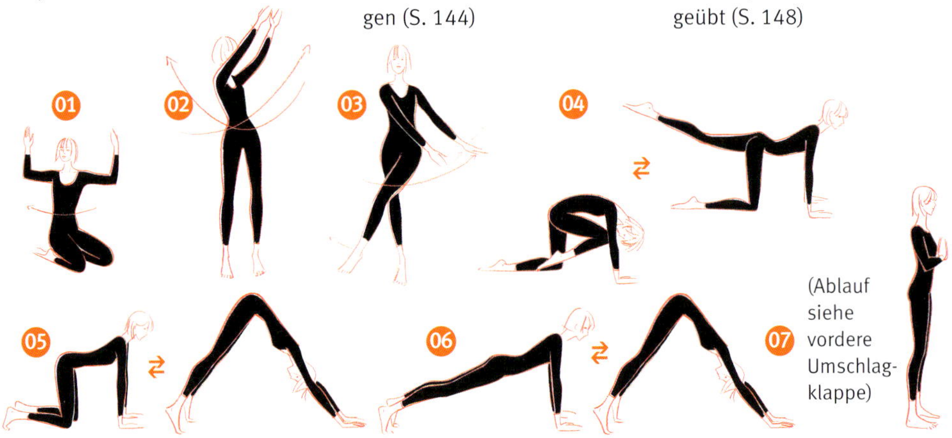

(Ablauf siehe vordere Umschlagklappe)

DIE AYURVEDISCHE THERAPIE

› **Grundlage** sind eine Vata-reduzierende Ernährung sowie Yoga und Sport für Vata.

› **Massagen & Co:** Ergänzend helfen regenerierende, stärkende, stoffwechselanregende Massagen wie Mardana und Thalodal oder entspannende wie Shiroabhyanga und Shirodhara (Seite 228). Das beste Therapieöl ist Mahanarayana Thailam.

› **Heilpflanzen:** Zusätzlich sind stabilisierende und aufbauende Kräuter/Medikamente nützlich wie Arjuna, Ashwagandha, Bala, Shatavari und als Nahrungsergänzung Cyavanprash/Amla-Mus (Seite 230).

SO HILFT DER YOGA

Die begleitende und unterstützende Therapie ruht auf drei Pfeilern, die bei den Übungsfolgen beschrieben sind. Die Asanas sollen kräftigen, stabilisieren, den Kreislauf anregen sowie Körper und Geist ins Gleichgewicht bringen. Atemübungen sollen ausgleichen, aber bei Bedarf auch den Kreislauf anregen.

ASANAS UND BEWEGUNGSABLÄUFE

... zum Aufbau von Kraft und Stabilität, um den Kreislauf zu stabilisieren. Üben Sie die Asanas immer so lange wie möglich, auf jeden Fall bis Sie merken, dass Ihnen warm wird und der Atem etwas intensiviert ist. Arbeiten Sie konsequent an Ihrer Ausdauer, dadurch wird der Kreislauf in kurzer Zeit stabiler und ausgeglichener werden.

01 Kraftvolle Haltung (S. 88)
02 Held & Bogenschütze (S. 91–92)
03 Brett & Hund (S. 125, 122)
04 Baum (S. 130)
05 Shivas Tanzhaltung, Bein hinten (S. 132)

Alternativ:
06 Heuschrecke (S. 97)
07 Kobra (S. 94)
08 Tisch (S. 128)
09 Boot (S. 134)

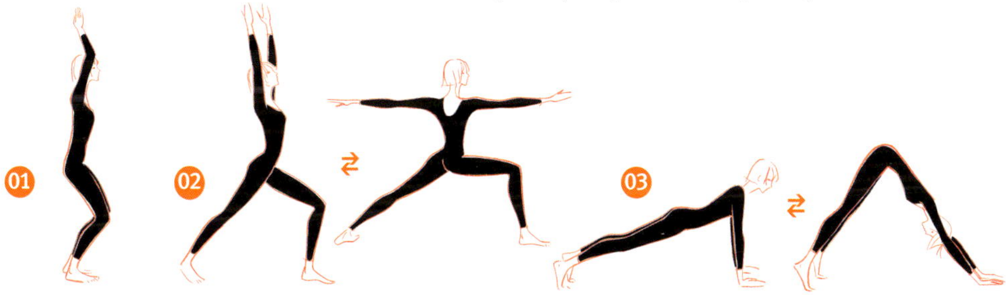

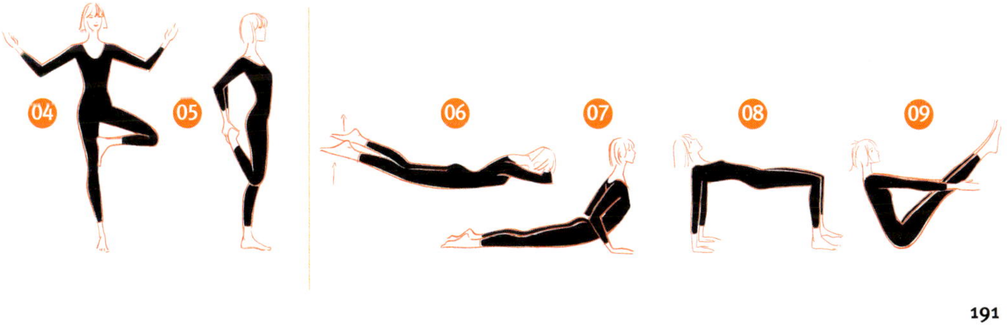

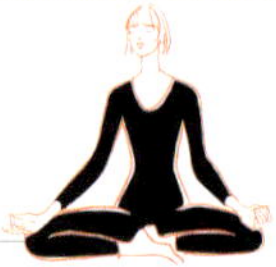

ATEMÜBUNGEN UND MEDITATIONEN

... die helfen, die Kraft von Innen aufzubauen und stabil zu halten. Ujjayi stabilisiert den Kreislauf langfristig, da das Atmen gegen Widerstand das Zwerchfell kräftigt, den Atem vertieft und ihm mehr Volumen gibt. Kurzfristig hilft der Feueratem. Beide Atemformen können Sie auch bei vielen Asanas einsetzen.
Die aufsteigende Energielenkung ist *das* Mittel, wenn Ihnen der Blutdruck »wegsackt«! Ihre innere Kraft unterstützen Sie durch die Visualisierungen.

- Ujjayi (S. 162)
- Feueratem (S. 165)
- Aufsteigende Energielenkung (S. 170)
- Visualisierung der inneren Sonne (S. 177)

Burn-out-Syndrom

Der Zustand des Ausgebranntseins ist keine Modeerscheinung, sondern eine schwere psychosomatische Erkrankung. Hauptsymptom ist die psychische und körperliche Erschöpfung. Weitere Symptome können Kraft- und Stabilitätsverlust, Schlafstörungen, Kopf- und sonstige Schmerzen, Verdauungsstörungen, Kurzatmigkeit, Schwindel und Gewichtsverlust sein, außerdem Komplikationen wie Gewichtszunahme (bei lang andauerndem Burn-out-Syndrom), Tinnitus und Hörsturz.

Sie können dem Teufelskreis Burn-out entkommen: Nutzen Sie die Chancen, die Ihnen Ayurveda und Yoga bieten!

URSACHEN

Die Hauptursachen sind permanente psychische Überlastung und Stress, fehlende Regeneration und Entspannung. Auch eine Reihe organischer Erkrankungen wie (verdeckte) chronische Infekte (auch schwere wie TBC), eine sich anbahnende Krebserkrankung, Blutarmut oder chronische Belastung mit Giften können den Erschöpfungszustand auslösen – deshalb ist es sehr wichtig, eine genaue Ursachenforschung zu veranlassen, am sinnvollsten im Sinne einer Ausschlussdiagnose.

DIE WICHTIGSTEN RISIKOFAKTOREN

Besonders gefährdet sind sehr ehrgeizige, perfektionistische Menschen, besonders zarte, sensible Personen und Einzelgänger.

DIE MODERNE THERAPIE

Man kann sie als optimiertes Stressmanagement zusammenfassen. Die Arbeit, das persönliche Leben, die Regeneration müssen wieder ins Gleichgewicht gebracht werden. Häufig ist auch die Behandlung in einer psychosomatischen Klinik notwendig. Gegebenenfalls muss die Grunderkrankung behandelt und auskuriert werden. Bei einer chronischen Belastung mit Umwelt- und/oder Wohngiften muss der Körper entgiftet und regeneriert werden.

STÖRUNG AUS AYURVEDISCHER SICHT

Es handelt sich um eine schwere **VATA-STÖRUNG.** Innere und äußere Stabilität sind verloren gegangen. Als Folge können zusätzliche Störungen (etwa Gewichtszunahme = Kapha-Störung) oder schwere Erkrankungen auftreten.

DIE AYURVEDISCHE THERAPIE

Primär muss die Vata-Störung beseitigt werden. Hierzu sind alle Maßnahmen geeignet, die Vata besänftigen (Seite 60).

› **Grundlage:** Yoga und Ernährung sollen Vata angepasst sein. Auch Bewegung und Sport sind für Vata wichtig.

› **Massagen & Co:** Ergänzend sind regenerierende und stärkende sowie entspannende Behandlungen wie Abhyanga, Mardana, Thalodal, Shiroabhyanga, Shirodhara sehr effektiv (Seite 228). Das beste Therapieöl für die Ayurvedamassagen ist in diesem Fall Mahanarayana Thailam.

› **Heilpflanzen:** Besonders nützlich und wirkungsvoll sind Ashwagandha, Bala, Brahmi, Shatavari (besonders bei Frauen) und als Nahrungsergänzung Cyavanprash/Amla-Mus (Seite 230).

SO HILFT DER YOGA

Die begleitende Therapie ruht auf drei Pfeilern, die bei den Übungsfolgen näher beschrieben sind. Sinnvoll sind Asanas und Atemübungen, die Stabilität, Kraft, äußeres und inneres Gleichgewicht, Regeneration und Entspannung bringen.

ASANAS UND BEWEGUNGSABLÄUFE

... für Regeneration und Entspannung. Beginnen Sie Ihre Praxis mit diesen Übungen. Sie kommen Ihrem Bedürfnis nach Ruhe oder ruhiger Bewegung entgegen, sodass Sie sie bestimmt trotz aller Erschöpfung gerne üben werden.

01 Entspannungshaltung in der Bauchlage (S. 86)
02 Yoga Mudra (S. 81)
03 Fisch gestützt (S. 99)
04 Schulterstand gestützt (S. 120)
05 Winkelhaltung im Liegen (S. 109)
06 Apanasana (S. 79)
07 Katze (S. 76)
08 Hund (S. 122)
09 Krokodil statisch (S. 111)
10 Schildkröte (S. 106)
11 Sitz – für Atemübungen und Meditation (S. 71)

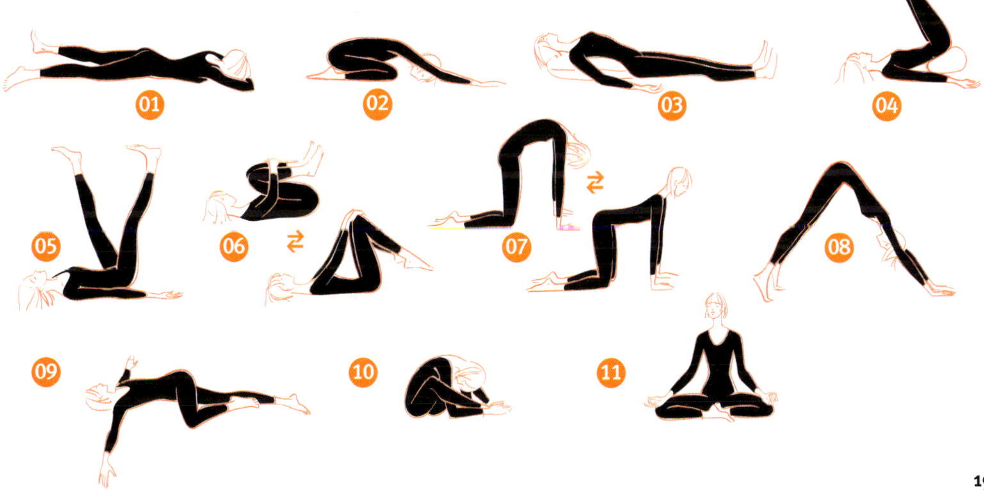

ASANAS UND BEWEGUNGSABLÄUFE

... für mehr Kraft, Stabilität und inneres Gleichgewicht. Sobald Sie erste Auswirkungen der Regeneration spüren, beginnen Sie unbedingt mit dem Kraftaufbau. Üben Sie zuerst nur kurz oder in fließenden, mit dem Atem synchronen Bewegungsabläufen. Steigern Sie allmählich die Wiederholungen und dann auch die Übungsdauer, bis in Ihnen wieder Energie und Kraft aufkeimen und zu wachsen beginnen.

01 Sonnengrüße – langsam geübt (S. 148)
02 Berg (S. 74)
03 Baum (S. 130)
04 Shivas Tanzhaltung, Bein hinten (S. 132)
05 Held (S. 91) oder Bogenschütze (S. 92)
06 Kraftvolle Haltung (S. 88)

Alternativ:
07 Kundalini-Übungen nach Wahl (S. 143)
08 Kobra (S. 94)
09 Brett & Seitstütz (S. 125)
10 Boot, sanft geübt (S. 134)
11 Schulterbrücke (S. 116)

01 (Ablauf siehe vordere Umschlagklappe)

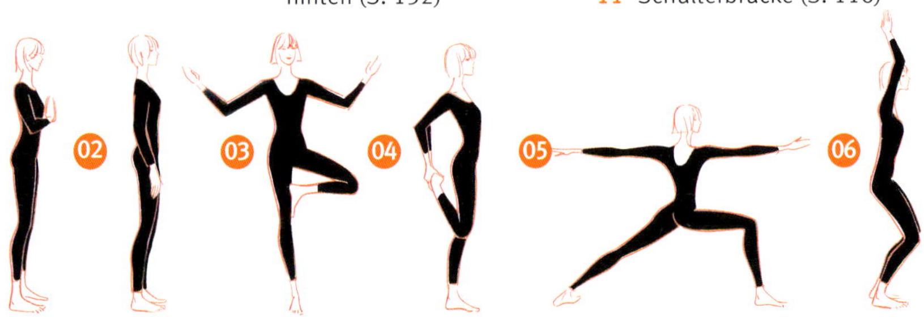

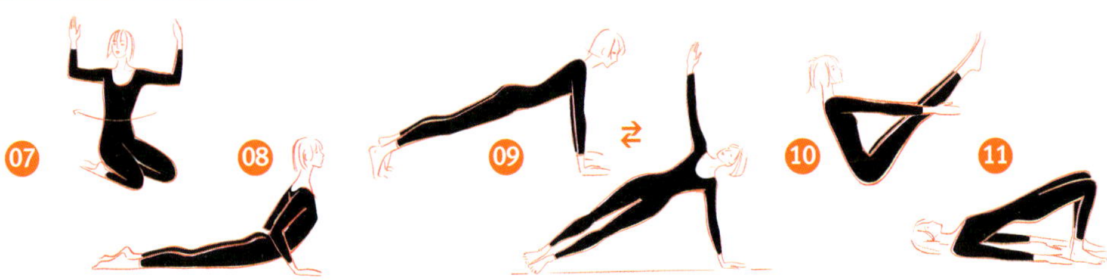

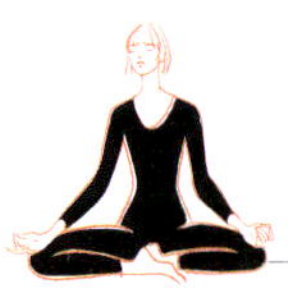

ATEMÜBUNGEN UND MEDITATIONEN

Diese Übungen können Sie in jeder Phase der Regeneration und Genesung begleiten! Wählen Sie aus, was Ihnen zum jeweiligen Zeitpunkt am besten entspricht und bekommt. Üben Sie so, dass Sie die Wiederholungen und die Dauer allmählich steigern, bis Sie wieder zu Ihrer vollen Atemkraft und Konzentration zurückfinden.

- Wechselatmung (S. 154)
- leichtes Kapalabhati (S. 156)
- leichter Feueratem (S. 165)
- Ujjayi (S. 162)
- Bhramari (S. 163)
- Mondatmung (S. 167)
- Aufsteigende Energielenkung (S. 170)
- Visualisierung der inneren Achse (S. 176)
- Visualisierung der inneren Sonne (S. 177)
- Herzmeditation (S. 178)

Depressive Verstimmung und Angstsyndrom

Angst ist eine normale Reaktion und warnt vor Gefahren. Nur unbegründete Angst und eine übertriebene Angstreaktion mit gleichzeitig massiven Stressreaktionen bedürfen der Abklärung und Behandlung. Schlechte Laune kennt ebenfalls jeder. Lang anhaltende depressive Verstimmungen aber sind alles andere als einfache Befindlichkeitsstörungen.

Angst und depressive Verstimmung können mit verschiedenen Symptomen auftreten wie Versagensängsten, Appetitlosigkeit, Konzentrationsstörungen und Reizbarkeit. Häufig treten zusätzlich körperliche Symptome wie Schlafstörungen, Kopfschmerzen, Bauchschmerzen, Rückenschmerzen, Libidoverlust, Herz- und Kreislaufbeschwerden auf. Bei schweren psychischen Symptomen und wenn körperliche Symptome auftreten, ist es höchste Zeit, einen Arzt aufzusuchen.
Sind Sie noch nicht derart stark beeinträchtigt, werden Ihnen Ayurveda und Yoga eine wirksame Hilfe sein. Nutzen Sie alle Ihre Möglichkeiten. Sie können dabei nur an Wohlbefinden gewinnen!

DIE MODERNE THERAPIE

Grundlage der Therapie und Prophylaxe auch im Sinne von Ayurveda:

- gute und vollwertige Ernährung
- körperliche Aktivität und Sport
- ausreichend Schlaf und Regeneration
- gutes Stressmanagement.

Ohne eine Veränderung und Verbesserung der Grundbedingungen ist eine erfolgreiche Behandlung psychischer Probleme meist nicht möglich.

STÖRUNG AUS AYURVEDISCHER SICHT

Aus Sicht von Ayurveda liegt eine schwere VATA-STÖRUNG vor und eine Vermehrung der ungünstigen psychischen Faktoren Tamas und Rajas (Seite 28).

DIE AYURVEDISCHE THERAPIE

- **Grundlage** ist eine Vata-senkende Ernährung sowie eine Nahrungsergänzung mit allen wichtigen Vitaminen und Spurenelementen. Dazu kommen regelmäßige Bewegung und Sport und insbesondere Yoga und Atemübungen.
- **Massagen & Co:** Ergänzend sind regenerierende und stärkende sowie entspannende Behandlungen wie Abhyanga, Mardana, Thalodal, Shiroabhyanga oder Shirodhara (Seite 228) sehr effektiv. Besonders intensive Massagen (zum Beispiel Mardana oder Thalodal) sind geeignet, das Selbstbewusstsein zu steigern und Angst zu vermindern. Das beste Therapieöl für die Ayurvedamassagen ist in diesem Fall Mahanarayana Thailam.
- **Heilpflanzen:** Besonders nützlich und wirkungsvoll sind Ashwagandha, Brahmi und als Nahrungsergänzung Cyavanprash/Amla-Mus (Seite 230).

SO HILFT DER YOGA

Die begleitende und unterstützende Therapie ruht auf vier Pfeilern:

- Bewegung
- Kräftigung
- reinigende, kräftigende Atemübungen
- Änderung der inneren Ausrichtung.

Yoga-Asanas sollen kräftigen und stabilisieren, das Gleichgewicht von Körper und Geist wieder herstellen sowie Energie bringen. Auch auf eine gute Entspannung muss geachtet werden. Atemübungen sollen ausgleichen, entspannen, aber auch Energie bringen.

ASANAS UND BEWEGUNGSABLÄUFE 1

Sich vom Grübeln wegbewegen: Üben Sie anfangs vor allem Bewegungsabläufe, in denen Atem und Bewegung synchronisiert werden oder in denen Sie schnell und rhythmisch atmen. Das wird Ihnen helfen, trübe Gedanken loszulassen und wieder in Kontakt mit Ihrer Vitalität zu kommen. Außerdem werden durch die rhythmische Bewegung Botenstoffe (wie Serotonin) und Hormone ausgeschüttet, die das Wohlbefinden steigern.

01 Kundalini-Übung 1: Rhythmisches Drehen mit den Armen in der Kerzenleuchterhaltung (S. 143)
02 Kundalini-Übung 2: Arme nach hinten-oben schwingen – »weg mit der Mühsal!« (S. 144)
03 Kundalini-Übung 3: Arme und Beine kreuzen – mit Reinigungsatem (S. 144)
04 Kundalini-Übung 4 : Die Katze streckt ihr Bein (S. 145)
05 Katze & Hund (S. 76, 122)
06 Brett & Hund (S. 125, 122)
07 Sonnengrüße, schnell geübt (S. 148)

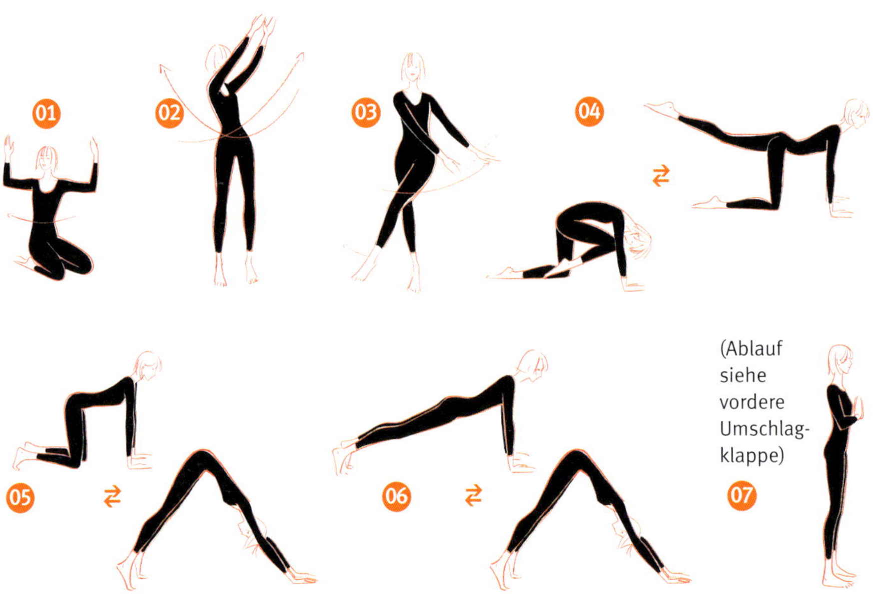
01
02
03
04
05
06
(Ablauf siehe vordere Umschlagklappe)
07

ASANAS UND BEWEGUNGSABLÄUFE 2

... um wieder Kraft und Stabilität aufzubauen und das innere Gleichgewicht zurückzugewinnen. Sobald Sie erste Auswirkungen der intensiven Bewegungsabläufe spüren, beginnen Sie unbedingt mit einem nachhaltigen Kraftaufbau. Üben Sie die Asanas zuerst nur kurz. Steigern Sie allmählich die Wiederholungen und dann auch die Übungsdauer der einzelnen Asanas, bis sich in Ihnen wieder eine Empfindung von Energie und Kraft einstellt, auf die Sie sich verlassen können und die Sie stabilisiert.

01 Berg (S. 74)
02 Kraftvolle Haltung (S. 88)
03 Held (S. 91)
04 Bogenschütze (S. 92)
05 Brett & Seitstütz (S. 125)
06 Boot (S. 134)
07 Drehsitz (S. 114)
08 Schulterbrücke (S. 116)

Alternativ:
09 Katze (S. 76)
10 Hund (S. 122)
11 Kobra (S. 94)
12 Heuschrecke (S. 97)
13 Vorbeuge über beide Beine (S. 104)
14 Sitz (S. 71) – für die Atemübungen

01
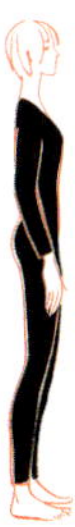
02
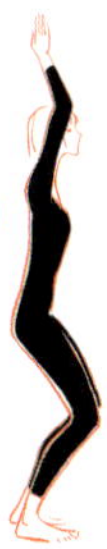
03
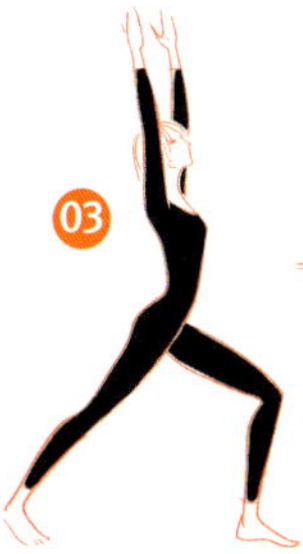
04
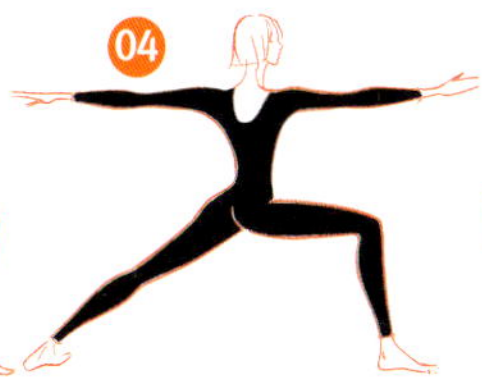
05
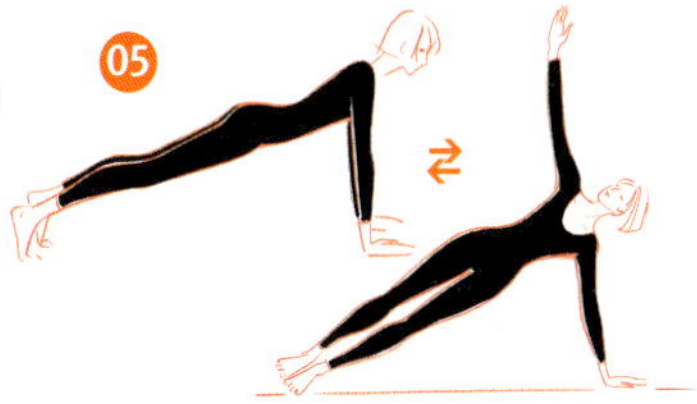
06
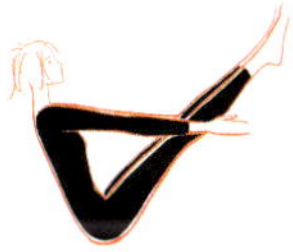
07
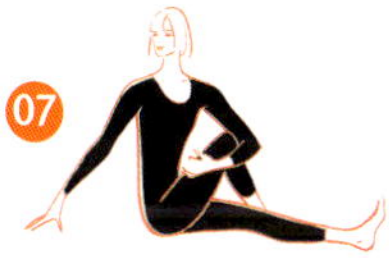
08
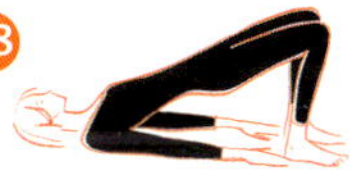

09
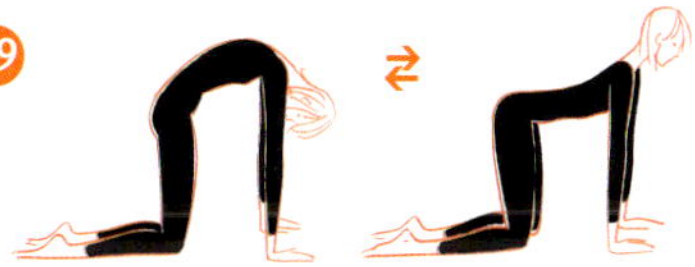
10
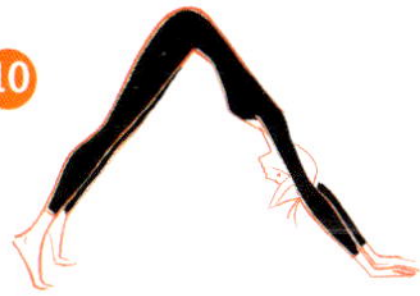
11
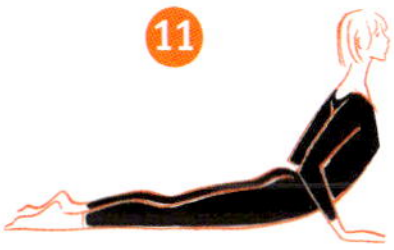
12
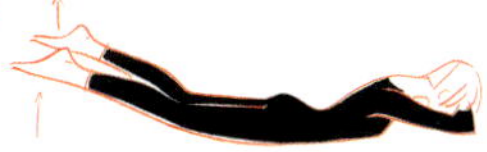
13
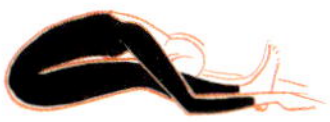
14
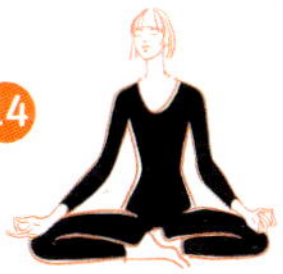

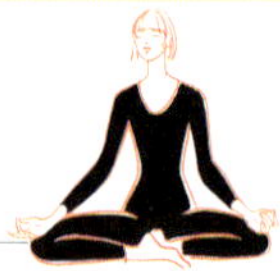

ATEMÜBUNGEN UND MEDITATIONEN

All diese Übungen können Sie in jeder Phase der Regeneration und Genesung begleiten! Wählen Sie aus, was Ihnen gerade am besten entspricht und was Ihnen am besten hilft, trübe Gedanken und innere Beschwernis loszulassen. Besonders hilfreich sind Reinigungsatemübungen wie Kapalabhati und Wechselatmung. Üben Sie so, dass Sie Wiederholungen und Dauer allmählich steigern, bis Sie zu Ihrer vollen Atemkraft und Konzentration zurückfinden. Dabei wird Ihnen vor allem der Feueratem helfen. Die Visualisierungen unterstützen Sie, Ihren Geist aufzuhellen und in Kontakt mit Ihrem inneren Licht zu kommen.

- (leichtes) Kapalabhati (S. 156)
- Wechselatmung (S. 154)
- Feuerspülung (S. 158)
- (leichter) Feueratem (S. 165)
- Ujjayi-Atmung in den Asanas (S. 162)
- Aufsteigende Energielenkung (S. 170)
- Visualisierung der inneren Achse (S. 176)
- Visualisierung der inneren Sonne (S. 177)
- Visualisierung des Mondes im Stirnraum (S. 179)
- Herzmeditation (S. 178)

Diabetes mellitus Typ 2

Die Zuckerkrankheit ist in Mitteleuropa längst eine Volkskrankheit geworden. Dabei wäre sie in vielen Fällen vermeidbar! Am besten, Sie vermindern Ihr Risiko: mit gesunder Ernährung, Yoga und Sport. Aber auch wenn Sie bereits erkrankt sind, bieten Ihnen Ayurveda und Yoga effektive Möglichkeiten in der Therapie.

Bei Diabetes mellitus Typ 1, der selteneren Form, kommt es zu einer Zerstörung der insulinproduzierenden Beta-Zellen der Bauchspeicheldrüse. Das Risiko, an diesem Diabetestyp zu erkranken, liegt in Deutschland bei 0,4 %. Die ayurvedische Ergänzung einer Therapie ist ausschließlich ayurvedisch und endokrinologisch versierten Ärzten vorbehalten.
Erheblich häufiger kommt der Typ-2-Diabetes-mellitus vor, der »Altersdiabetes«, der heute auch zunehmend bei jüngeren Menschen auftritt! Hauptrisikofaktor ist starkes Übergewicht. Die Insulinproduktion nimmt durch lang dauernde Überbelastung der insulinproduzierenden Zellen ab. Die Zellen sind quasi ausgebrannt. Typische Folgekrankheiten sind Gefäßveränderungen am Augenhintergrund, die zur Erblindung führen können, Gefäßveränderungen und in der Folge Durchblutungs- und Funktionsstörungen des Gehirns, der Nieren, der Extremitäten.

DIE MODERNE THERAPIE

Die Typ-2-Therapie steht auf vier Säulen:

- Gewichtsreduktion
- angepasste Ernährung
- Yoga, Sport und Bewegung
- Medikamente zur Blutzuckersenkung.

STÖRUNG AUS AYURVEDISCHER SICHT

Beim Typ-2-Diabetes liegt anfangs immer eine schwere **KAPHA-STÖRUNG** und eine Ansammlung von Ama (Giften und Stoffwechselschlacken, Seite 33) im Gewebe vor. Als Komplikation können sich im Verlauf eine **PITTA-** und im Endstadium eine **VATA-STÖRUNG** einstellen. Alle Körpergewebe sind geschädigt, die Immunkraft (Ojas) ist massiv geschwächt.

DIE AYURVEDISCHE THERAPIE

Beim Typ-2-Diabetes-mellitus kann die ayurvedische Therapie die Grundlage der gesamten Therapie sein.

› **Grundlage:** Die wichtigsten Ziele sind, den Stoffwechsel zu verbessern, Kapha zu senken und Ama auszuleiten – durch Anti-Kapha-Ernährung sowie Yoga, Atemübungen, Bewegung und Sport für Kapha (Seite 61). Da sich der Diabetes Typ 2 allmählich entwickelt, wird er häufig nicht im Frühstadium diagnostiziert. Durch Umstellung der Lebensgewohnheiten und konsequente Gewichtsreduktion kann ein gestörter Blutzucker-Stoffwechsel oft verbessert und manchmal sogar wieder normalisiert werden. Als begleitende Therapie sollte deshalb ein Bewegungsprogramm im Mittelpunkt stehen, das den Stoffwechsel aktiviert.

› **Massagen & Co:** Ergänzend sind reduzierende, entschlackende und stoffwechselaktivierende Therapien wie Mardana, Thalodal, Zitronenwickel, Udvartana, Utsadana und Swedana sinnvoll (Seite 228).

› **Heilpflanzen:** Hier sind stoffwechselaktivierende, entschlackende Kräuter und Medikamente nützlich wie Aloe, Balsambirne (sehr wirksam), Guggulu, Haridra, Ingwer, langer Pfeffer, schwarzer Pfeffer, Trikatu und Zimt (Seite 230).

SO HILFT DER YOGA

Die begleitende und unterstützende Therapie ruht auf vier Pfeilern, die in den Übungsabläufen erläutert sind (Seite 200). Gewöhnen Sie sich an, genauso regelmäßig Ihre Yogaübungen zu machen, wie Sie Ihren Blutzuckerspiegel messen! Die ganze Heilkraft der Übungen liegt in dieser regelmäßigen Ausführung. Machen Sie bei starkem Zeitdruck eventuell nur zwei bis drei Übungen plus einer Atemübung.
Besonders wichtig ist die Stoffwechselverbesserung: Ideal dafür ist etwa eine halbe Stunde Ausdauertraining pro Tag mit niedriger bis mittlerer Intensität, zum Beispiel durch Sonnengrüße. Auch kraftvolle, intensive Yogahaltungen, die Muskulatur aufbauen, sind hilfreich, da funktionsfähige Muskelzellen sogar in Ruhe Kohlenhydrate verbrennen.
»Mit Bewegung ist gezielte Diabetes-Vorbeugung möglich. Das Training macht die Zellen empfänglicher für Insulin, und der Teufelskreis aus erhöhten Insulinspiegeln und Insulinresistenz der Zellen wird durchbrochen … Allgemein gilt: Jedes Kilo Übergewicht, das abgenommen wird, verbessert den Blutzucker, bremst den Diabetes und beugt Spätschäden vor.« (Quelle: onmeda.de)
Achtung: Wenn Sie Ihre Diabeteserkrankung bereits mit Insulin behandeln, denken Sie daran, dass Sie die körperliche Belastung nicht übertreiben, und halten Sie etwas Traubenzucker bereit – im Falle einer plötzlichen Unterzuckerung als Folge ungewohnter Anstrengung.

BEWEGUNGSABLÄUFE UND ASANAS

… zur Stoffwechselaktivierung und zum Aufbau von Muskulatur, um den Glukose-, Energie- und Fettstoffwechsel zu verbessern:

01 Sonnengrüße (S. 148)
02 Kraftvolle Haltung (S. 88)
03 Held (S. 91)
04 Bogenschütze (S. 92)
05 Shivas Tanzhaltung, Bein vorn (S. 133)
06 Hund (S. 122)
07 Krokodil (S. 111)
08 Sitz – für Atemübungen und Meditationen (S. 71)

Alternativ:
09 Kundalini-Übung 4: Die Katze streckt ihr Bein (S. 145)
10 Kobra (S. 94)
11 Schulterbrücke (S. 116)
12 Apanasana (S. 79)

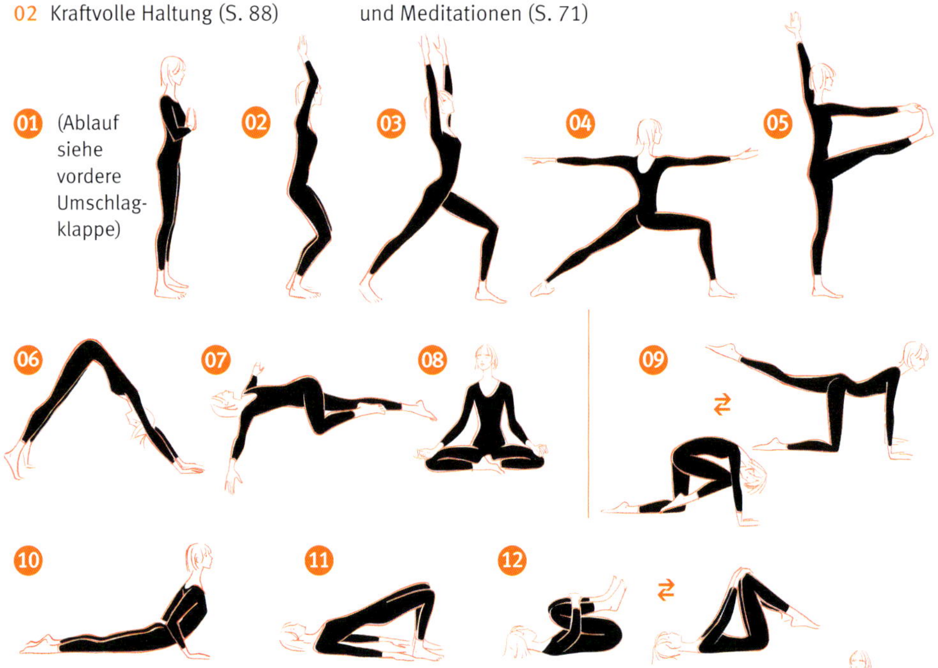
01
(Ablauf siehe vordere Umschlagklappe)
02
03
04
05
06
07
08
09
10
11
12

ATEMÜBUNGEN UND MEDITATIONEN

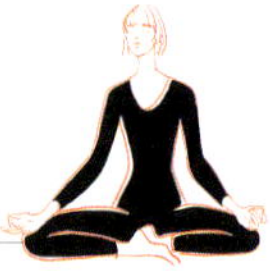

Atemübungen, die anregen und das vermehrte, »träge« Kapha abbauen helfen:

- Feueratem (S. 165)
- Kapalabhati (S. 156)
- Ujjayi mit Betonung der Einatmung (S. 162)
- Wechselatmung (S. 154)
- Feuerspülung (S. 158)

Regeneration und Entspannung – kurz, aber wichtig zum Abbau von krankheitsbedingtem Stress:

- Rückenlage oder gestützte Bauch-Seitenlage (S. 83, 87)

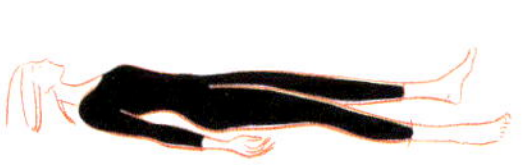

Energielenkungen und Meditationen, die in die Aktivität führen und helfen, standhaft und ausdauernd zu werden:

- Großer doppelter Umlauf (S. 173)
- Visualisierung des Verdauungsfeuers (S. 177)
- Visualisierungen Sonne und Mond (S. 177, 179)

Fettstoffwechselstörungen

Immer mehr Menschen in Mitteleuropa haben erhöhte Blutfettwerte (LDL-Cholesterin und Triglyceride). Dies ist keine Bagatelle. Das Risiko für Arteriosklerose mit allen Folgekrankheiten inklusive Herzinfarkt ist deutlich erhöht und die Lebenserwartung ohne Behandlung vermindert. Die Therapie dieses Problems liegt zum größten Teil in Ihrer Hand. Nutzen Sie Ihre Chance mit Yoga und Ayurveda!

URSACHEN

Fettstoffwechselstörungen können erblich bedingt sein. Häufiger ist die Ursache jedoch zu viel und zu fettes Essen und zu wenig Bewegung. Das Risiko bei hohen Blutfetten erhöht sich drastisch durch Rauchen, Übergewicht und Bewegungsmangel und vermindert sich bei regelmäßigem Sport! Als obere Blutfett-Grenzwerte pro 100 ml Serum gelten: Triglyceride 175 mg, Gesamtcholesterin 200 mg. Das schützende HDL-Cholesterin sollte über 40 mg liegen, das gefährliche LDL-Cholesterin möglichst niedrig sein.
Ghee und Olivenöl (in Maßen) beeinflussen übrigens die Blutfette nicht negativ.

DIE MODERNE THERAPIE

Die Therapie steht auf drei Säulen:

- Sport und Bewegung
- angepasste Ernährung
- cholesterinsenkende Medikamente.

STÖRUNG AUS AYURVEDISCHER SICHT

Hier liegen eine **KAPHA-STÖRUNG** sowie eine Schwächung des Stoffwechsels und des Verdauungsfeuers (Agni, Seite 31) vor. Schließlich kommt es zur Ansammlung von Stoffwechselschlacken (Ama, Seite 33).

DIE AYURVEDISCHE THERAPIE

Es sind alle Maßnahmen notwendig und geeignet, die Kapha senken, den Stoffwechsel verbessern und Ama beseitigen können (Seite 33 und 61).

- **Grundlage** ist die Ernährung nach den Regeln für eine Kapha-Störung, außerdem die intensive Aktivierung des Stoffwechsels durch passende Yoga-Asanas und Atemübungen, Bewegung und Sport.
- **Massagen & Co:** Ergänzend sind reduzierende und stoffwechselaktivierende Therapien wie Mardana, Thalodal, Zitronenwickel, Udvartana, Utsadana und Swedana sinnvoll (Seite 228).
- **Heilpflanzen:** Hier sind die Balsambirne frisch oder als Tee, Shallaki, Guggulu und Trikatu sehr wirkungsvoll (Seite 230).

SO HILFT DER YOGA

Die begleitende und unterstützende Therapie ruht auf vier Pfeilern, die bei den Übungsfolgen näher beschrieben sind.
Da Bewegungsmangel als großer Risikofaktor gilt, ist es außerordentlich wichtig, dass Sie nach und nach zu einer kraftvollen und ausdauernden Übungspraxis finden! Stellen Sie sich vor, wie die verstärkte Durchblutung Ihren Gefäßen hilft, wieder durchlässiger und elastischer zu werden.

ASANAS UND BEWEGUNGSABLÄUFE

... um den Stoffwechsel zu aktivieren, Muskelkraft aufzubauen und den Fettstoffwechsel zu stabilisieren:

01 Sonnengrüße (S. 148)
02 Kraftvolle Haltung (S. 88)
03 Held & Bogenschütze (S. 91–92)
04 Shivas Tanzhaltung, Bein hinten (S. 132)
05 Hund (S. 122)
06 Drehsitz (S. 114)

Alternativ:
07 Katze: Die lang gedehnte Drehung (S. 78)
08 Kobra (S. 94)
09 Schulterbrücke (S. 116)
10 Apanasana (S. 79)
11 Boot (S. 134)
12 Krokodil (S. 111)

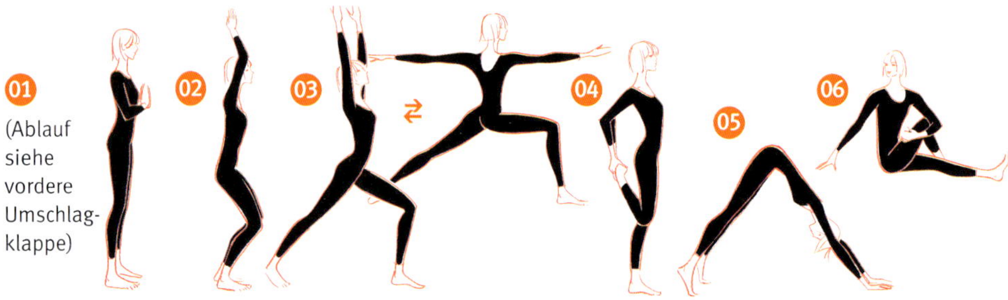

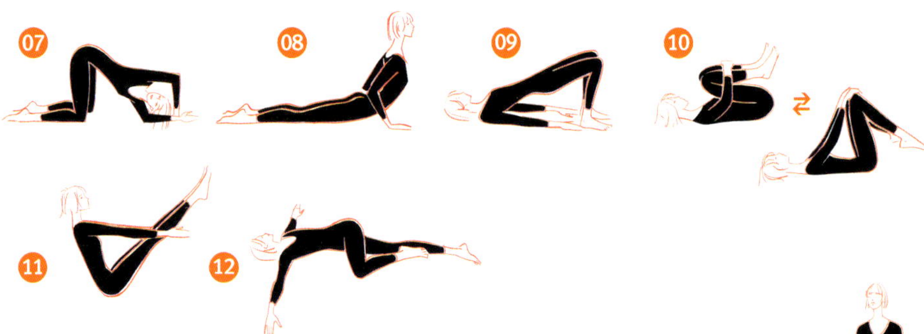

ATEMÜBUNGEN UND MEDITATIONEN

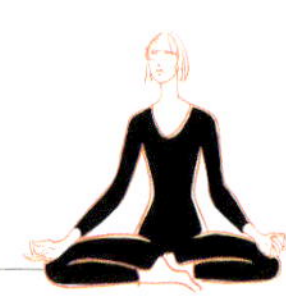

Atemübungen, die anregen und das vermehrte »träge« Kapha abbauen helfen:

- Feueratem (S. 165)
- Kapalabhati (S. 156)
- Ujjayi mit Betonung der Einatmung (S. 162)
- Wechselatmung (S. 154)
- Feuerspülung (S. 158)

Ruhehaltung zur Regeneration und Entspannung – kurz, aber wichtig zum Abbau von Stress:

- Rückenlage oder gestützte Bauch-Seitenlage (S. 83, 87)

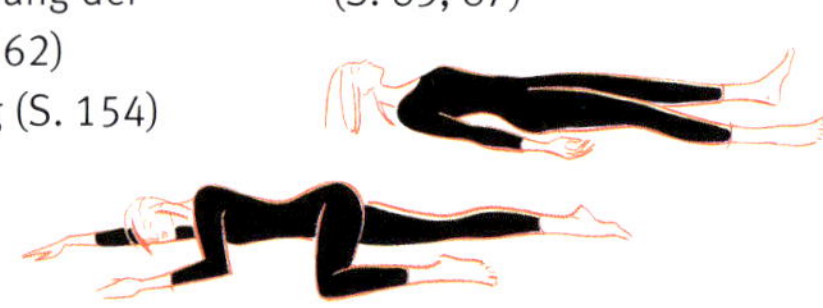

Energielenkungen und Meditationen, die in die Aktivität führen und helfen, standhaft und ausdauernd zu werden:

- Großer doppelter Umlauf (S. 173)
- Visualisierung des Verdauungsfeuers (S. 177)
- Visualisierungen Sonne und Mond (S. 177, 179)

Frauenbeschwerden: Zyklus- und Blutungsstörungen

Beschwerden in Zusammenhang mit der Regelblutung, durch Hormonveränderungen während des Zyklus und in der Menopause sind keine Seltenheit. Aber Sie müssen und sollen sich nicht mit Ihren Beschwerden abfinden. Es gibt im Ayurveda und Yoga wirkungsvolle Methoden, um Ihr Wohlbefinden wieder herzustellen.

Die wichtigsten Probleme sind:

- Amenorrhoe (fehlende Regelblutung), Oligomenorrhoe (seltene Regelblutung), Menorrhagie (lang andauernde Regelblutung), Hypermenorrhoe (sehr starke Regelblutung)
- Dysmenorrhoe (Schmerzen bei der Regelblutung)
- prämenstruelles Syndrom = PMS (Beschwerden und Schmerzen in der zweiten Zyklushälfte)
- Wechseljahrsbeschwerden.

URSACHEN

- Störung der Hormonproduktion in Hypophyse oder Hypothalamus
- Stress und Burn-out-Syndrom
- Starkes Über- oder Untergewicht
- Diabetes mellitus
- Schilddrüsenunterfunktion
- Eierstockzysten
- Infektionen

Wichtig: Vor einer ayurvedischen (Selbst-) Behandlung muss die Ursache der Beschwerden geklärt werden. An erster Stelle steht also immer eine gute Diagnostik – basierend auf einer Anamnese (Befragung), Untersuchung, Ultraschall und Laborwerten.

Nehmen Sie besonders Depressionen in den Wechseljahren ernst, und lassen Sie Ihren Stoffwechsel untersuchen. Oft beruhen solche Depressionen nämlich auf Stoffwechseldefekten und müssen medikamentös behandelt werden!

DIE MODERNE THERAPIE

Die Therapie ist abhängig von den erhobenen Befunden und sollte von einem endokrinologisch versierten Arzt (Hormonspezialist) gesteuert werden.
Ein normaler Zyklus und eine stabile Hormonproduktion sind jedoch immer abhängig von einem »gut funktionierenden« Körper und einer ausgeglichenen psychischen Verfassung. Grundlage jeder Behandlung von Zyklusstörungen und Frauenbeschwerden sind daher:

- eine gesunde und vollwertige Ernährung mit allen Vitaminen und Spurenelementen
- genügend Bewegung und Sport
- gutes Stressmanagement mit genügend Regeneration und Entspannung
- ein prinzipiell gesunder Körper – das heißt, dass sonstige Krankheiten wie Schilddrüsenunterfunktion, Über- oder Untergewicht vorrangig behandelt werden müssen.

STÖRUNG AUS AYURVEDISCHER SICHT

Aus ayurvedischer Sicht stehen je nach Beschwerden und Symptomen unterschiedliche Störungen im Vordergrund:

- bei Amenorrhoe und Oligomenorrhoe eine VATA-STÖRUNG
- bei Dysmenorrhoe eine VATA-STÖRUNG
- bei Menorrhagie und Hypermenorrhoe eine PITTA-STÖRUNG
- beim prämenstruellen Syndrom (PMS) im Vordergrund eine VATA-STÖRUNG, manchmal kombiniert mit einer PITTA- oder KAPHA-STÖRUNG
- bei Wechseljahrsbeschwerden ein alters- und hormonbedingter Anstieg von VATA vor der Menopause und nach Aussetzen der Menstruation ein Abfall von PITTA und ein weiterer VATA-ANSTIEG.

Bei jeder schweren Störung ist zusätzlich das Fortpflanzungsgewebe geschwächt, welches aus ayurvedischer Sicht nur funktionsfähig ist, wenn alle anderen Körpergewebe (zum Beispiel Blut, Muskulatur, Fettgewebe, Seite 31) gesund sind und ihre normale Funktion besitzen.

DIE AYURVEDISCHE THERAPIE

Eine ayurvedische Therapie bei Frauenbeschwerden und Zyklusproblemen soll immer von einem kompetenten Ayurvedaspezialisten gesteuert werden.

› **Grundlage** ist, alle Körperfunktionen wiederherzustellen und ein Gleichgewicht von Körper und Geist. An erster Stelle steht neben der Yogapraxis eine gesunde Ernährung mit Nahrungsergänzung nach ayurvedischen Richtlinien (Vata- oder Vata-Pitta-Ernährung, Seite 37).

› **Massagen & Co:** Zwischen den Regelblutungen (ab der Menopause jederzeit) sind weitere Behandlungen sinnvoll. Massagen werden am besten mit Mahanarayana-Öl oder bei spezieller Indikation auch mit anderen Therapieölen durchgeführt. Sinnvoll und nützlich sind je nach Bedarf Abhyanga, Mardana, Thalodal, Shiroabhyanga, Shirodhara, Vasti, Swedana und bei Bedarf weitere spezielle Therapien. Auch regelmäßige Selbstmassagen mit den passenden Ölen (zum Beispiel Mahanarayana-Öl) sind sehr effektiv (Seite 228).

Heilpflanzen: Zusätzlich setzt man Rasayana (Seite 32) ein, um Körper und Geist »zu verjüngen«. Sinnvoll sind hier, je nach Bedarf, zum Beispiel Cyavanprash (Amla-Mus), Shatavari (Seite 230) oder Kumari-Asavaya (ein Kräuterwein mit Aloe).

Für spezielle Symptome sind auch spezifische Kräuter/Medikamente sinnvoll:

- bei Amenorrhoe und Oligomenorrhoe Shatavari, Ashwagandha, eventuell Aloe und Ashoka
- bei Dysmenorrhoe Shatavari, Amrita, Ashoka, Kardamom, Asafoetida
- bei Menorrhagie und Hypermenorrhoe Ashoka, Shatavari, Arjuna
- beim prämenstruellen Syndrom/PMS Shatavari, Ashwagandha, Aloe, Haridra
- bei Wechseljahrsbeschwerden Shatavari, Aloe.

SO HILFT DER YOGA

Die begleitende und unterstützende Therapie durch den Yoga richtet sich nach der vorrangigen Dosha-Störung. Yoga-Asanas sollen Körper und Geist stabilisieren, regenerieren und beweglich halten. Atemübungen sollen nach Bedarf ausgleichen, wärmen oder kühlen. Bedeutungsvoll ist die Yogatherapie besonders bei der schmerzhaften Regelblutung, bei PMS und Wechseljahrsbeschwerden.

YOGA BEI PRÄMENSTRUELLEM SYNDROM

Typisch sind Symptome wie Reizbarkeit, Wasseransammlungen in den Körpergeweben (Busen, Beine) und schnelle Ermüdbarkeit. **Gut hilft alles, was die Stauungen beseitigt, Energie spendet und Ventile für den gereizten Geist öffnet,** zum Beispiel die schnellen, rhythmischen Kundalini-Übungen, kombiniert mit dem Reinigungsatem, und Asanas mit Feueratem.

01 Kundalini-Übung 1: Rhythmisches Drehen mit den Armen in der Kerzenleuchterhaltung (S. 143)
02 Kundalini-Übung 2: Arme nach hinten-oben schwingen (S. 144)
03 Kundalini-Übung 3: Arme und Beine kreuzen – mit Reinigungsatem (S. 144)
04 Kundalini-Übung 4: Die Katze streckt ihr Bein (S. 145)
05 Kundalini-Übung 6: Die Beine rhythmisch heranziehen (S. 147)
06 Sonnengrüße, schnell und kraftvoll geübt (S. 148)
07 Hund – mit Feueratem (S. 122, 165)
08 Kraftvolle Haltung – mit Feueratem (S. 88, 165)
09 Held – mit Feueratem (S. 91, 165)
10 Yoga Mudra (S. 81)
11 Wechselatmung (S. 154)

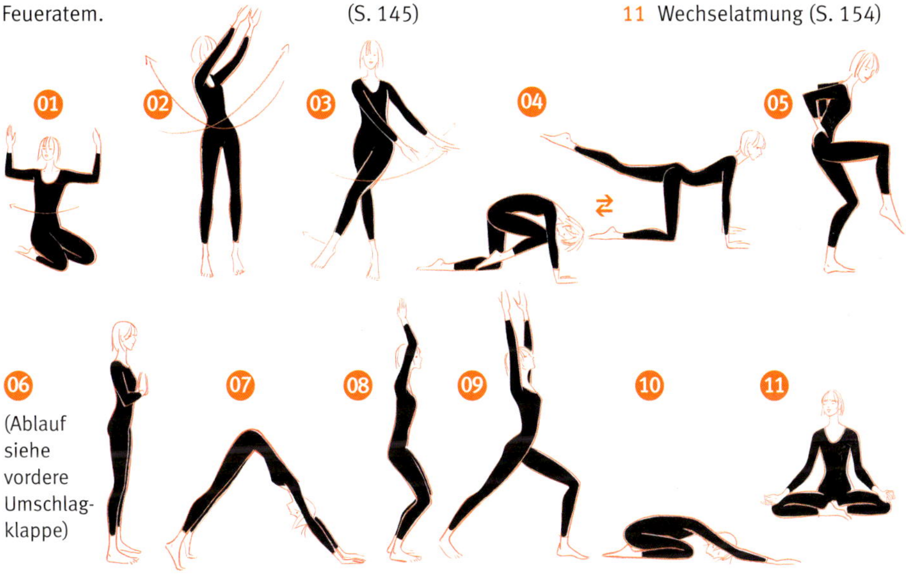

YOGA BEI SCHMERZHAFTER REGELBLUTUNG

Hier hilft alles, was den Unterbauch und Bauch entspannt und dem Beckenboden sanfte Dehnungsreize gibt:

01 Katze, dabei den Bauch entspannen (S. 76)
02 Katze & Hund, den Bauch entspannen (S. 76, 122)
03 Hund, etwas länger gehalten, Unterbauchorgane »hängen« lassen (S. 122)
04 Yoga Mudra (S. 81)
05 Schildkröte (S. 106)
06 Geschlossene Winkelhaltung im Sitzen (S. 109)
07 Winkelhaltung im Liegen (S. 109)

(Zeichnungen siehe Seite 206)

Atemübungen und Meditationen:

- Wechselatmung (S. 154)
- Bhramari: das Summen bis ins Becken lenken (S. 163)
- Aufsteigende Energielenkung (S. 170)

Yoga bei schmerzhafter Regelblutung (Seite 205):

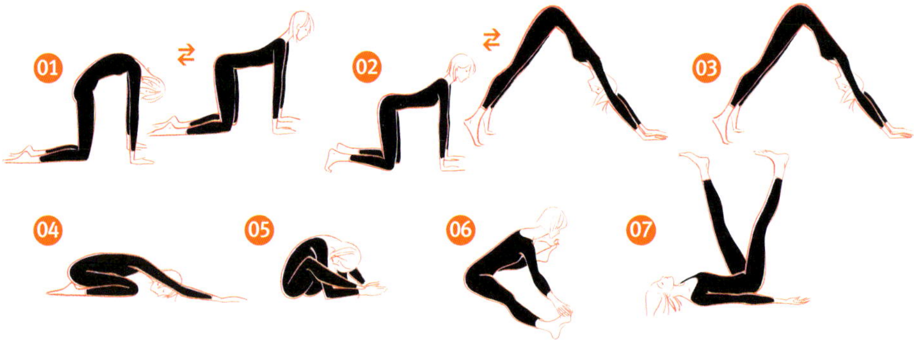

YOGA BEI WECHSELJAHRSBESCHWERDEN

Diese Beschwerden sind vielgestaltig und reagieren nicht unbedingt immer gleich auf das Üben. Bleiben Sie geduldig und üben Sie sich in Gleichmut! Hitzewallungen kommen und gehen, Gelenkschmerzen verschwinden oft nach einer Weile von allein wieder, und **rhythmisches Bewegen hilft, die Stimmung aufzuhellen.**

01 Kundalini-Übung 5: Arme entspannt um den Körper schwingen lassen (S. 146)
02 Kundalini-Übung 2: Arme nach hinten-oben schwingen (S. 144)
03 Kundalini-Übung 6: Die Beine rhythmisch heranziehen (S. 147)
04 Kundalini-Übung 3: Arme und Beine kreuzen – mit Reinigungsatem (S. 144)
05 Kraftvolle Haltung – mit Ujjayi-Atmung (S. 88, 162)
06 Held & Bogenschütze – mit Ujjayi-Atmung (S. 91–92, 162)
07 Hund (S. 122)
08 Boot (S. 134)
09 Tisch (S. 128)
10 Vorbeuge über beide Beine (S. 104)
11 Schulterbrücke (S. 116)

Atemübungen und Meditationen:

- Wechselatmung (S. 154)
- je nach Bedarf Kapalabhati (kühlend, S. 156) oder Feueratem (wärmend und gut zum Entwässern, S. 165)
- je nach Bedarf Shitali (kühlend, S. 168)
- je nach Bedarf Visualisierung Innere Sonne (S. 177) oder Mond (S. 179)

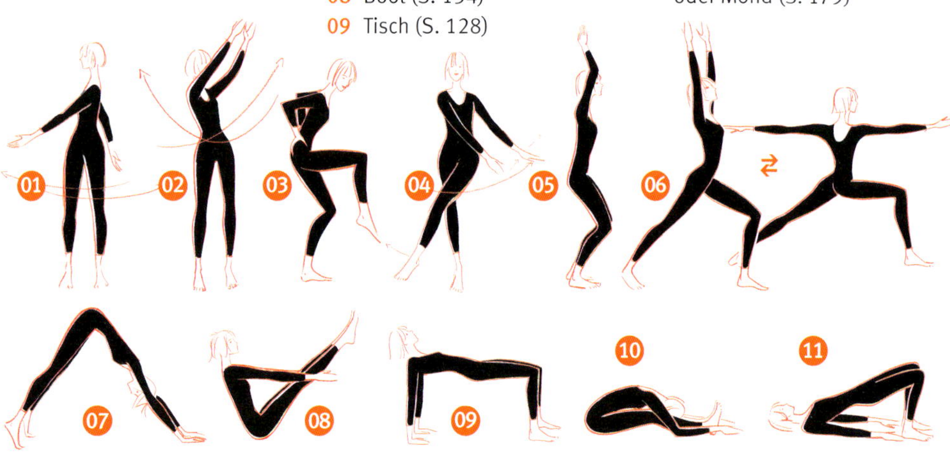

Gelenkschmerzen

Schmerzen im Bereich der Gelenke betreffen vor allem Schulter-, Hüft- und Kniegelenk. Meist strahlen die Beschwerden auch in die entsprechende Extremität aus, zum Beispiel beim Schulter-Arm-Syndrom. Die Folgen sind Bewegungseinschränkung bis zum Funktionsverlust des Gelenks, eventuell der ganzen Extremität, und Arthrose (Abnutzung des Gelenkknorpels und der knöchernen Strukturen). Damit geht immer ein starker Verlust an Lebensqualität einher.

Sie können Ihre Lebensqualität verbessern oder zurückgewinnen, wenn Sie konsequent Ihre Möglichkeiten nutzen. Ein langer Atem ist hier allerdings notwendig. Mit Gewalt erreichen Sie nichts.
Im Folgenden gehen wir nur auf degenerative Erkrankungen ein. Rheumatische Erkrankungen müssen von einem spezialisierten Arzt behandelt werden.

URSACHEN

Hier muss man funktionelle und organische Ursachen unterscheiden. Häufig sind:

- langfristige Fehl- oder Überbelastung
- nicht ausgeheilte Verletzung der Gelenkkapsel, Sehnen, Bänder oder Muskeln
- psychisch bedingte Verspannungen (besonders beim Schulter-Arm-Syndrom)
- angeborene Hüftdysplasie (schlecht ausgebildete Hüftpfanne).

DIE MODERNE THERAPIE

Die Säulen der modernen Therapie sind

- Schmerztherapie mit Medikamenten und Akupunktur
- Physiotherapie
- Muskel- und Beweglichkeitstraining
- operative Eingriffe, wenn notwendig.

STÖRUNG AUS AYURVEDISCHER SICHT

Bei allen Schmerzsyndromen und allen Erkrankungen mit Abnutzungserscheinungen steht die VATA-STÖRUNG im Vordergrund. Bei entzündlichen Veränderungen kommt eine PITTA-STÖRUNG dazu. Der Aufbau des Muskel- und Knochengewebes und in einigen Fällen auch des Nervengewebes ist gestört.

DIE AYURVEDISCHE THERAPIE

Bei akuten Beschwerden und Verletzungen ist die moderne Therapie schneller und überlegen. Bei hartnäckigen Beschwerden ist jedoch der Nutzen einer zusätzlichen ayurvedischen Behandlung sehr groß.
Alle therapeutischen Maßnahmen sollen Vata besänftigen, Strukturen und Gewebe stabilisieren und wieder aufbauen sowie die Beweglichkeit wieder herstellen.

- **Grundlage** ist neben Yogaübungen eine Ernährung, die frisch zubereitet, nahrhaft und aufbauend sein muss, außerdem Vata und Pitta reduziert (Seite 37). Sie sollte durch Vitamine und Spurenelemente ergänzt werden. Gemieden werden sollten scharfe, saure, salzige und fette Speisen.
- **Massagen & Co:** Bei allen Schmerzsyndromen und Gelenkproblemen sind Ayur-

vedamassagen mit Mahanarayana Thailam sehr wirksam. Zusätzlich können Spezial-Therapieöle wie Murivenna Keram, Pinda Thailam und Dhanvantharam Kuzhambu eingesetzt werden (Seite 230).

› **Heilpflanzen:** Besonders wirksam sind Shallaki und Amrita, bei psychischen Problemen auch Brahmi (Seite 230).

SO HILFT DER YOGA

Die begleitende und unterstützende Therapie ruht auf drei Pfeilern, die bei den Abläufen näher beschrieben sind. Die Asanas sollen Kraft, Stabilität und Beweglichkeit fördern. Sie werden anfangs ausschließlich nach den Richtlinien für Vata ausgeführt. Dabei muss auf die spezifischen Einschränkungen und Probleme besondere Rücksicht genommen werden. Auch ausgleichende und kühlende Atemübungen sind sinnvoll. Um eine Besserung zu erreichen, ist es wichtig, die Übungen regelmäßig (am besten täglich) durchzuführen.

ASANAS UND BEWEGUNGSABLÄUFE

Sanfte Bewegungsabläufe und rhythmisches Üben, um den Gewebestoffwechsel in den Gelenken und der umgebenden Muskulatur wieder anzuregen, sowie Gelenkübungen. Bei schmerzenden und/oder entzündeten Gelenken neigt man dazu, jede Bewegung zu vermeiden. Dabei ist jedoch gerade Bewegung wichtig, damit der Gewebestoffwechsel in Schwung kommt und Schlackenstoffe abtransportiert werden können. Wer rastet, der rostet! Es sollte aber nur so intensiv geübt werden, wie es der Zustand der Gelenke zulässt, und möglichst wenig Gewicht auf ihnen lasten.

01 Kundalini-Übung 5: Arme entspannt um den Körper schwingen lassen (S. 146)
02 Katze & Hund, dynamisch, eventuell im Unterarmstand (S. 76, 122)
03 Sonnengrüße, langsam geübt (S. 148)
Alternativ:
04 Gelenkübungen (S. 136)

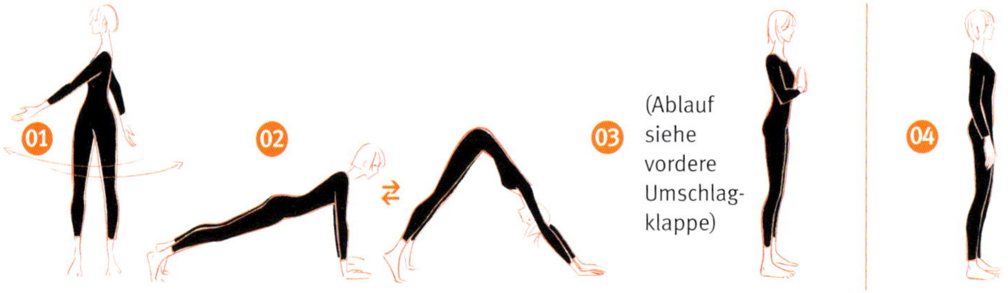

ATEMÜBUNGEN UND MEDITATIONEN

... die helfen, den Stoffwechsel anzuregen beziehungsweise Entzündungen zu mildern:

- Ujjayi (S. 162)
- Kapalabhati – bei Entzündungen (S. 156)
- Feueratem – bei Verschleiß (S. 165)
- Shitali – bei Entzündungen (S. 168)
- Energielenkungen über die betroffenen Gelenke (S. 170 ff.)

ASANAS UND BEWEGUNGSABLÄUFE

... um Kraft in den Muskelgruppen aufzubauen, die die betroffenen Gelenke stabilisieren und damit entlasten. Die gute Durchblutung der Muskulatur unterstützt den Stoffwechsel an den Gelenken. Eine rhythmische Be- und Entlastung der Gelenke fördert die Produktion von Gelenkschmiere.

Schultern:

01 Kleine Krafthaltung (S. 125)
02 Hund (S. 122)
03 Tisch (S. 128)
04 Seitstütz (S. 126)
05 Bogenschütze (S. 92)

Hände/Handgelenke:

06 Katze: Die lang gedehnte Drehung (S. 78)
07 Katze & Yoga Mudra (S. 76, 81)

Hüften:

08 Schulterbrücke (S. 116)
09 Heuschrecke (S. 97)
10 Berg (S. 74)
11 Kraftvolle Haltung (S. 88)
12 Held (S. 91)
13 Hund mit erhobenem Bein & Taube (S. 102)

Knie:

14 Berg (S. 74)
15 Kraftvolle Haltung (S. 88)
16 Baum (S. 130)
17 Held (S. 91)
18 Hund mit erhobenem Bein & Taube (S. 102)

Fußgelenke:

19 Berg (S. 74)
20 Held (S. 91)
21 Shivas Tanzhaltung, Bein vorn (S. 133)
22 Shivas Tanzhaltung, Bein hinten (S. 132)

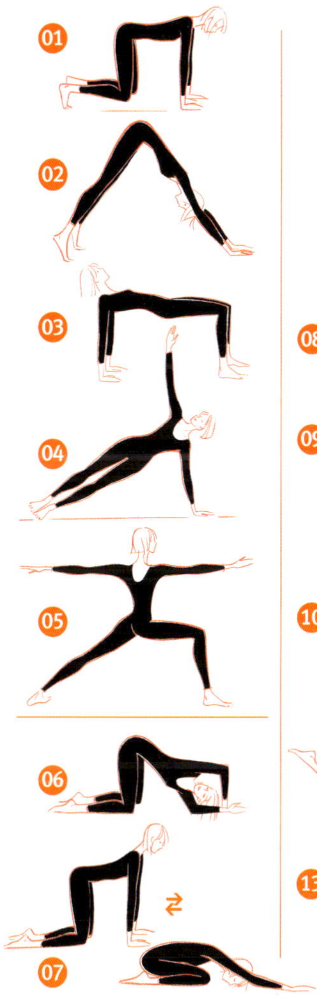

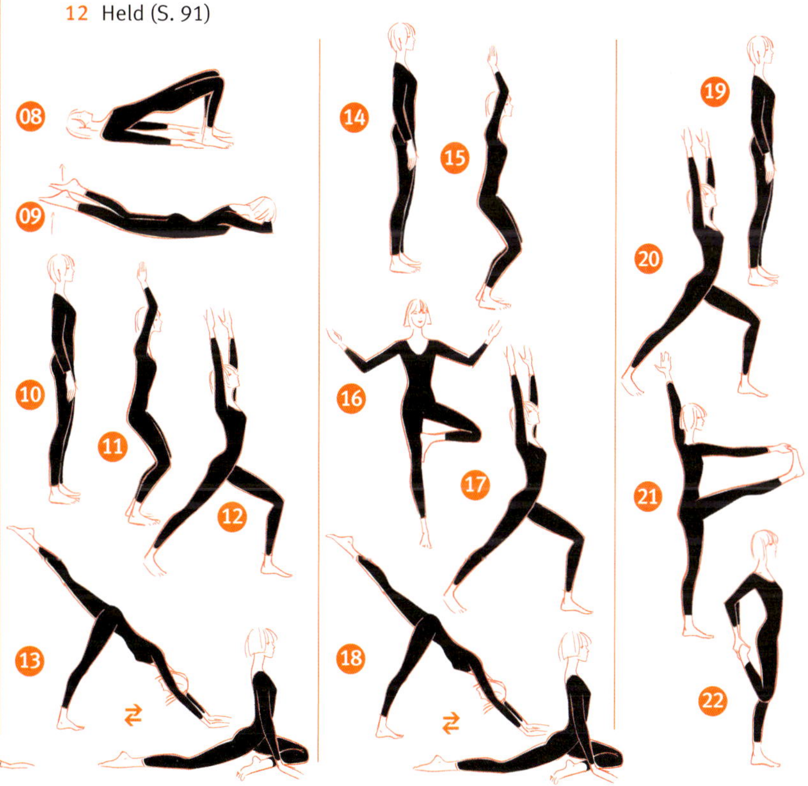

Kopfschmerzen und Migräne

Viele Menschen sind von häufigen Kopfschmerzen oder Migräne betroffen. Sporadisch auftretende Kopfschmerzen sind in der Regel harmlos. Bei zunehmenden starken Kopfschmerzen oder Kopfschmerzen mit Begleitreaktionen (Erbrechen, Fieber, Bewusstseinstrübung ...) muss allerdings unbedingt nach organischen Ursachen gefahndet werden. Sie brauchen sich aber nicht mit Ihren Kopfschmerzen abzufinden. Sie können erreichen, dass sie deutlich seltener oder gar nicht mehr auftreten.

Wichtig: Leiden Sie unter sehr starken und häufigen Kopfschmerzen, sollten Sie die Ursache unbedingt durch einen Arzt klären lassen. Organische Ursachen für Kopfschmerzen sind zwar nicht häufig, können aber sehr gefährlich sein. Bei akuten und sehr heftigen Kopfschmerzen sollten Sie ebenfalls einen Arzt aufsuchen, vor allem wenn weitere Symptome dazukommen.

URSACHEN

Mögliche organische und funktionelle Ursachen bei starken Kopfschmerzen:

- Bluthochdruck (Hypertonie)
- Tumoren (selten)
- Gefäßfehlbildungen im Gehirn.

Mögliche organische Ursachen bei häufigen Kopfschmerzen:

- Sehfehler (bei Verdacht zum Augenarzt)
- niedriger Blutdruck (hypotone Kreislaufregulationsstörung)
- Probleme der Wirbelsäule (insbesondere der Halswirbelsäule) und Haltungsschwäche (sehr häufige Ursache)
- schlechte Zähne und Probleme des Kiefergelenks.

Nichtorganische Ursachen:

- Stress
- unregelmäßiger Schlaf
- als Begleitsymptom bei der Menstruation durch hormonelle Schwankungen
- Alkohol und bestimmte Nahrungsmittel wie Zwiebeln oder Nüsse
- Inaktivität.

DIE MODERNE THERAPIE

Bei starken Kopfschmerzen dürfen und sollen Sie rechtzeitig ein einfaches Schmerzmittel wie Ibuprofen einnehmen. Sie sollten Schmerzen nämlich nicht prinzipiell »aushalten«. Ihr Gehirn merkt sich Schmerzen, Sie haben ein Schmerzgedächtnis. Häufige Schmerzen können sich dadurch verselbstständigen und letztlich ohne oder durch eine minimale Ursache ausgelöst werden. Organische und funktionelle Ursachen wie Bluthochdruck oder Sehfehler müssen selbstverständlich behandelt werden. Gute Ernährung, genügend Flüssigkeitszufuhr, ausreichend Bewegung und Sport und gutes Stressmanagement sind Säulen der Therapie.

STÖRUNG AUS AYURVEDISCHER SICHT

Aus ayurvedischer Sicht liegt in der Regel eine VATA-STÖRUNG und manchmal auch zusätzlich eine PITTA-STÖRUNG vor.

DIE AYURVEDISCHE THERAPIE

› **Grundlage:** Vor allem Vata- und eventuell Pitta-senkende Maßnahmen sind die Mittel der Wahl. Grundlage ist einerseits eine Ernährung nach ayurvedischen Richtlinien für Vata beziehungsweise Pitta (Seite 37, 60). Konservierte Nahrung und schlecht verdauliche, fette Nahrung wie Wurst sollen gemieden werden. Die zweite Säule der Therapie ist körperliche/sportliche Aktivität mindestens dreimal pro Woche. Yoga ist besonders wirkungsvoll. Rauchen und größere Mengen Alkohol sind selbstverständlich nicht erlaubt!

› **Massagen & Co:** Bei Kopfsyndromen sind Ayurvedamassagen mit Mahanarayana Thailam sehr wirksam. Auch Kopfmassagen mit Therapieölen und vor allem Shirodhara sind sehr nützlich (Seite 228).

› **Heilpflanzen:** Besonders wirkungsvoll ist Brahmi. Zimtöl oder Pfefferminzöl, auf die Schläfen getupft, hilft bei leichteren Kopfschmerzen. Bei Pitta-Störung helfen Amalaki, Shatavari und Sandelholzöl (Seite 230). Eine Therapie ist nur bei intensiven eigenen Bemühungen erfolgreich.

SO HILFT DER YOGA

Die begleitende und unterstützende Therapie ruht auf drei Pfeilern, die bei den Abläufen näher beschrieben werden. Die Yoga-Asanas sollen Vata und Pitta senken, Körper und Geist stabilisieren und ins Gleichgewicht bringen sowie die Wirbelsäule stärken, entlasten und beweglich machen. Regeneration und Entspannung sind wichtig. Ausgleichende und kühlende Atemübungen sind sinnvoll und nützlich.

ASANAS UND BEWEGUNGSABLÄUFE

... dynamisch und rhythmisch geübt, um die Muskulatur besser zu durchbluten, die Wirbelsäule beweglicher zu machen und dadurch zu entlasten.

Die dynamisch geübten Asanas sollen Ihnen helfen, Ihre Nackenmuskulatur zu entspannen, die einen zu großen Druck auf die Wirbelgelenke der Halswirbelsäule ausübt, und sie wieder besser zu durchbluten. Wichtig: Entspannen Sie bei allen Übungen bewusst Ihren Mundraum und die Augen!

01 Kundalini-Übung 5: Arme entspannt um den Körper schwingen lassen (S. 146)
02 Katze (S. 76)
03 Katze & Hund (S. 76, 122)
04 Schulterbrücke dynamisch (S. 116)
05 Krokodil dynamisch (S. 112)

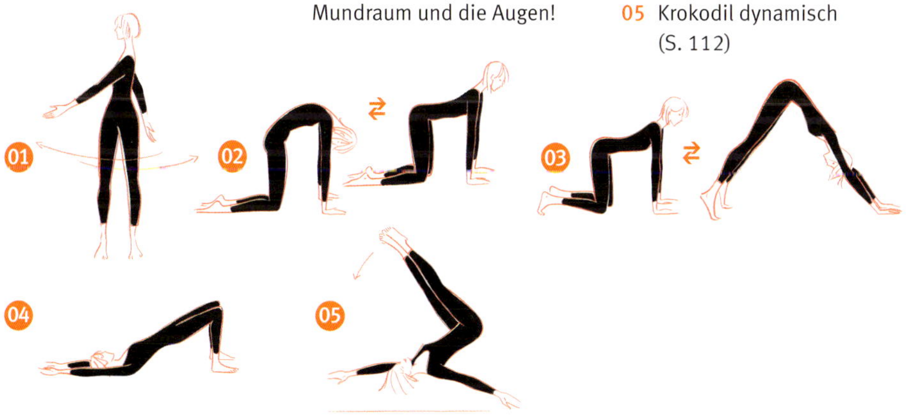

ASANAS UND BEWEGUNGSABLÄUFE

... um das innere Gleichgewicht zu stabilisieren. Sie helfen, die Energie zur Erde zu lenken beziehungsweise das Nervensystem zu beruhigen. Besonders der gestützte Fisch ist sehr hilfreich. Dieses Asana sollte mehrere Minuten lang geübt werden, am besten mit einer Augenbinde.

01 Berg (S. 74)
02 Kraftvolle Haltung (S. 88)
03 Held (S. 91)
04 Hund (S. 122)
05 Yoga Mudra (S. 81)
06 Fisch gestützt (S. 99)

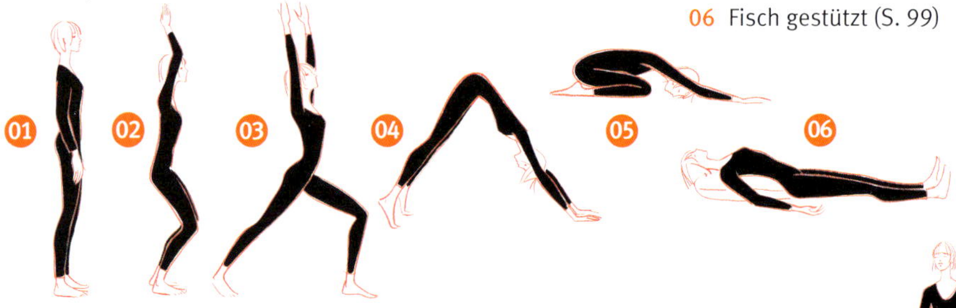

ATEMÜBUNGEN UND MEDITATIONEN

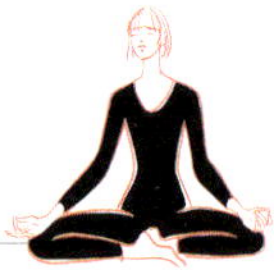

... die helfen, sich zu entspannen und die Doshas zu harmonisieren. Die Atemübungen wirken ableitend, beruhigend und entspannend. Die Visualisierungen helfen, ein Zuviel an Energie aus dem Kopf in die Erde abzuleiten.

- Ujjayi (S. 162)
- Wechselatmung (S. 154)
- Bhramari (S. 163)
- Kapalabhati (S. 156)
- Mondatmung (S. 167)
- Visualisierung der Wurzeln (S. 175)
- Absteigende Energielenkung (S. 171)
- Visualisierung des Mondes im Stirnraum (S. 179)

Osteoporose

Bei Osteoporose oder Knochenschwund verringert sich die Knochensubstanz über das normale altersbedingte Maß hinaus. Die Erkrankung betrifft vorwiegend Frauen, aber auch zunehmend inaktive und übergewichtige Männer. Folgen sind instabile Knochen, Schmerzen, in schweren Fällen Brüche (Frakturen) der großen Knochen und der Wirbelkörper. Vorbeugung ist hier die beste Therapie.

Aber auch wenn Sie bereits unter Osteoporose leiden, ist es möglich, den Zustand Ihrer Knochen und Ihre Lebensqualität zu verbessern. Dafür müssen Sie allerdings Geduld haben und ausdauernd sein.

URSACHEN

- Inaktivität (wichtigste Ursache!)
- Hormonveränderungen in der Menopause
- Übergewicht

- ungünstige Ernährung mit fetten und kalorienreichen Nahrungsmitteln wie Wurst und fettes Fleisch, Fast Food oder kalorienreiche Softdrinks
- ungünstige Ernährung mit Mangel an Vitaminen, Mineralien und Spurenelementen (vor allem Kalzium und Fluor), zum Beispiel bei veganer Ernährung.

Vegan ernährte Menschen sind ohne komplette Nahrungsergänzung immer mangelernährt. Schwere Vata-Störungen inklusive einer Osteoporose sind hier vorprogrammiert und treten oft bereits im jungen Erwachsenenalter auf! Die Therapie ist in solchen Fällen oft sehr schwierig, langwierig und nicht immer erfolgreich.

DIE MODERNE THERAPIE

Die Säulen der modernen Therapie sind gute Ernährung, Nahrungsergänzung, Krankengymnastik, Sport und Bewegung, außerdem Östrogene (diese sind allerdings sehr umstritten).

STÖRUNG AUS AYURVEDISCHER SICHT

In der Regel liegt eine schwere **VATA-STÖRUNG** vor. Außerdem ist das Knochengewebe geschwächt und schlecht aufgebaut. Dies ist häufig kombiniert mit einer Schwächung des Muskel- und Fettgewebes. Die Gründe dafür liegen im Mangel an Bewegung, einem schlechten Stoffwechsel und/oder in einer schlechten Ernährung mit Nährstoffmangel.

ASANAS UND BEWEGUNGSABLÄUFE

... um den Knochenstoffwechsel anzuregen.

Die Kundalini-Übungen und Bewegungsabläufe mit Stützhaltungen helfen, den Knochenstoffwechsel zu aktivieren, indem sie rhythmisch Zug und Druck auf große Teile des Skeletts ausüben. Für eine Heilwirkung ist es wichtig, dass Sie regelmäßig üben!

01 Kundalini-Übung 1: Rhythmisches Drehen mit den Armen in der Kerzenleuchterhaltung (S. 143)
02 Kundalini-Übung 2: Die Arme nach hinten-oben schwingen (S. 144)
03 Kundalini-Übung 3: Arme und Beine kreuzen – mit Reinigungsatem (S. 144)
04 Kundalini-Übung 4: Die Katze streckt ihr Bein (S. 145)
05 Katze & Hund (S. 76, 122)
06 Brett & Hund (S. 125, 122)
07 Sonnengrüße (S. 148)

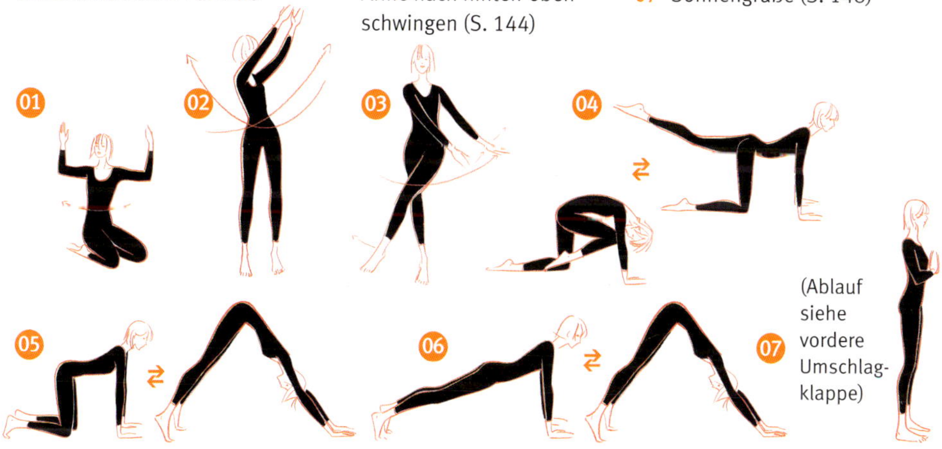

(Ablauf siehe vordere Umschlagklappe)

DIE AYURVEDISCHE THERAPIE

› **Grundlage:** Ernährung und Yogapraxis sollen Vata-reduzierend sein (Seite 37, 60). Die Nahrung soll durch alle notwendigen Vitamine, Spurenelemente und Mineralien ergänzt werden. Zusätzlich sind sattvische, edle Nahrungsmittel wie Mandeln, Pistazien, Bananen nützlich (Seite 28).

› **Massagen & Co:** Alle regenerierenden Maßnahmen wie Abhyanga mit Vata-Therapieöl sind sinnvoll (Seite 228). Intensive, stoffwechselanregende, Vata-reduzierende Massagen wie Mardana und Thalodal wirken besonders stark gewebeverbessernd. Das beste Öl ist Mahanarayana Thailam.

› **Heilpflanzen:** Für Frauen ist Shatavari Mittel der Wahl, zusammen mit Rasayana (wie Amla-Mus), eventuell kombiniert mit Ashwagandha und/oder Bala. Für Männer sind Ashwagandha, Bala und Rasayana (wie Amla-Mus) sehr sinnvoll (Seite 230).

SO HILFT DER YOGA

Die begleitende und unterstützende Therapie ruht auf drei Pfeilern, die bei den Abläufen näher erläutert werden. Die Asanas sollen den Stoffwechsel verbessern, stabilisieren und die gesamte Muskulatur stärken, insbesondere von Rumpf und Beinen. Die Atemübungen sollen nach Bedarf ausgleichen und entspannen oder den Stoffwechsel anregen. Eine gute Regeneration und Entspannung ist wichtig.

ASANAS UND BEWEGUNGSABLÄUFE

... zum Aufbau der Kraft und Stabilität, um den Knochen nachhaltig zu stabilisieren.

Üben Sie die Asanas immer so lange wie möglich, auf jeden Fall bis Sie merken, dass Ihnen warm wird und sich Ihre Muskeln kraftvoll um die Knochen legen. Arbeiten Sie konsequent an Ihrer Ausdauer, denn so wird sich auch Ihr Gefühl für Ihre innere Kraft verbessern.

01 Kraftvolle Haltung oder Adler (S. 88)
02 Held oder Bogenschütze (S. 91, 92)
03 Kleine Krafthaltung (S. 125)
04 Brett & Hund (S. 125, 122)
05 Baum (S. 130)

Alternativ:

06 Heuschrecke (S. 97)
07 Kobra (S. 94)
08 Hund mit erhobenem Bein & Taube (S. 102)
09 Tisch (S. 128)
10 Seitstütz (S. 126)
11 Wechselatmung im Sitz (S. 154)

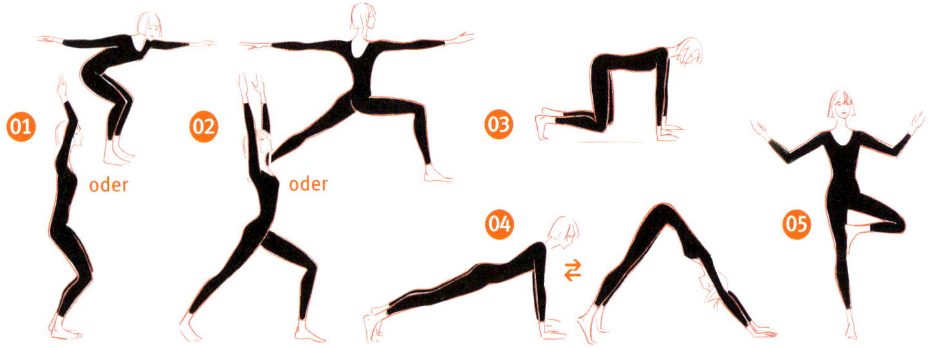

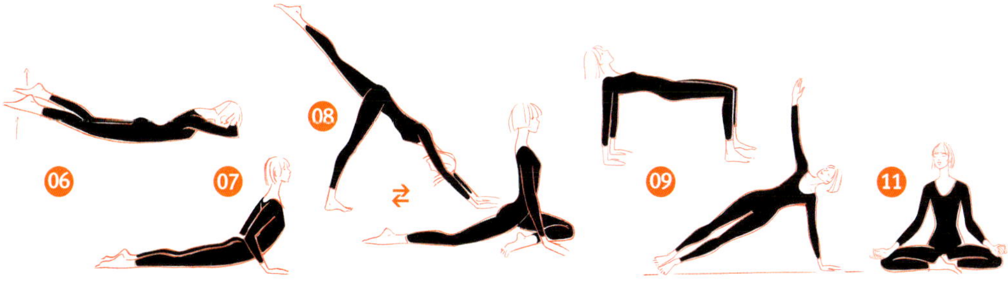

ATEMÜBUNGEN UND MEDITATIONEN

... die helfen, die Kraft von innen aufzubauen und stabil zu halten. Unterstützen Sie Ihr Osteoporoseprogramm, indem Sie die Ujjayi-Atmung und den Feueratem mit in die Asana-Praxis einbinden. Üben Sie außerdem Kapalabhati, um den Körper beim Entschlacken zu unterstützen, und die Wechselatmung, die uns Ruhe und Ausgeglichenheit zu schenken vermag. Lassen Sie sich bei der Sonnenmeditation von der Vorstellung leiten, dass das Licht Ihre Knochen nähren kann.

- Ujjayi (S. 162)
- Feueratem (S. 165)
- Kapalabhati (S. 156)
- Wechselatmung (S. 154)
- Visualisierung der inneren Sonne (S. 177)

Rückenschmerzen

Die Wirbelsäule ist unser zentrales Stützorgan. Sie muss gleichzeitig stabil und beweglich sein. Durch unsere Arbeits- und Lebensgewohnheiten wird die Wirbelsäule stark belastet. Die Muskulatur ist für diese Belastungen häufig zu schwach und wird zu wenig trainiert. Sehr viele Menschen leiden daher unter Rückenschmerzen. Rückenprobleme sind in Deutschland die häufigste Ursache für Frühberentung.

Mit Ayurveda und Yoga haben Sie Werkzeuge an der Hand, mit deren Hilfe Sie stabil, beweglich und schmerzfrei bleiben oder wieder werden können.

URSACHEN

Hier müssen organische und funktionelle Ursachen unterschieden werden. Die organischen Störungen sind häufig Folge lang andauernder, funktioneller Probleme.

Funktionelle Ursachen

- Die mit Abstand häufigste Ursache ist eine allgemeine Haltungsschwäche aufgrund einer untrainierten, unzureichenden Rumpfmuskulatur. Vor allem die Bauchmuskulatur ist meist zu schwach. Dies führt zu einer Hyperlordose im Lendenwirbelbereich (Hohlkreuz) und einer Kyphose im Brustwirbelbereich (Rundrücken).

- Übergewicht mit schwacher Muskulatur
- Bewegungsmangel
- Fehlhaltungen und Fehlbelastungen durch ungünstige Arbeitsgewohnheiten, zum Beispiel langes Sitzen.

Organische Ursachen

Teilweise sind die organischen Ursachen Folgen funktioneller Wirbelsäulen- und Rückenprobleme. Häufig sind:

- degenerative Veränderungen der Wirbelgelenke
- Bandscheibenschäden inklusive Bandscheibenvorfall
- Osteoporose (Knochenschwund)
- Skoliose (seitliche Verkrümmung der Wirbelsäule)
- Kyphose (Rundrücken).

Seltene organische Ursachen sind:

- Entzündungen der Wirbelsäule
- Tumoren.

Wichtig: Vor einem Rückentraining muss die Ursache chronischer Rückenschmerzen geklärt werden. Insbesondere müssen Entzündungen, Tumoren oder ein Bandscheibenvorfall ausgeschlossen werden. Yoga und Rückentraining dürfen nicht durchgeführt werden bei …

- akutem Bandscheibenvorfall
- Entzündungen der Wirbelsäule
- Tumoren der Wirbelsäule
- schwerer Osteoporose mit Gefahr einer Wirbelfraktur.

DIE MODERNE THERAPIE

Die Therapie richtet sich nach der Grunderkrankung und reicht von Schmerztherapie über Rückenschule bis zur Wirbelsäulenchirurgie.

STÖRUNG AUS AYURVEDISCHER SICHT

Aus ayurvedischer Sicht liegt in jedem Fall eine VATA-STÖRUNG vor. Die Stabilität ist verloren gegangen. Muskel- und Knochengewebe sind geschwächt.

DIE AYURVEDISCHE THERAPIE

Rücken und Wirbelsäule müssen wieder stabil und beweglich werden. Außerdem muss die Qualität des Muskel- und Knochengewebes (Seite 31) verbessert werden. Ohne intensive eigene Anstrengung ist eine Therapie von Rückenschmerzen nicht möglich. Die alleinige Verordnung von Massagen oder Krankengymnastik ist sinnlos und wirkungslos. Eine gute Yogapraxis ist bei Rückenschmerzen nach aktuellen wissenschaftlichen Erkenntnissen wirkungsvoller als Krankengymnastik und Rückenschule.

- **Grundlage:** Neben einer regelmäßigen Yogapraxis ist eine gute Ernährung wichtig. Bei Übergewicht muss unbedingt das Gewicht normalisiert werden. Hierzu ist eine konsequente Ernährung nach den Richtlinien für eine Kapha-Störung notwendig. Bei normalem Gewicht ist eine Vata-Ernährung sinnvoll (Seite 37).
- **Massagen & Co:** Bei starken Rückenproblemen sind Ayurvedamassagen mit Mahanarayana Thailam sehr wirksam, im Lendenwirbelbereich auch die Anwendung von Sahacaradi Thailam (Seite 230) Sehr wirkungsvoll ist Kadivasti, der sogenannte Rückeneinlauf, bei dem man warmes Therapieöl längere Zeit auf die schmerzende Region einwirken lässt.
- **Heilpflanzen:** Sehr nützlich sind Amrita und vor allem Shallaki (Seite 230).

SO HILFT DER YOGA

Die begleitende und unterstützende Therapie ruht auf vier Pfeilern und hat das Ziel, die Ursachen der Rückenschmerzen zu beheben.
Die Asanas sollen Kraft, Stabilität und Beweglichkeit bringen. Sie werden anfangs ausschließlich nach den Richtlinien für Vata ausgeführt. An erster Stelle steht regelmäßiges Üben der Bauchmuskulatur (!). Für einen anhaltenden Erfolg müssen aber auch alle anderen Funktionen der Wirbelsäule regelmäßig (mindestens dreimal pro Woche) trainiert werden. Auch die Füße und der richtige Stand sollen beim Yoga beachtet werden.

ASANAS UND BEWEGUNGSABLÄUFE 1

... um den Gewebestoffwechsel der Muskulatur anzuregen. Die Kundalini-Übungen und Bewegungsabläufe mit Stützhaltungen helfen, den Gewebestoffwechsel zu aktivieren, indem sie rhythmisch Zug und Druck auf die Muskelfasern ausüben. Für eine Heilwirkung ist es wichtig, dass Sie regelmäßig üben! Nutzen Sie die erwärmenden Abläufe auch, um danach die verkrampfte und verkürzte Muskulatur wieder sanft dehnen zu können.

01 Kundalini-Übung 5: Arme entspannt um den Körper schwingen lassen (S. 146)
02 Kundalini-Übung 6: Die Beine rhythmisch heranziehen (S. 147)
03 Kundalini-Übung 3: Arme und Beine kreuzen – mit Reinigungsatem (S. 144)
04 Katze (S. 76)
05 Katze & Hund (S. 76, 122)
06 Vierfüßlerstand (Kleine Krafthaltung) & Hund (S. 122)
07 Schulterbrücke & Apanasana (S. 116, 79)

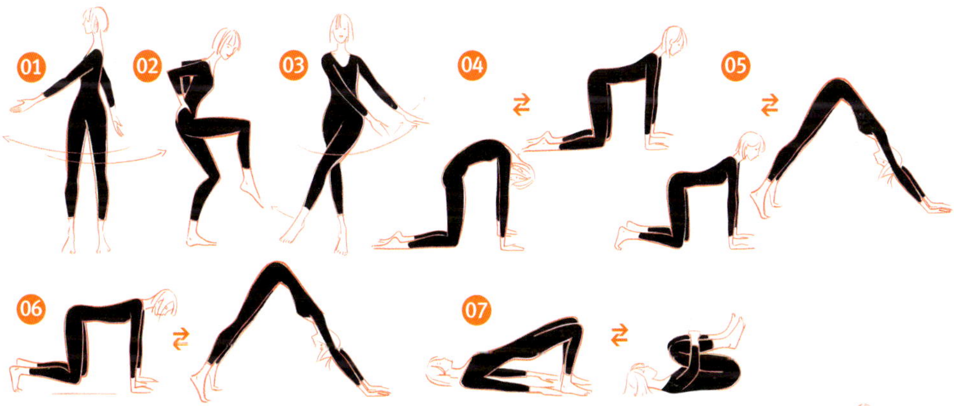

ATEMÜBUNGEN UND MEDITATIONEN

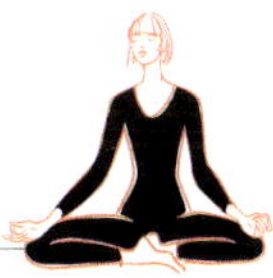

... die den Stoffwechsel anregen und die innere Achse aufbauen und stabilsieren:

- Kapalabhati (S. 156)
- Wechselatmung (S. 154)
- Die aufsteigende und absteigende Energielenkung (S. 170, 171)

ASANAS UND BEWEGUNGSABLÄUFE 2

... um Kraft und Stabilität in der Bauch- und Rückenmuskulatur aufzubauen und so die Wirbelsäule zu stabilisieren. Üben Sie zuerst ausschließlich dynamisch, das heißt im Rhythmus Ihres Atems. Sobald Sie sich etwas kräftiger fühlen, halten Sie die Asanas erst einen Atemzug, dann zwei, dann drei, dann vier Atemzüge lang – und so weiter.

01 Katze: Die lang gedehnte Drehung (S. 78)
02 Kleine Krafthaltung (S. 125)
03 Hund, dabei das Becken sanft bewegen (S. 122)
04 Kobra dynamisch (S. 95)
05 Heuschrecke dynamisch (S. 97)
06 Yoga Mudra (S. 81)
07 Boot dynamisch (S. 134)
08 Tisch dynamisch (S. 128)
09 Schulterbrücke, Beine in der Winkelhaltung (S. 117)

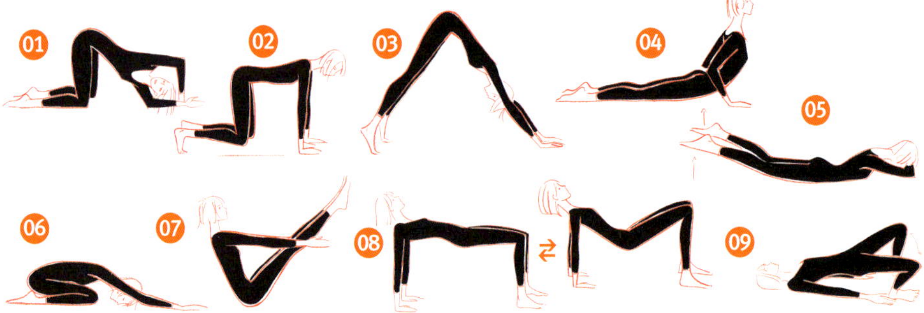

ASANAS UND BEWEGUNGSABLÄUFE 3

Standhaltungen, um die Statik von Beinen und Becken von unten her auszurichten. Um den Rücken zu entlasten, brauchen Sie eine korrekte Ausrichtung der Beine im Stand und ein für Sie angemessen aufgerichtetes Becken. Je mehr Kraft und Klarheit Sie in der Basis haben, desto müheloser werden Sie im Laufe der Zeit den Rumpf aufrichten können. Dann kann die Rumpfmuskulatur entspannt bleiben, wenn sie ihre Haltearbeit verrichtet!

01 Berg (S. 74)
02 Baum (S. 130)
03 Kraftvolle Haltung (S. 88)
04 Held (S. 91)
05 Hund (S. 122)
06 Yoga Mudra (S. 81)
07 Schulterbrücke (S. 116)
08 Schulterbrücke mit Beinen in der Winkelhaltung (S. 117)

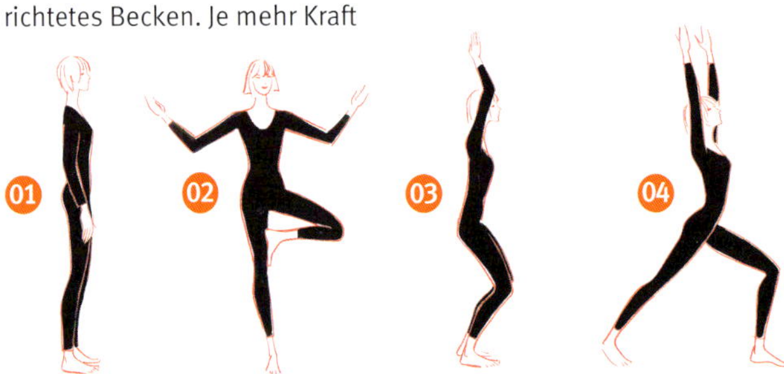

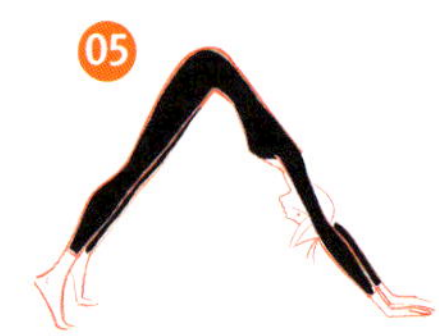

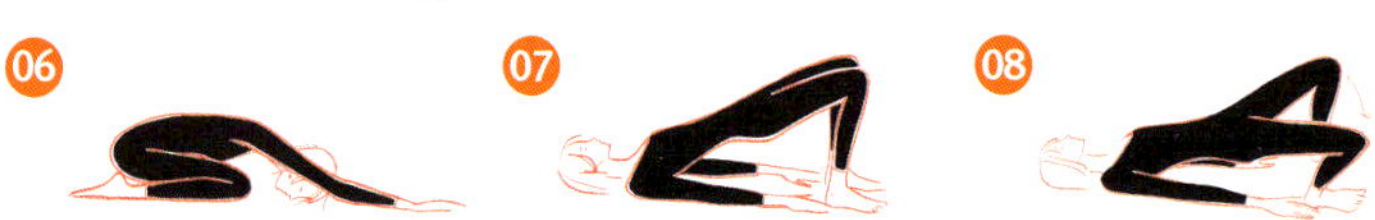

Schlafstörungen

Jeder sechste Mensch in Mitteleuropa leidet unter Schlafstörungen. Eine Vielzahl körperlicher Symptome wie Herzrasen oder Schmerzen kann begleitend auftreten. Bei schweren Schlafstörungen ist die gesamte Leistungsfähigkeit beeinträchtigt. Ayurveda und Yoga bieten wirkungsvolle Möglichkeiten, Ihren Schlaf zu verbessern.

URSACHEN

- Stress
- Reizüberflutung
- Fehlende Regeneration
- Falsche Ernährung, vor allem abends
- Fehlende Bewegung.

DIE MODERNE THERAPIE

Auch aus westlicher medizinischer Sicht sollten nur ausnahmsweise Schlafmittel eingenommen werden. Grundlage ist in jedem Fall eine gesunde Ernährung, kombiniert mit Bewegung und Sport sowie einem guten Stressmanagement.

STÖRUNG AUS AYURVEDISCHER SICHT

Es liegt mit Sicherheit eine VATA-STÖRUNG und bei Einschlafproblemen zusätzlich eine PITTA-STÖRUNG vor. Häufig ist auch das Nervengewebe geschwächt.

DIE AYURVEDISCHE THERAPIE

- **Grundlage** ist neben Yoga eine Vata- beziehungsweise Pitta-senkende Ernährung (Seite 37). Das Abendessen soll leicht verdaulich sein und früh gegessen werden. Ein geregelter Tagesablauf ist wichtig.
- **Massagen & Co:** Ergänzend sind je nach Bedarf regenerierende und entspannende Massagen wie Abhyanga oder Mardana und Thalodal sowie entspannende Behandlungen wie Shiroabhyanga und Shirodhara sehr effektiv (Seite 228). Das beste Therapieöl bei Vata- oder Pitta-Störung ist Mahanarayana Thailam (Seite 230).
- **Heilpflanzen:** Am besten sind Brahmi und Ashwagandha (Seite 230).

SO HILFT DER YOGA

Die begleitende und unterstützende Therapie ruht auf vier Pfeilern, die in den folgenden Übungsabläufen erläutert werden. Die Asanas sollen stresslösend, ausgleichend, entspannend sein. Ausgleichende und beruhigende Atemübungen sind ebenfalls sehr nützlich. Üben Sie eines der Programme ganz oder in Teilen am besten etwa eine Stunde vor dem Schlafengehen oder einige Zeit nach dem Abendessen. Die wichtigste Strategie ist, sich nicht verrückt machen zu lassen. Sie können das Schlafen nicht erzwingen. Je mehr Sie es versuchen oder je mehr Sie daran denken, dass Sie dringend schlafen sollten, desto nachhaltiger wird der Schlaf Sie fliehen! Nutzen Sie stattdessen die Zeit für Yoga- und Atemübungen. Dann kann sich Ihr Körper erholen und der Geist entspannen. Hauptsache, Sie schlafen einige wenige Stunden – ein wenig Tiefschlaf und ein wenig Traumschlaf.

ASANAS UND BEWEGUNGSABLÄUFE 1

... zur Regeneration und Entspannung vor dem Zubettgehen. Sie werden dann viel besser ein- und durchschlafen können. Üben Sie, nachdem Sie im Bad waren, am besten schon in bequemer Schlafkleidung und in der Nähe Ihres Bettes. Wichtig ist, dass Sie die Übungen, die Sie am besten unterstützen, möglichst regelmäßig jeden Abend ausführen. Dadurch wird das Üben zum schlaffördernden Ritual, auf das sich Ihr Nervensystem zunehmend einstellen wird.

01 Entspannungshaltung in der Bauchlage (S. 86)
02 Yoga Mudra (S. 81)
03 Gestützter Fisch (S. 99)
04 Gestützter Schulterstand (S. 120)

Alternativ:
05 Schulterbrücke (S. 116)
06 Winkelhaltung im Liegen (S. 109)
07 Apanasana (S. 79)

Alternativ:
08 Katze, langsam (S. 76)
09 Hund (S. 122)
10 Vorbeuge (S. 104)
11 Schildkröte (S. 106)
12 Krokodil (S. 111)

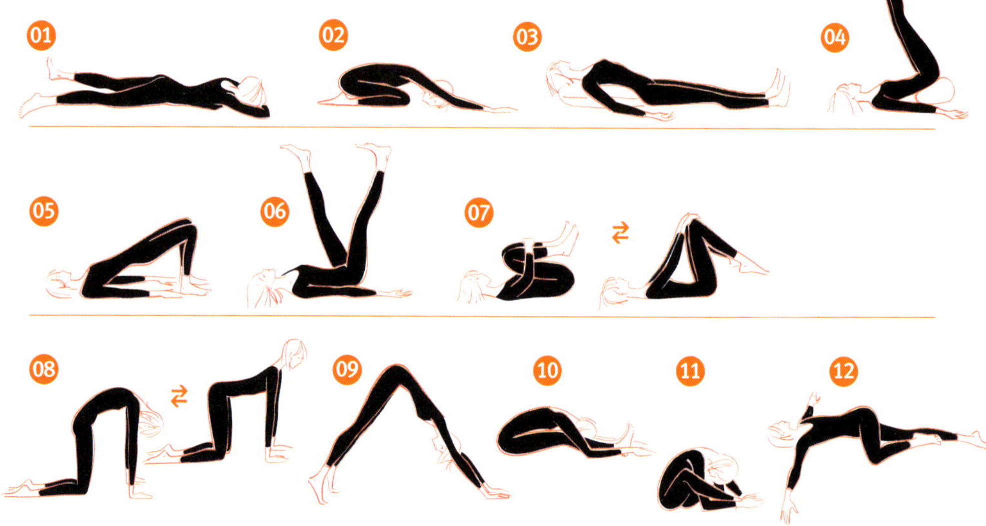

ASANAS UND BEWEGUNGSABLÄUFE 2

... um Kraft, Stabilität, Gleichgewicht aufzubauen – und die durch Stress aufgestaute Energie abzubauen. Um Stressbotenstoffe und -hormone im Körper abzubauen hilft es, sich am Abend noch ein bisschen körperlich anzustrengen. Geeignet sind vor allem Bewegungsabläufe, die gestaute Energien in Fluss bringen und durch das aufmerksame Üben den Geist vom Denken ablenken und in die Konzentration führen.

01 Kundalini-Übung 1: Rhythmisches Drehen mit den Armen in der Kerzenleuchterhaltung (S. 143)
02 Kundalini-Übung 3: Arme und Beine kreuzen – mit Reinigungsatem (S. 144)
03 Sonnengruß, sanft und langsam geübt (S. 148)
04 Baum (S. 130)
05 Shivas Tanzhaltung, Bein vorn (S. 133)
06 Hund mit erhobenem Bein & Taube (S. 102)
07 Yoga Mudra (S. 81)
08 Drehsitz (S. 114)
09 Sitz – für die Atemübungen (S. 71)

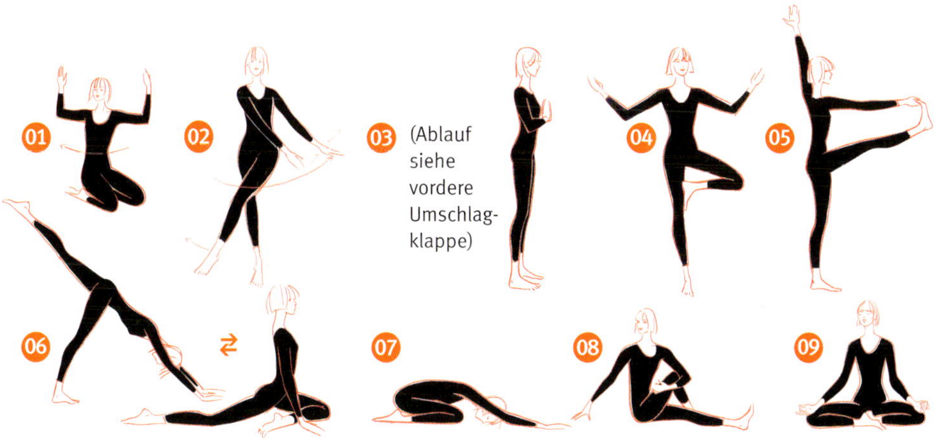

ATEMÜBUNGEN UND MEDITATIONEN

Die Atemübungen beruhigen und stabilisieren das vegetative Nervensystem und den Geist. Sie fördern das innere Loslassen, indem sie uns ermöglichen, richtig »Luft abzulassen«. Üben Sie sie im aufrechten Sitz, in Bettnähe oder auf der Bettkante, jeweils so lange, bis Sie etwas von der gewünschten Wirkung spüren. Die Wechselatmung und leichtes Ujjayi können Sie gut üben, wenn Sie nachts wach werden, um zu verhindern, dass »die Mühlen des Geistes« gleich anspringen und Sie mit Gedanken und Sorgen wach halten.

- Wechselatmung (S. 154)
- Ujjayi (S. 162)
- Bhramari (S. 163)
- leichtes Kapalabhati (S. 156)
- Mondatmung (S. 167)

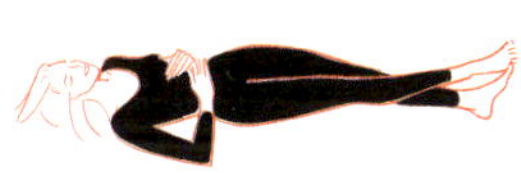

Die Energielenkungen und Meditationen helfen vor allem dann, wenn Sie trotz aller Bemühungen nicht schlafen können. Sie lassen den Geist zur Ruhe kommen, und der Körper kann sich trotz weniger Stunden Schlaf regenerieren.

- Geschlossene Rückenlage (S. 83)
- Großer doppelter Umlauf (S. 173)
- Visualisierung des Mondes im Stirnraum (S. 179)

Übergewicht und Fettsucht (Adipositas)

Übergewicht und Fettsucht gehören zu den häufigsten Gesundheitsstörungen in Mitteleuropa. Adipositas ist nach ayurvedischer und nach moderner medizinischer Ansicht kein Schönheitsfehler, sondern eine schwerwiegende chronische Erkrankung. Wenn Sie Ihre Gesundheit wiederherstellen und Ihr Wohlbefinden und Ihre Leistungsfähigkeit verbessern wollen, setzen Sie sich Ziele. Nutzen Sie die Möglichkeiten von Ayurveda und Yoga, und mobilisieren Sie Ihre Energie!

Starkes Übergewicht wirkt sich fatal auf Gesundheit und Lebensqualität aus:

- Die Lebenserwartung ist deutlich verkürzt und die Lebensqualität deutlich schlechter als bei Normalgewichtigen.
- Die Beweglichkeit ist deutlich eingeschränkt.
- Viele Übergewichtige leiden an Bluthochdruck (Hypertonie).
- Der Zuckerstoffwechsel ist häufig gestört. Diabetes mellitus Typ 2, der sogenannte Altersdiabetes, tritt heute bereits im Jugendalter auf.
- Viele Übergewichtige haben zu hohe Blutfette mit der möglichen Folge der Arterienverkalkung (Arteriosklerose).
- Beim »metabolischen Syndrom« ist der gesamte Stoffwechsel gestört. Adipositas, Erhöhung der Blutfette (vor allem des Cholesterins), Bluthochdruck und Störung des Zuckerstoffwechsels mit Typ-2-Diabetes werden auch als »tödliches Quartett« bezeichnet.

URSACHEN

Die weitaus häufigste Ursache ist die Kombination aus zu viel Essen und zu wenig Bewegung. Ursache für eine zu hohe Kalorienzufuhr sind häufig auch psychische Faktoren (»Kummerspeck«, »Frustfraß«), erhöhter Appetit durch die Einnahme bestimmter Medikamente (Kortison, Pille, Antidepressiva) und – extrem selten – hormonelle Störungen und Erkrankungen (zum Beispiel Schilddrüsenunterfunktion). Menschen mit hohem Kapha-Anteil sind von Natur aus schwerer gebaut und haben einen eher langsamen Stoffwechsel. Sie nehmen am leichtesten zu. (Büchertipp Seite 238)

DIE WICHTIGSTEN RISIKOFAKTOREN

- Übergewichtige Eltern und Geschwister
- Zu wenig Bewegung
- Zu viel Fernsehen und Nichtstun
- Stress
- Ungünstige Ernährung: fette, kalorienreiche Nahrungsmittel wie Wurst, fettes Fleisch, Fast Food und kalorienreiche Getränke wie Bier, Wein, Softdrinks

UND WAS GILT ALS ÜBERGEWICHT?

Der Body-Mass-Index (BMI) ist ein international anerkanntes Maß für Übergewicht. So wird er berechnet:

$$\text{BMI} = \frac{\text{Körpergewicht (kg)}}{\text{Körpergröße (m)}^2}$$

Ein Beispiel: 80 kg ÷ (1,7 · 1,7) = 27,7

BODY-MASS-INDEX

	Normalgewicht	Übergewicht	Fettsucht
Frauen	17,5–25	› 25	› 28
Männer	18,5–26	› 26	› 28,5

Diese Werte beruhen auf neuesten Erkenntnissen, sind Anhaltspunkte für jüngere Erwachsene und steigen mit dem Alter leicht an. Die Schwachstelle des BMI ist, dass nicht zwischen muskel- und fettbedingtem Gewicht unterschieden wird. Das heißt, die Konstitution nach Ayurveda und der Trainingszustand der Muskulatur werden nicht berücksichtigt. Letztlich entscheidend ist jedoch die Menge des Fettgewebes. Bestimmen Sie deshalb neben dem BMI immer Ihren Konstitutionstyp, und versuchen Sie, den Fettgewebeanteil abzuschätzen. Mit einer Körperfettwaage können Sie ihn relativ genau messen.

DIE MODERNE THERAPIE

Das Ziel ist immer eine Aktivierung des Stoffwechsels, ein höherer Kalorienverbrauch und gleichzeitig eine geringere Kalorienzufuhr. Die Säulen der Therapie sind daher die richtige, vollwertige Ernährung und viel Bewegung und Sport. Körperliche Aktivität erhöht und verbessert den Stoffwechsel und verbraucht so vermehrt Energie. Dies ist der entscheidende Faktor, um das Körpergewicht zu senken oder zu stabilisieren. Ein zusätzlicher Energieverbrauch von 1800 kcal pro Woche ist notwendig, um das Körpergewicht in dieser Zeit um etwa 200 g zu reduzieren. Hierzu sind 3 bis 4 Stunden körperliche Bewegung pro Woche zusätzlich zu den bisherigen Aktivitäten notwendig. Bewegung ist besonders geeignet, um ein reduziertes Körpergewicht stabil zu halten. Hierfür sind 3-mal 40 bis 60 Minuten vermehrte Bewegung pro Woche anzuraten. Art und Intensität der Bewegung sollten unbedingt auf den körperlichen Zustand und bestehende Erkrankungen Rücksicht nehmen.

STÖRUNG AUS AYURVEDISCHER SICHT

Aus ayurvedischer Sicht handelt es sich um eine **KAPHA-STORUNG** in Kombination mit einem schlechten Stoffwechsel (vermindertes PITTA) und einem schlechten Verdauungsfeuer (Agni). Bei anhaltendem Übergewicht kommt es dadurch zu einer Ansammlung von Giften und Stoffwechselschlacken (Ama) und in der Folge zu schweren Erkrankungen.

DIE AYURVEDISCHE THERAPIE

Es sind alle Maßnahmen notwendig und geeignet, die Kapha senken (Seite 61), den Stoffwechsel verbessern und Ama beseitigen können (Seite 33).

› **Grundlage** ist eine Ernährung nach den Regeln für Kapha-Störungen, eine intensive Aktivierung des Stoffwechsels durch passende Yoga-Asanas und Atemübungen, Bewegung und Sport (Seite 37, 61).

› **Massagen & Co:** Ergänzend sind reduzierende und stoffwechselaktivierende Therapien sinnvoll – wie Mardana, Thalodal, Zitronenwickel, Udvartana, Utsadana und Swedana (Seite 228).

› **Heilpflanzen:** Hier sind die Balsambirne, Guggulu und Trikatu besonders wirkungsvoll. Je nach Bedarf können aber auch Ashwagandha (zum Muskelaufbau), Shallaki, Haridra, Ingwer, langer Pfeffer, schwarzer Pfeffer, Triphala oder Zimt eingesetzt werden (Seite 230).

Tipp: Wenn Sie sich nicht mehr wohlfühlen in Ihrer Haut und sich näher und ausführlicher über das Thema Übergewicht und Unbeweglichkeit aus ayurvedischer Sicht informieren wollen, dann empfehlen wir Ihnen das Buch »Ayurveda-Yoga für die Wohlfühlfigur« (Büchertipps Seite 238).

SO HILFT DER YOGA

Die begleitende und unterstützende Therapie ruht auf vier Pfeilern, die mit hitzeerzeugenden Körper- und Atemübungen helfen, den Stoffwechsel zu aktivieren, Fett durch Muskeln zu ersetzen, mehr Dynamik und Leichtigkeit, Ausdauer und innere Kraft zu gewinnen.

BEWEGUNGSABLÄUFE UND ASANAS

... die den Stoffwechsel aktivieren, den Fettstoffwechsel stabilisieren, Muskelkraft aufbauen und beweglicher machen. Heizen Sie sich ein, und lassen Sie damit Ihre Pfunde regelrecht wegschmelzen!

01 Kundalini-Übung 2: Die Arme nach hinten-oben schwingen (S. 144)
02 Kundalini-Übung 6: Die Beine rhythmisch heranziehen (S. 147)
03 Kundalini-Übung 3: Arme und Beine kreuzen – mit Reinigungsatem (S. 144)
04 Kraftvolle Haltung (S. 88)
05 Sonnengrüße (S. 148)
06 Held (S. 91) mit Feueratem
07 Brett (S. 125)
08 Hund (S. 122) m. Feueratem
09 Feueratem im Sitz (S. 165)

Alternativ:
10 Kundalini-Übung 4: Die Katze streckt ihr Bein (S. 145)
11 Brett & Hund (S. 125, 122)
12 Boot (S. 134)
13 Schulterbrücke (S. 116)
14 Krokodil (S. 111)
15 Apanasana (S. 79)

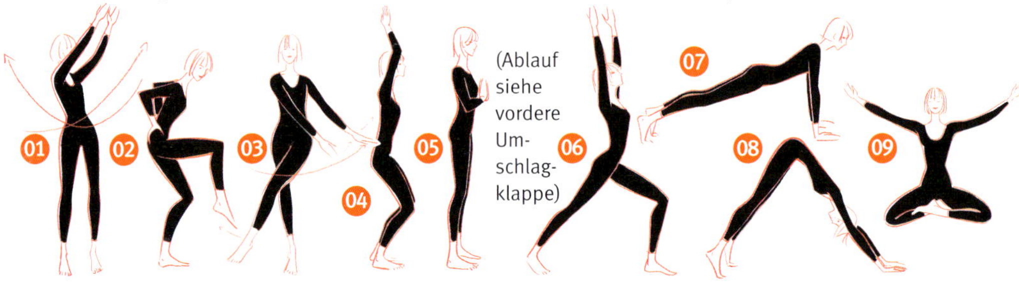

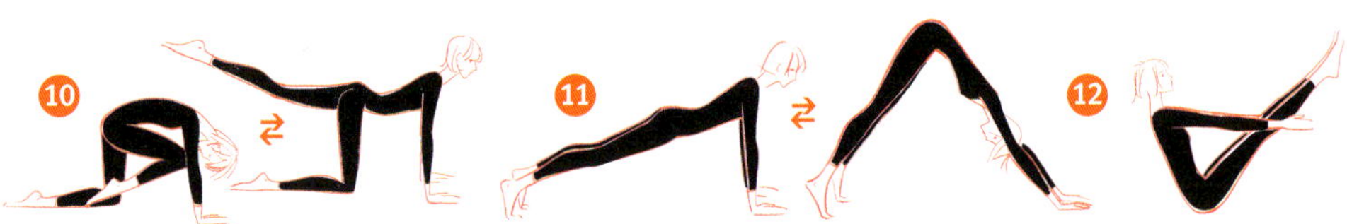

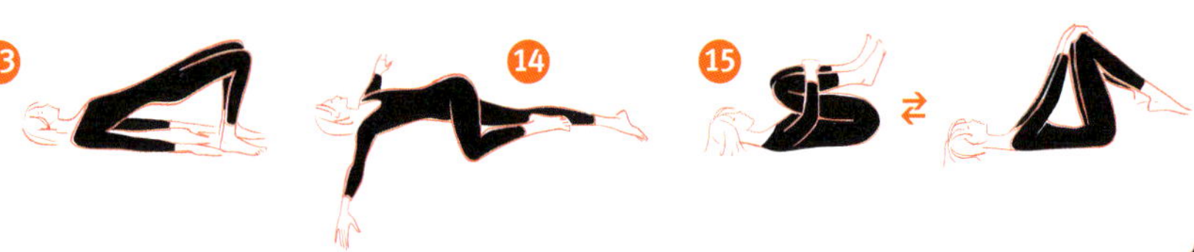

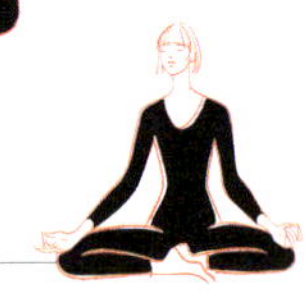

ATEMÜBUNGEN UND MEDITATIONEN

Atemübungen, die anregen und helfen, das vermehrte »träge« Kapha abzubauen:
- Feueratem (S. 165)
- Kapalabhati (S. 156)
- Ujjayi mit Betonung der Einatmung (S. 162)
- Feuerspülung (S. 158)

Ruhehaltung für Regeneration und Entspannung: kurz, aber wichtig zum Abbau von krankheitsbedingtem Stress.
- Rückenlage oder gestützte Bauch-Seitenlage (S. 83, 87)

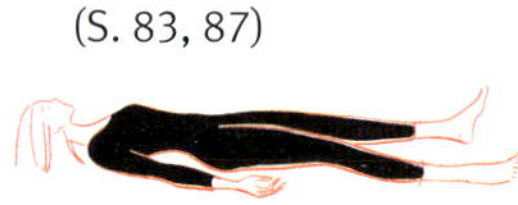

Energielenkungen und Meditation, um aktiver, standhafter und ausdauernder zu werden:
- Großer doppelter Umlauf (S. 173)
- Energielenkung über die Beine (S. 172)
- Visualisierung der inneren Sonne (S. 177)

Verdauungsbeschwerden

Viele Menschen sind von chronischen Beschwerden und Erkrankungen des Verdauungssystems betroffen. Verdauungsprobleme können das Wohlbefinden stark beeinträchtigen. Deshalb lohnt es sich, für eine gute Verdauung zu sorgen!

URSACHEN

- Ungünstige Ernährung
- chronische Obstipation (Verstopfung)
- Stress und Bewegungsmangel.

Seltene Ursachen sind:

- chronisch entzündliche Darmerkrankungen (Morbus Crohn und Colitis ulcerosa)
- Nahrungsmittelallergie
- Nahrungsmittelunverträglichkeit (Stoffwechselstörung: Verdauung bestimmter Nahrungsbestandteile ist nicht oder nur eingeschränkt möglich).

Wichtig: Die Ursache chronischer Bauchschmerzen muss immer ein Arzt klären!

DIE MODERNE THERAPIE

- Bei ungünstiger Ernährung: Optimierung der Ernährung und Nahrungsergänzung.
- Bei chronischer Obstipation: Optimierung der Ernährung, Sport und Bewegung, eventuell auch abführende Maßnahmen.
- Bei Stress und/oder Bewegungsmangel: Stressbewältigung sowie passender Sport und Bewegung.
- Bei chronisch entzündlicher Darmerkrankung: ärztliche Therapie mit entzündungshemmenden Medikamenten, Optimierung der Ernährung. Auch die ayurvedische Therapie sollte hier kompetenten Ärzten vorbehalten bleiben!

STÖRUNG AUS AYURVEDISCHER SICHT

Meist handelt es sich um eine Vata-Störung und/oder Pitta-Störung, manchmal auch um eine Kapha-Störung. Dazu kommen ein gestörtes Verdauungsfeuer und bei lang andauernden Beschwerden eventuell eine Ansammlung von Giften und Schlackenstoffen (Ama, Seite 33). Folgende Beschwerden können bestimmten Doshas zugeordnet werden:

- Ungünstige Ernährung kann zu **VATA-, PITTA-** oder **KAPHA-STÖRUNG** führen.
- Chronische Verstopfung und Blähungen: **VATA-STÖRUNG.**
- Stress und Bewegungsmangel können zu **VATA-, PITTA-** oder **KAPHA-STÖRUNG** führen.
- chronisch entzündliche Darmerkrankungen: **PITTA-STÖRUNG.**

DIE AYURVEDISCHE THERAPIE

- **Grundlage:** An erster Stelle steht die optimale Ernährung für die eigene Konstitution beziehungsweise Störung nach ayurvedischen Regeln (Seite 37).

Bei allen chronischen Beschwerden und Erkrankungen sind entschlackende Maßnahmen zum Beispiel im Rahmen einer Panchakarma-Kur sinnvoll (Seite 229).

- **Bei Vata-Störung** mit chronischen Bauchschmerzen, Verstopfung, schlechter Verdauung und Blähungen:

Grundlage: Vata-Ernährung und -Asanas, ausgleichende, wärmende und stoffwechselsteigernde Atemübungen (Seite 60).
Massagen & Co: Vata-senkende und stoffwechselaktivierende Behandlungen wie Abhyanga, Mardana, Thalodal, Shirodhara, Swedana und Vasti sind sehr wirkungsvoll (Seite 228).
Heilpflanzen: Asafoetida, Kurkuma, Ingwer, Zimt, Kardamom (Seite 230).

› **Bei Pitta-Störung** mit chronischen Bauchschmerzen, chronischer Darmentzündung, Übersäuerung, Sodbrennen und/oder häufigen dünnen Stühlen:
Grundlage: Pitta-Ernährung und -Asanas, ausgleichende, kühlende Atemübungen.
Heilpflanzen: Amrita und Shatavari.

› **Bei Kapha-Störung** mit chronischen Bauchschmerzen und Völlegefühl:
Grundlage: Kapha-Ernährung und -Asanas, erhitzende Atemübungen.
Massagen & Co: Kapha-senkende und intensiv stoffwechselaktivierende Behandlungen wie Mardana, Thalodal, Zitronenwickel, Udvartana, Utsadana und Swedana sind wirkungsvoll (Seite 228).
Heilpflanzen: Ingwer, schwarzer Pfeffer, langer Pfeffer, Trikatu, Kurkuma, Balsambirne (Seite 230).

SO HILFT DER YOGA

Die begleitende und unterstützende Therapie durch den Yoga richtet sich nach der vordergründigen Dosha-Störung.

VATA-STÖRUNG: ASANAS, ATEMÜBUNGEN UND MEDITATIONEN

Die Kundalini-Übungen regen Ihr Verdauungsfeuer an, unterstützt durch die statischen Drehübungen. Der Feueratem wirkt auf das Verdauungsfeuer wie ein Blasebalg und regt den Verdauungsprozess intensiv an, hilft aber auch, den Geist vom Kopf auf den Bauch auszurichten.

01 Kundalini-Übung 1: Rhythmisches Drehen mit den Armen in der Kerzenleuchterhaltung (S. 143)
02 Kundalini-Übung 3: Arme und Beine kreuzen – mit Reinigungsatem (S. 144)
03 Kundalini-Übung 4: Die Katze streckt ihr Bein (S. 145)
04 Kundalini-Übung 6: Die Beine rhythmisch heranziehen (S. 147)
05 Apanasana (S. 79)
06 Boot (S. 134)
07 Krokodil (S. 111)
08 Drehsitz (S. 114)
09 Feueratem im Sitz (S. 165)
● Feuerspülung (S. 158)

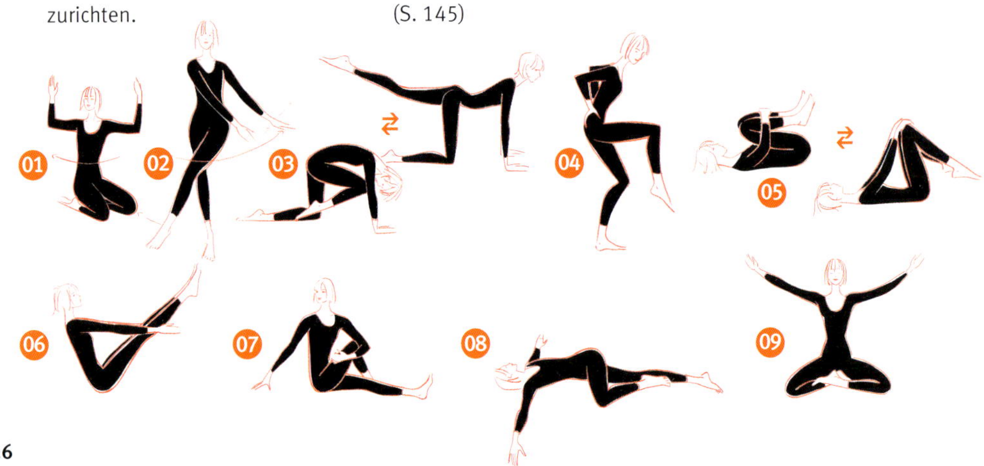

PITTA-STÖRUNG: ASANAS, ATEMÜBUNGEN UND MEDITATIONEN

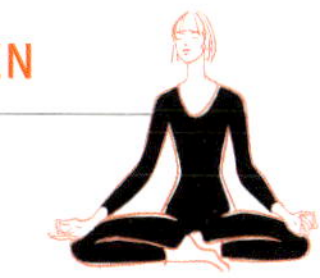

Die Asanas und Atemübungen fördern die Einkehr, die Ruhe und die Entspannung des Nervensystems. Sie kühlen damit ein überhitztes und überaktives Verdauungsfeuer ab:

01 Yoga Mudra (S. 81)
02 Vorbeuge über beide Beine (S. 104)
03 Schildkröte (S. 106)
04 Krokodil (S. 111)
05 Entspannung in Rücken- oder Bauchlage (S. 83, 86)

Atemübungen und Meditation:

- Wechselatmung (S. 154)
- Bhramari (S. 163)
- Shitali (S. 168)
- Visualisierung des Mondes im Stirnraum (S. 179)

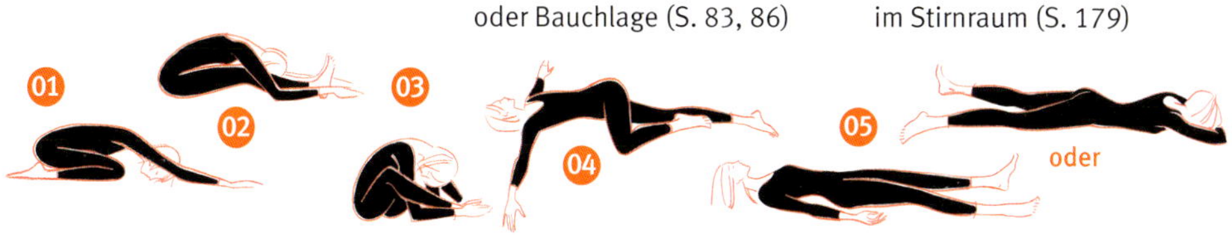

KAPHA-STÖRUNG: ASANAS, ATEMÜBUNGEN UND MEDITATIONEN

Hier steht wieder die Anregung des Verdauungsfeuers im Vordergrund. Die Asanas sind dynamisch und kraftvoll geübt am wirkungsvollsten. Machen Sie die Kundalini-Übungen jeweils lang und schnell.

01 Kundalini-Übung 1: Rhythmisches Drehen mit den Armen in der Kerzenleuchterhaltung (S. 143)
02 Kundalini-Übung 3: Arme und Beine kreuzen – mit Reinigungsatem (S. 144)
03 Kundalini-Übung 4: Die Katze streckt ihr Bein (S. 145)
04 Kundalini-Übung 6: Die Beine rhythmisch heranziehen (S. 147)

05–08 mit Feueratem (S. 165):

05 Kraftvolle Haltung (S. 88)
06 Held (S. 91)
07 Boot (S. 134)
08 Sitz (S. 71)

- Feuerspülung (S. 158)
- Visualisierung des Verdauungsfeuers (S. 177)

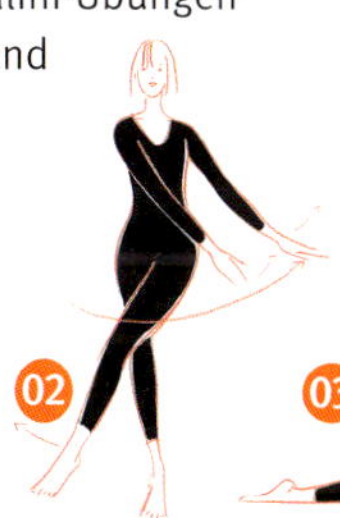

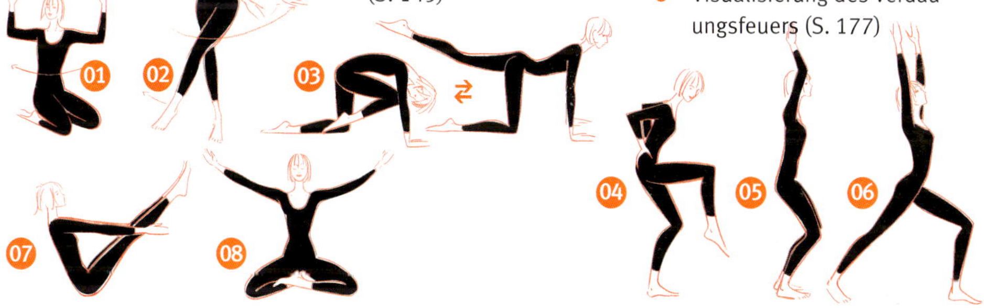

ASANAS BEI ALLEN BAUCHSCHMERZEN

Es ist immer sinnvoll, den Bauchraum zu entspannen. Besonders gut geeignet dafür:

01 Entspannungshaltung in der Bauchlage (S. 86)
02 Yoga Mudra (S. 81)
03 Krokodil (S. 111)

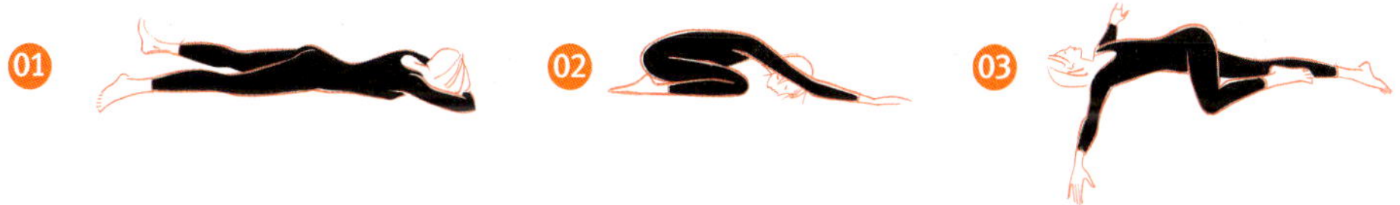

Zum Nachschlagen

Massagen & Co.

… VON A BIS Z

Abhyanga (Ganzkörper-Ölmassage mit geringem bis mittlerem Druck)
… wird zur Regeneration, bei Schlafstörungen, Stress, Burnout und vielen weiteren Indikationen eingesetzt. Sie ist für jedes Alter geeignet, auch zur Selbstbehandlung (siehe hintere Umschlagklappe).
Wirkung: regenerierend, entspannend, stresslösend, stoffwechselverbessernd, durchblutungsfördernd, entschlackend, abwehrsteigernd, schmerzlindernd. Weitere Wirkungen sind abhängig vom eingesetzten Therapieöl.
Etwas höherer Druck bei langsamer Massagegeschwindigkeit senkt Vata und Kapha, reguliert Pitta und optimiert den Stoffwechsel. Eine hohe Massagegeschwindigkeit bei niedrigem Druck steigert dagegen Vata. Menschen mit gut ausgebildeter Muskulatur bevorzugen oft Massagen mit etwas höherem Druck.

Gandusha (Ölziehen)
… ist ein fester Bestandteil der ayurvedischen Mundhygiene. Hochwertiges Sonnenblumen- oder Sesamöl wird 10–20 Minuten lang im Mund gekaut oder durch die Zähne gezogen und dann ausgespuckt.
Wirkung: Die Emulsion aus Öl und Speichel kann wasserlösliche und fettlösliche Giftstoffe aufnehmen und wirkt deshalb reinigend und ausleitend. Regelmäßiges Ölziehen kann grippale Infekte verhindern und bei allen Erkrankungen des Zahnfleischs helfen (Anleitung siehe hintere Umschlagklappe).

Jambira Pinda Sweda (Zitronenwickel)
… dient vor allem zur intensiven Aktivierung des Stoffwechsels. Stoffsäckchen werden mit Kokosraspel und Zitronenstückchen gefüllt, in heißem Massageöl (meist Sahacaradi Thailam) erhitzt und dann der Körper mit den heißen Säckchen massiert.
Nicht anwenden: bei schwerer Pitta- oder Vata-Störung.
Wirkung: Kapha-reduzierend, intensiv stoffwechselsteigernd, entschlackend und reduzierend, intensiv fettabbauend, gewebeverbessernd, schweißtreibend, regenerierend.

Kayaseka (warmer Ölguss)
… ist sehr wirksam bei Vata-Störungen wie Stress, Burnout, Schlafstörungen.
Warmes Therapieöl wird über den Körper gegossen. Der Aufwand und Verbrauch an Öl ist sehr hoch.
Wirkung: intensiv Vata senkend, regenerierend, intensiv entspannend, aufbauend.

Mardana (intensive Ölmassage mit hohem Druck)
Mardana kann wie → Thalodal eingesetzt werden. Der Ablauf entspricht → Abhyanga, allerdings wird mit wesentlich mehr Druck massiert.
Wirkung: wie Thalodal und entsprechend dem Massageöl.

Nasya (Nasenbehandlung)
… hilft bei chronischer Nasennebenhöhlenentzündung (Sinusitis), häufigen Atemwegsinfekten und Bronchitiden, Problemen mit Nasenatmung und Geruchssinn. Nach Erwärmen des Gesichts wird spezielles Nasya-Öl in die Nase geträufelt. Diese Behandlung soll nur nach Untersuchung und Diagnose von einem geübten Ayurvedaspezialisten durchgeführt werden.
Wirkung: Kapha-senkend, schleimlösend, schleimhautregenerierend, entzündungshemmend, abwehrsteigernd.

Shiroabhyanga und Shiromardana (sanfte und intensive Kopfmassage)
… dienen zur Stärkung der Abwehr und helfen bei Schlafstörungen, Stress, Burn-out. Kopf, Ohren, Nacken und Schultern werden im Sitzen mit einem Kopföl (z. B. Brigamalakadi Thailam) kreisend und ausstreichend massiert.
Wirkung: stresslösend, harmonisierend, abwehrsteigernd, positiv auf Augen, Nase und

Ohren (Anleitung siehe hintere Umschlagklappe).

Shirodhara (Stirnölguss)

… hilft bei Vata- oder Pitta-Störungen, Stresssymptomen und Erkrankungen des Nervensystems. Der Stirnölguss hat eine intensive Wirkung auf Psyche und Gehirnfunktion und soll nur von einem qualifizierten Therapeuten bei entsprechender Indikation und nach Vorbehandlung (zum Beispiel → Abhyanga) durchgeführt werden! Warmes Öl wird 20 bis 50 Minuten lang über Stirn und Kopf langsam pendelnd oder zentral auf die Stirn gegossen. Ideal: drei oder mehr Behandlungen.
Wirkung: Vata- und Pitta-senkend, harmonisierend, intensiv regenerierend auf Gehirn und Psyche.

Swedana (Schwitzbad)

… am besten mit Dampf oder Kräuterdampf in einer Einzel-Dampfsauna, bei der der Kopf außen bleibt – denn Kopf, Augen und Herzregion sollen nicht extremer Hitze ausgesetzt werden. Es ist in Kombination mit → Abhyanga eine ideale Regenerations- und Entschlackungsmaßnahme.
Wirkung: wärmend, beruhigend, stresslösend, durchblutungs- und stoffwechselsteigernd, entschlackend, schleimlösend, schmerzlindernd.

Thalodal (spezielle Druckmassage mit sehr hohem Druck)

… wird zur Stimulierung des Stoffwechsels, bei Stress, Burn-out und als Sportmassage angewendet. Man sollte sie erst ab dem Jugendalter einsetzen. Anwendungsdauer, Druck und Massageöl werden individuell ausgewählt.
Wirkung: intensiv stoffwechselsteigernd, fettabbauend, entschlackend, intensiv regenerierend, kräftigend, leistungssteigernd, abhärtend, belebend für die Sinne, aphrodisierend.

Udvartana und Utsadana (Pulver- und Pulver-Öl-Massage)

Der gesamte Körper wird mit einem feinen, speziellen Pulver, auch gemischt mit Therapieöl, kraftvoll und zügig mit und gegen die Haarrichtung massiert. Das beste Pulver enthält Mungbohne, Kurkuma, Vetiver und Neem.
Wirkung: Kapha-senkend, intensiv stoffwechselanregend (Pitta-erhöhend), gewebestraffend, fettabbauend, entschlackend, die Beweglichkeit verbessernd.

Vasti (Einläufe)

… werden bei Vata-Störungen, Verdauungsproblemen und Kopfschmerzen eingesetzt. Sie sind ein wichtiger Bestandteil der ayurvedischen Therapie – und keineswegs unangenehm. Es gibt sogenannte kleine Öleinläufe (etwa mit Vata-Therapieöl, nach Anweisung des Therapeuten auch selbst zu Hause durchzuführen) oder Kräutereinläufe.
Wirkung: Vata-senkend, entschlackend, pflegend und nährend für den Dickdarm.

Zungenreinigung

… gehört in Indien zur täglichen Mundhygiene. Die Zungenoberfläche wird mehrmals täglich mit einem Zungenschaber sanft gereinigt (siehe hintere Umschlagklappe).
Wirkung: vermindert flüchtige Schwefelverbindungen und damit Mundgeruch, unterstützt die Funktionen der Mundschleimhaut (v.a. deren Ausleitungsfunktion), scheint plaquebildende Mikroorganismen im Speichel zu reduzieren, kann das Geschmacksempfinden verbessern.

PANCHAKARMA

Panchakarma bedeutet »fünffache Reinigung«. Im Rahmen einer mindestens zweiwöchigen Kur werden Reinigungs- und Entschlackungsmaßnahmen nach einem individuellen Therapieplan durchgeführt. Panchakarma kann zur Gesundheitsvorsorge und zur Therapie eingesetzt werden, in angepasster Form auch ambulant und teilweise zu Hause. Sie besteht aus drei Teilen:

- Vorbehandlung (Yoga, Bewegung, Ölmassagen)
- Hauptbehandlung (ausleitende und entschlackende Maßnahmen)
- Nachbehandlung (regenerierende Maßnahmen).

Ayurvedakuren sollten immer von kompetenten Ayurvedaspezialisten geleitet werden. Therapien von schweren Störungen und Erkrankungen sollten nur unter ärztlicher Leitung stattfinden!

Therapieöle

... VON A BIS Z

Balashwagandadi Thailam

Sesamöl, Ashwagandha, Bala und andere Kräuter.
Anwendung: Körpermassage, auch vor einer sportlichen Belastung und zur Regeneration nach dem Sport.
Wirkung: senkt Vata, hält Pitta und Kapha im Gleichgewicht, stark regenerierend und gewebeaufbauend.

Bringamalakadi Thailam

Sesamöl, Bhringaraja und weitere Kräuter.
Anwendung: Kopfmassage, Nasenbehandlung und Stirnölguss.
Wirkung: senkt Vata und Kapha, nährend, regenerierend, entzündungshemmend.

Dhanvantharam Kuzhambu

Sesamöl, Rizinusöl, Ghee und 39 verschiedene Kräuter.
Anwendung: Körpermassage, Kopfmassage
Wirkung: senkt intensiv Vata, stark nährend, regenerierend und gewebeaufbauend.

Dhanvantharam Thailam

Sesamöl und 39 verschiedene Kräuter.
Anwendung: Körpermassage, Kopfmassage, Ölguss, Nasenbehandlung, Darmeinlauf.
Wirkung: senkt Vata.

Eladi Keram

Kokosöl und verschiedene Kräuter.
Anwendung: Körpermassage, Kopfmassage, Ölguss
Wirkung: senkt Pitta

Kshirabala Thailam

Sesamöl, Kuhmilch und verschiedene Kräuter.
Anwendung: Körper- und Kopfmassage, Ölguss, Nasenbehandlung, Darmeinlauf, Stirnölguss.
Wirkung: senkt Vata und Pitta, nährend, regenerierend.

Kumari Thailam

Sesamöl, Ghee, Aloe vera und 13 verschiedene Kräuter.
Anwendung: Körpermassage.
Wirkung: senkt Pitta, je nach Rezeptur kühlend bis intensiv kühlend.

Mahanarayana Thailam

Das Öl der Maharadschas: Sesamöl, Kuhmilch, Shatavari und 50 (!) weitere Kräuter.
Anwendung: Körpermassage.
Wirkung: senkt sehr intensiv Vata, stark regenerierend und aufbauend, öffnet die Srotas.

Murivenna Keram

Kokosöl und acht verschiedene Kräuter.
Anwendung: Körpermassage, vor allem der Extremitäten, Knochen und Gelenke.
Wirkung: senkt Vata und Pitta, entzündungshemmend, regenerierend.

Neelabringadi Coconut Oil

Kokosöl und verschiedene Kräuter.
Anwendung: Kopfmassage.
Wirkung: senkt Pitta.

Pinda Thailam

Sesamöl, Bienenwachs und fünf verschiedene Kräuter.
Anwendung: Körpermassage, vor allem der Extremitäten, Knochen und Gelenke (Knie-, Hüft-, Schultergelenk) und der Haut.
Wirkung: senkt Vata und Pitta, entzündungshemmend, regenerierend.

Sahacaradi Thailam

Sesamöl, Senföl und verschiedene Kräuter.
Anwendung: Körpermassage, Ölguss, Einlauf, Wickel.
Wirkung: senkt Kapha.

Ausgewählte Heilpflanzen

... VON A BIS Z

Aloe (Aloe vera)

Wirkung: senkt Pitta und Kapha, wirkt entgiftend, menstruationsfördernd. schmerzstillend, kühlend, stoffwechselanregend, fiebersenkend und entzündungshemmend.
Vorsicht: Aloe wirkt abortiv. Daher nicht während der Schwangerschaft anwenden! Ebenfalls nicht bei Neigung zu Blutungen einnehmen!
Erhältlich in vielen Formen von Saft bis Duschgel in Apotheken und Reformhäusern.
Dosierung innerlich: gemäß den Herstellerangaben; äußerlich: nach Bedarf.

Amla/Amalaki (Emblica officinalis)

Wirkung: senkt alle Doshas, wirkt verjüngend, appetitanregend, stoffwechselanregend, fiebersenkend, blutbildend, abwehrsteigernd und entzündungshemmend, verbessert die Leistung von Gehirn, Nervensystem, Sinnesorganen und den Zustand von Haut und Haaren. Amalaki ist ein wichtiges allgemeines Rasayana.
Erhältlich als Pulver (zur Anwendung auf der Haut), Kapseln, Tabletten und als Cyavanprash (Amla-Mus, eine ideale Nahrungsergänzung, die viele Vitamine, Mineralstoffe und bis zu 34 Heilkräuter enthält).
Dosierung innerlich: Cyavanprash 1–2 TL täglich, Kapseln oder Tabletten 2 x 1; äußerlich: nach Bedarf.

Amrita/Guduci (Tinospora cordifolia)

Wirkung: gleicht alle Doshas aus, wirkt blutreinigend, verjüngend, abwehrsteigernd, entzündungshemmend, abschwellend und fiebersenkend. Amrita besitzt eine cortisonähnliche Wirkung, allerdings ohne Nebenwirkung. Es ist ein spezielles Rasayana und wird unter anderem bei Störungen der Leber-, Galle- und Milzfunktion, chronisch entzündlichen Darmerkrankungen, Fieber und weiteren Gesundheitsstörungen eingesetzt.
Erhältlich als Pulver, Kapseln oder Presslinge.
Dosierung innerlich: Pulver 1–3 g täglich, Kapseln oder Presslinge 2 x 1 täglich.

Arjuna (Terminalia arjuna)

Wirkung: senkt Pitta und Kapha, wirkt herzstärkend, herzrhythmusstabilisierend, blutdrucksenkend, blutstillend, heilungsfördernd bei Verletzungen wie Knochenbrüchen.
Erhältlich als Pulver, Kapseln, Tabletten und Kräuterwein.
Dosierung innerlich: Pulver 3–6 g 3 x täglich, Kapseln oder Presslinge 2 x 1 bis 2 x 2, Kräuterwein 1–2 x 20 ml täglich.

Asafoetida (Ferula assafoetida)

Wirkung: senkt Vata und Kapha, erhöht Pitta, wirkt verdauungsfördernd, krampflösend, appetitanregend, geschmacksverstärkend, gegen Blähungen, schleimlösend, stimulierend, antiasthmatisch, fiebersenkend, juckreizstillend und schmerzstillend.
Erhältlich als Pulver, Kapseln und in Harzform, in Geschäften mit asiatischen Nahrungsmitteln als Gewürz.
Dosierung innerlich: 1–2 Kapseln zu den Mahlzeiten, als Gewürz bis zu 1 g täglich.

Ashoka (Saraca indica)

Wirkung: senkt Pitta und Kapha, ist schmerzstillend, blutstillend, wirkt besonders gut bei Dysmenorrhoe (schmerzhafter Regel) und Menorrhagie (übermäßiger Regelblutung).
Erhältlich als Pulver, Kapseln und Kräuterwein.
Dosierung innerlich: Pulver 2 x 1–3 g täglich, Kapseln oder Presslinge 2 x 1–2, Kräuterwein 1–3 x 20 ml täglich.

Ashwagandha (Withania somnifera)

Wirkung: senkt Vata und Kapha, fördert den Aufbau optimaler Gewebe (v. a. muskelaufbauend, also anabol, ohne Nebenwirkungen!), hilft bei Koliken, Übelkeit und Erbrechen, Verschleimung und Asthma, wirkt immunstimulierend, regenerierend, schlaffördernd, aphrodisierend. Wichtiges Rasayana für Männer, für Frauen bei allgemeiner Schwäche, für beide bei Sterilität. Vorsicht: wirkt leicht abortiv, daher nicht in der Schwangerschaft einsetzen.
Erhältlich als Pulver, Tablette oder Kräuterwein.
Dosierung innerlich: Pulver 1–2 x bis zu 1 g täglich, Kapseln oder Presslinge 2 x 1, Kräuterwein 1–3 x 15–20 ml.

Atmagupta (Mucuna pruriens)

Wirkung: kräftigt alle Doshas, wirkt potenzfördernd, samenvermehrend, blutzuckersenkend, aufbauend (anabol), gegen Parkinsonsymptome, prolaktinsenkend. Kräftiges Aphrodisiakum.
Erhältlich als Pulver, Kapseln oder Presslinge.
Dosierung innerlich: Pulver 3–6 g täglich, Kapseln oder Presslinge 2 x 1 täglich.

Bala (Sida cordifolia)

Wirkung: senkt Vata und Pitta, wirkt aufbauend, immunstimulierend, allgemein tonisierend, nerventonisierend, fiebersenkend.
Vorsicht: Bala enthält Ephedrin. Geringe Mengen sind

problemlos, hohe Ephedrindosen sind im Sport Doping!
Erhältlich als Pulver, Kapseln und Kräuterwein. Neben Ashwagandha Hauptbestandteil von → Balashwagandadi Thailam (ayurvedisches Sportöl).
Dosierung innerlich: Pulver 2 x 1–3 g täglich, Kapseln oder Presslinge 2 x 1–2, Kräuterwein 1–3 x 20 ml täglich.

Balsambirne/Bittergurke/Bittermelone (Momordica charantia)

Wirkung: senkt Pitta und Kapha, wirkt stark blutzuckersenkend, stoffwechselsteigernd, gewichtsreduzierend, entgiftend, fiebersenkend, hauttherapeutisch, herzstärkend, cholesterinsenkend.
Erhältlich als Tee im Reformhaus und in Ayurveda-Shops sowie als Frucht im asiatischen Lebensmittelhandel.
Dosierung innerlich: als Tee nach Herstellerangaben bis zu 2 l täglich, als Frucht nach Geschmack.

Brahmi (Bacopa monniera)

Wirkung: senkt Vata und Kapha, reguliert und verbessert die Gehirnfunktion, wirkt stresslösend und konzentrationssteigernd, erweitert die Bronchien und wirkt antiasthmatisch. Wichtigstes Rasayana für das Gehirn.
Erhältlich als Pulver, Kapseln, Tabletten und gemischt mit Ghee als Brahmi-Ghritam.
Dosierung innerlich: Pulver 1–3 g täglich, Kapseln oder Presslinge 2 x 1, Brahmi-Ghritam 2 x 10 g täglich.

Bhringaraja (Eclipta alba)

Wirkung: senkt Vata und Kapha, wirkt leberstoffwechselanregend, blutdrucksenkend, blutreinigend, entzündungshemmend, schmerzstillend, beruhigend, haarwuchsfördernd.
Erhältlich als Pulver, Presslinge oder Kapseln. Der »Herr der Haare« ist Hauptbestandteil von → Bhringamalakadi Thailam, dem Kopfmassageöl.
Dosierung innerlich: Pulver 1–3 g täglich, Kapseln oder Presslinge 2 x 1 täglich; äußerlich: als Kopföl nach Bedarf.

Cyavanprash → Amla

Gokshura (Tribulus terrestris)

Wirkung: senkt Vata und Pitta, wirkt gewebeaufbauend (anabol, insbesondere in der Mischung mit Ashwagandha), schmerzstillend, entzündungshemmend, diuretisch (harntreibend), verbessert Nieren- und Harnwegsfunktion.
Erhältlich als Pulver, Kapseln und Tabletten.
Dosierung innerlich: Pulver 3 x 1–2 g täglich, Kapseln oder Tabletten 2 x 1 täglich.

Guggulu (Commiphora mukul)

Wirkung: senkt alle Doshas (älteres Harz), wirkt intensiv stoffwechselsteigernd, fettabbauend, gewichtsreduzierend, blutzuckersenkend, blutreinigend, cholesterinsenkend, schmerzstillend, blutdrucksenkend, durchblutungssteigernd und stärkt die Fortpflanzungsorgane. Es ist ein Rasayana-Medikament für Fettgewebe und Herz. Vorsicht: Guggulu kann allergische Reaktionen auslösen.
Erhältlich ist das Harz in Form von Kapseln, Pillen und in Kombinationen (zum Beispiel → Triphala-Guggulu).
Dosierung innerlich: Pillen 2 x 1–3 g, Kapseln 2 x 1–2 täglich.

Haridra/Kurkuma/Gelbwurz (Curcuma longa)

Wirkung: senkt alle Doshas, besonders intensiv Pitta und Kapha, wirkt entzündungshemmend, fiebersenkend, antibakteriell und antitoxisch, blutzuckersenkend, auswurffördernd und schleimlösend, appetitanregend, verdauungsfördernd, juckreizstillend, allgemein hauttherapeutisch, wundheilend und blutstillend.
Erhältlich im Lebensmittelhandel als Gewürz (in Indien wird nahezu jedes Essen damit gewürzt), als Pulver oder Kapseln in Ayurveda-Shops.
Dosierung innerlich: Pulver bis 10 g täglich, Kapseln oder Presslinge 2 x 1, Kräuterwein 1–3 x 20 ml; als Gewürz nach Geschmack und Bedarf.

Ingwer (Zingiber officinale)

Wirkung: senkt Vata und Kapha, wirkt stoffwechselsteigernd, verdauungsfördernd, gegen Blähungen, Übelkeit und Erbrechen, blutreinigend, antibakteriell, antiviral, entzündungshemmend, schleimreduzierend, antiasthmatisch, herz- und nervenstärkend.
Erhältlich als Gewürzpulver und frisch. Außerdem ist er Bestandteil von → Trikatu.

Dosierung innerlich: als Ingwertee und als Gewürz nach Geschmack und Bedarf.

Kardamom (Elettaria cardamomum)

Wirkung: senkt alle Doshas, wirkt stärkend bei Vata-Krankheiten, stoffwechselverbessernd, verdauungsfördernd, stimulierend, kühlend, antiasthmatisch, allgemein ausgleichend.
Erhältlich als Gewürz.
Dosierung als Gewürz: nach Geschmack und Bedarf.

Knoblauch (Allium sativum)

Wirkung: senkt Vata und Kapha, vermehrt Pitta, wirkt stoffwechselsteigernd, blutdrucksenkend, cholesterinsenkend, gefäßerweiternd, herzstärkend, schmerzstillend, diuretisch und entgiftend. Rasayana für Gehirn und Nerven.
Erhältlich als Gewürz im Lebensmittelhandel.
Dosierung als Gewürz: nach Geschmack und Bedarf.

Koriander (Coriandrum sativum)

Wirkung: senkt alle Doshas, vermehrt Sattva, wirkt verdauungsfördernd, entgiftend, schmerzstillend, stimmungsaufhellend und verbessert die Gehirnfunktion.
Erhältlich als Gewürzkraut, Pulver oder Samen. Die Wirkung ist identisch, frisches Kraut ist jedoch besonders wirkungsvoll.
Dosierung als Gewürz: nach Geschmack und Bedarf.

Löwenzahn (Taraxacum officinale)

Wirkung: senkt Pitta und Kapha, wirkt stoffwechselverbessernd, blutreinigend, entgiftend, entzündungshemmend, diuretisch (harntreibend), galleflussanregend. Löwenzahn wächst in den meisten Gärten.
Dosierung als Salat: nach Geschmack und Bedarf.

Neem/Nimbaum (Antelaea azadirachta)

Wirkung: senkt Pitta und Kapha, wirkt entzündungshemmend, juckreizstillend, therapeutisch bei vielen Hauterkrankungen, blutreinigend, desinfizierend bei bakteriellen und Pilzinfektionen.
Erhältlich zum Beispiel als Öl oder Seife in Ayurveda-Shops und Reformhäusern.
Dosierung äußerlich: lokal nach Bedarf.

Papaya (Carica papaya)

Wirkung: senkt Vata und Kapha, wirkt verdauungsfördernd, entgiftend, menstruationsfördernd. Vorsicht: abortiv – in der Schwangerschaft keine größeren Mengen essen!
Erhältlich als Frucht und Trockenfrucht im Lebensmittelhandel und Reformhaus.
Dosierung innerlich: nach Geschmack und Bedarf.

Pfeffer schwarz (Piper nigrum)

Wirkung: senkt Vata und Kapha, wirkt stimulierend, stoffwechselanregend, fettreduzierend, durchblutungsfördernd, schleimreduzierend, schweißtreibend, blutreinigend, blähungswidrig.
Erhältlich als Gewürz und als Bestandteil von → Trikatu.
Dosierung als Gewürz: nach Geschmack und Bedarf.

Pippali/langer Pfeffer (Piper longum)

Wirkung: senkt Vata und Kapha, wirkt stimulierend, verdauungsanregend (verbessert Agni), blähungswidrig, verjüngend, blutreinigend, entgiftend, schmerzstillend, hustenreizlindernd, antiasthmatisch, krampflösend, erhitzend.
Erhältlich als Pulver und als Bestandteil von → Trikatu.
Dosierung innerlich: als Pulver 5–10 g täglich. Einnahme meist in Form von Trikatu.

Sandelholz weiß/Candana (Santalum album)

Wirkung: senkt Pitta und Kapha, wirkt beruhigend, spannungslösend, schmerzlindernd, kühlend, juckreizstillend, blutstillend, entgiftend, desodorierend, aphrodisierend.
Erhältlich als ätherisches Öl, ist Bestandteil vieler Parfüms.
Dosierung als ätherisches Öl: nach Bedarf; als Bestandteil von Parfüms: nach Vorliebe und Bedarf.

Shallaki (Boswellia serrata)

Wirkung: senkt Pitta und Kapha, wirkt entzündungshemmend und schmerzlindernd (v. a. bei Gelenksbeschwerden, aber auch bei chronisch entzündlichen Darmerkrankungen, Nieren-

erkrankungen und chronischen Lungenerkrankungen), verdauungsfördernd, herzstärkend. Boswellia serrata ist auch in Deutschland wissenschaftlich gut untersucht. Der wichtigste wirksame Inhaltsstoff ist die Boswellinsäure.
Erhältlich als Kapseln oder in Tablettenform.
Dosierung innerlich: Kapseln oder Tabletten 2 x 1–2 täglich.

Shatavari (Asparagus racemosus)

Wirkung: senkt Vata und Pitta, vermehrt Kapha, wirkt allgemein stärkend und aufbauend, verjüngend, nährend, wund- und knochenheilend, antiallergisch, immunstimulierend, milchbildend, aphrodisierend, nerven- und hirntonisch. Ein sehr wirksames Rasayana vor allem für Frauen, kann aber auch von Männern als Rasayana und libidosteigerndes Mittel eingenommen werden.
Erhältlich als Pulver, Kapseln und Tabletten. Hauptbestandteil von → Mahanarayana Thailam (Seite 230).
Dosierung innerlich: als Pulver 10–20 g, als Kapseln oder Tabletten 1–2 x 1–2 täglich.

Trikatu (Piper longum, Piper nigrum, Zingiber officinale)

Wirkung: senkt Kapha und Vata, wirkt stoffwechselsteigernd, fettabbauend, verdauungsfördernd, entgiftend, antiasthmatisch. Trikatu (»dreifache Schärfe«) ist sehr scharf und daher vorwiegend bei Kapha-Konstitution und Kapha-Störung einzusetzen. Vorsicht: Nicht bei Pitta-Konstitution oder Pitta-Störung.
Erhältlich als Pulver, Tabletten oder Kapseln.
Dosierung innerlich: Pulver 3 x 1–3 g täglich, Kapseln oder Tabletten bis zu 3 x 1 täglich.

Triphala (Emblica officinalis, Terminalia chebula und belerica)

Wirkung: gleicht alle Doshas aus, optimiert den Stoffwechsels, wirkt regenerierend und immunstimulierend, antidiabetisch und mild abführend. Wird vorwiegend bei Stoffwechsel- und Verdauungsproblemen bei Vata- und Pitta-Konstitution eingesetzt.
Erhältlich als Pulver (schmeckt sehr schlecht), Tabletten und Kapseln.
Dosierung innerlich: Pulver 2 x 2 g täglich, Kapseln oder Tabletten 2 x 1 täglich.

Tulsi/Heiliges Basilikum (Ocimum sanctum)

Wirkung: senkt Vata und Kapha, vermehrt leicht Pitta, wirkt blutreinigend, fettreduzierend, entzündungshemmend, stoffwechselverbessernd, juckreizstillend, temperaturregulierend und verbessert die Funktion der Ohren und regeneriert die Nase; steigert intensiv Sattva, wirkt gegen Rajas und Tamas, wirkt ausgleichend und stabilisierend auf die Psyche.
Erhältlich u.a. als Tee und ätherisches Öl (Extrakt).
Dosierung innerlich: als Tee nach Geschmack und Bedarf; äußerlich: als ätherisches Öl nach persönlicher Vorliebe und nach Bedarf.

Vasaka (Adhatoda vasica)

Wirkung: senkt Pitta und Kapha, wirkt schleimlösend, antiasthmatisch, fiebersenkend, schmerzstillend, blutstillend, stressmindernd (vermindert die Sympathikuswirkung) und herzstärkend. Vorsicht: Vasaka wirkt in hohen Dosen abortiv – nicht in der Schwangerschaft eingenehmen!
Erhältlich als Pulver, Kapseln und Sirup.
Dosierung innerlich: Pulver 2 x 0,5 g täglich, Kapseln 2 x 1 täglich, Sirup 2–3 x 20 ml.

Zimt (Cinnamomum verum)

Wirkung: senkt Vata und Kapha, vermehrt Pitta, wirkt stoffwechselanregend, blutzuckersenkend, stimulierend, durchblutungsfördernd, entzündungshemmend, schleimlösend, blutreinigend, herzstärkend. Vorsicht: Einige Zimtsorten enthalten zu viel Cumarin (den Händler fragen, Packungsaufschrift beachten).
Erhältlich als Gewürz.
Dosierung als Gewürz: nach Bedarf.

Zwiebel (Allium cepa)

Wirkung: senkt Vata und Kapha, vermehrt Pitta, wirkt fettreduzierend, blutzuckersenkend, schleimlösend, diuretisch (harntreibend) und lokal schmerzstillend.
Dosierung als Nahrungsmittel nach Geschmack und Bedarf, als Saft 2 x 10–30 ml täglich.

Sachregister

DANK

Wir danken Ilona Daiker, unserer Redakteurin, und vor allem Felicitas Holdau, unserer Lektorin, für ihre Geduld und ihr Vertrauen. Ohne ihre Unterstützung hätten wir die Fülle des Stoffes nie zwischen zwei Buchdeckel bekommen. Wie schön, dass wir dieses Projekt verwirklichen durften!

Auch bei unseren Fotomodels möchten wir uns bedanken:

Dr. Angela Jain (z. B. Seite 78) fand 1994 in Indien den Weg zum Yoga und hat seither verschiedene Yogastile praktiziert. Seit 1998 lebt und unterrichtet sie in Berlin. Ausbildung BDY/ EYU bei Anna Trökes. Kontakt: mail@ajain.de

Cornelia Köster (z. B. Seite 108) ist Yogalehrerin (BDY) in Berlin. Seit 2000 unterrichtet sie Vinyasa Flow Yoga sowie Yoga vor und nach der Geburt. Sie ist außerdem ausgebildet in klassischer Massage, Ayurvedamassage und Shiatsu. Kontakt: info@prana-yogaschule.de

Michael Kanthak (z. B. Seite 130) hat bei verschiedenen Lehrern gelernt (Ausbildung BDY/ EYU bei Anna Trökes) und mehrere Yogastile praktiziert. Er unterrichtet in Berlin, bietet Firmenkurse sowie Personal Trainings an (www.busyyoga.de). Kontakt: mkanthak@arcor.de

Und wir bedanken uns bei den Firmen Bausinger und at.one, dass sie für die Fotoproduktion Utensilien und Bekleidung zur Verfügung gestellt haben.

Bücher, die weiterhelfen

… von Anna Trökes:

Das große Yoga-Buch. 1999

Yoga für Rücken, Schulter und Nacken. 1999/2007

Yoga. Mehr Energie und Ruhe. 2002

Yoga-Fitness. 2007

Die Yoga-Box. 2003

Yoga ab 40. 2004

Yoga. Kraft für die Seele. 2005

Yoga zum Entspannen. 2006

GRÄFE UND UNZER VERLAG

Yoga. Was Sie schon immer wissen wollten. Theseus, 2005

… von Detlef Grunert und Ulrike Grunert:

Balance durch Ayurveda-Yoga. Knaur, 2006

AyurVedaYoga. Yogaprogramme für die eigene Konstitution (3 DVDs). pro literatur, 2006

Ayurveda-Yoga für die Wohlfühlfigur. Knaur, 2007

Gesund und leistungsfähig durch Ayurveda im Sport. Via Nova, 2006

Yoga für Läufer. Knaur, 2007

Weitere Titel

Desikachar, T. K. V.: **Über Freiheit und Meditation. Das Yoga Sûtra des Patañjali.** Via Nova, 1997

Devi, N. J.: **Der heilende Weg des Yoga.** Windpferd, 2001

Diehl, E. / Kiel, E.: **Klassische Ayurvedamassage.** Urania, 2005

Feil, W. / Oberem, S. / Reichenauer-Feil, A.: **Ernährungs-Coach.** Haug, 2005

Kraftsow, G.: **Kraftquelle Yoga.** Via Nova, 2006

Raman, K.: **A Matter of Health. Integration of Yoga and Western Medicine for Prevention and Cure.** Eastwest Books, 1998

Ranade, S.: **Ayurveda – Wesen und Methodik.** Haug, 1994

Rhyner, H. / Rosenberg, K.: **Das große Ayurveda-Ernährungsbuch.** Urania, 2003

Rhyner, H.: **Das Praxis Handbuch Ayurveda.** Urania, 2004

Rhyner, H. / Frohn, B.: **Heilpflanzen im Ayurveda.** AT, 2006

Rosenberg, Kerstin: **Das große Ayurvedabuch.** GRÄFE UND UNZER VERLAG, 2004

Zoller, A. / Nordwig, H.: **Heilpflanzen der Ayurvedischen Medizin.** Haug, 1997

Zeitschriften

Deutsches Yoga-Forum; hrsg. vom BDY (Adresse rechts)

Yoga aktuell (im ausgewählten Zeitschriftenhandel)

Ayurveda – Journal für ein gesünderes Leben
AYUS Publications Buko Hartmann, 0049(0)4108/414311
info@ayus-publications.de

Adressen, die weiterhelfen

› **Die Autoren:**

Anna Trökes
troekesyoga@snafu.de
www.prana-yogaschule.de

Dr. med. Detlef Grunert
info@arzt-noerdlingen.de
www.arzt-noerdlingen.de
www.yoga-schule.de

› **Adressen qualifizierter Yogalehrer/-innen in Ihrer Nähe:**

BDY – Berufsverband der Yogalehrenden in Deutschland e.V.
Jüdenstraße 37
D-37073 Göttingen
info@yoga.de *oder* info@bdy.de
www.yoga.de *oder* www.bdy.de

SYG – Schweizerische Yoga-Gesellschaft, Sekretariat
Aarbergergasse 21
CH-3011 Bern
sekretariat@syg.ch

Ayurveda-Portal
In der Lei 18
D-65527 Niedernhausen
0049(0)6128/859184
www.ayuveda-portal.de

International Association of Yoga Therapists: www.iayt.org

› **Yoga-Utensilien:**

Bausinger GmbH
Hauptstraße 12
D-72479 Straßberg-Kaiseringen
info@bausinger.de
www.bausinger.de

Yogishop
0049(0)8370/92173-0
Internet: www.yogishop.com

› **Ayurvedische Produkte, Ausbildungsprogramme, Seminare und Vermittlung von Kuren:**

Amla Natur GmbH
Schulstraße 38
D-21224 Rosengarten
0049(0)4108/4143-0
kundenservice@amla.de
www.ayurveda-marktplatz.de

Mahindra Institut
Forsthausstraße 6
D-63633 Birstein-Obersotzbach
0049(0)6054/9131-0
info@mahindra-institut.de
www.mahindra-institut.de

Santulan Ayurved GmbH
Wörthstraße 13
D-81667 München
0049(0)89/983773
info@santulan.com
www.santulan.com

SEVA Akademie Ayurveda
Asha Retlaw AG
Zweigstraße 10
D-80336 München
0049(0)89/790468-0
info@ayurveda-seva.de
www.ayurveda-seva.de
(Hier finden Sie alle im Buch empfohlenen Therapieöle)

Impressum

Programmleitung:
Ulrich Ehrlenspiel
Redaktion: Ilona Daiker
Lektorat, Satz: Felicitas Holdau
Layout: independent Medien-Design (Claudia Hautkappe)
Herstellung: Petra Roth
Reproduktion: Fotolito Longo, Bozen
Druck: Firmengruppe APPL, aprinta druck, Wemding
Bindung: Firmengruppe APPL, sellier druck, Freising

Fotoproduktion:
Martin Wagenhan, Esslingen
Illustrationen:
Nike Schenkl, Caputh

Weitere Abbildungen:
bridgeman library S. 8; Corbis S. 43; FreeLens Pool S. 182; GU-Archiv: Umschlagklappe vorne außen, oben rechts, Umschlagklappe hinten innen, S. 3 oben (K. Stiepel), S. 8, 14 (M. Wagenhan), S. 39 (K. Stiepel); Layla Helou S. 26; Jump S. 6/7; plainpicture S. 19

Umwelthinweis: Dieses Buch wurde auf chlorfrei gebleichtem Papier gedruckt. Um Rohstoffe zu sparen, haben wir auf Folienverpackung verzichtet.

Wichtiger Hinweis

Alle Ratschläge und Übungen in diesem Buch wurden von den Autoren sorgfältig recherchiert und in der Praxis erprobt. Dennoch können nur Sie selbst entscheiden, ob und inwieweit Sie diese Vorschläge umsetzen können und möchten. Lassen Sie sich in allen Zweifelsfällen zuvor durch einen Arzt oder Therapeuten beraten. Weder Autoren noch Verlag können für eventuelle Nachteile oder Schäden, die aus den im Buch gegebenen praktischen Hinweisen resultieren, eine Haftung übernehmen.

ISBN 978-3-8338-0413-7

1. Auflage 2007

Die GU-Homepage finden Sie im Internet: www.gu-online.de

GRÄFE UND UNZER · 100 JAHRE GANSKE VERLAGSGRUPPE

Ein Unternehmen der
GANSKE VERLAGSGRUPPE

DAS ORIGINAL · GU · MIT GARANTIE

Unsere Garantie

Alle Informationen in diesem Ratgeber sind sorgfältig und gewissenhaft geprüft. Sollte dennoch einmal ein Fehler enthalten sein, schicken Sie uns das Buch mit dem entsprechenden Hinweis an unseren Leserservice zurück. Wir tauschen Ihnen den GU-Ratgeber gegen einen anderen zum gleichen oder ähnlichen Thema um.

Liebe Leserin und lieber Leser,

wir freuen uns, dass Sie sich für ein GU-Buch entschieden haben. Mit Ihrem Kauf setzen Sie auf die Qualität, Kompetenz und Aktualität unserer Ratgeber. Dafür sagen wir Danke! Wir wollen als führender Ratgeberverlag noch besser werden. Daher ist uns Ihre Meinung wichtig. Bitte senden Sie uns Ihre Anregungen, Ihre Kritik oder Ihr Lob zu unseren Büchern. Haben Sie Fragen oder benötigen Sie weiteren Rat zum Thema? Wir freuen uns auf Ihre Nachricht!

Wir sind für Sie da!
Montag – Donnerstag: 8.00 – 18.00 Uhr;
Freitag: 8.00 – 16.00 Uhr
Tel.: 0180-5005054*
Fax: 0180-5012054*
*(0,14 €/Min. aus dem dt. Festnetz)
E-Mail:
leserservice@graefe-und-unzer.de

P.S.: Wollen Sie noch mehr Aktuelles von GU wissen, dann abonnieren Sie doch unseren kostenlosen GU-Online-Newsletter und/oder unsere kostenlosen Kundenmagazine.

GRÄFE UND UNZER VERLAG
Leserservice
Postfach 86 03 13
81630 München